国家卫生健康委员会"十四五"规划教材

全国高等中医药教育教材

供中医学、护理学、中西医临床医学等专业用

U0658767

局部解剖学

第3版

中醫

主　编　武煜明　司银楚

副主编　李新华　游言文　罗亚非　葛钢锋　颜贵明

人民卫生出版社

·北京·

图书在版编目（CIP）数据

局部解剖学 / 武煜明，司银楚主编 . —3 版 . —北京：人民卫生出版社，2024.8

ISBN 978-7-117-35569-8

Ⅰ.①局… Ⅱ.①武…②司… Ⅲ.①局部解剖学 —医学院校 —教材 Ⅳ.①R323

中国国家版本馆 CIP 数据核字（2024）第 025050 号

人卫智网	www.ipmph.com	医学教育、学术、考试、健康，购书智慧智能综合服务平台
人卫官网	www.pmph.com	人卫官方资讯发布平台

局部解剖学
Jubu Jiepouxue
第 3 版

主　　编：武煜明　司银楚

出版发行：人民卫生出版社（中继线 010-59780011）

地　　址：北京市朝阳区潘家园南里 19 号

邮　　编：100021

E - mail：pmph @ pmph.com

购书热线：010-59787592　010-59787584　010-65264830

印　　刷：北京瑞禾彩色印刷有限公司

经　　销：新华书店

开　　本：850×1168　1/16　　印张：14

字　　数：367 千字

版　　次：2012 年 6 月第 1 版　　2024 年 8 月第 3 版

印　　次：2024 年 8 月第 1 次印刷

标准书号：ISBN 978-7-117-35569-8

定　　价：69.00 元

打击盗版举报电话：010-59787491　E-mail：WQ @ pmph.com

质量问题联系电话：010-59787234　E-mail：zhiliang @ pmph.com

数字融合服务电话：4001118166　E-mail：zengzhi @ pmph.com

编　者（按姓氏笔画排序）

王　星（内蒙古医科大学）　　　赵　伟（天津中医药大学）

王国泰（陕西中医药大学）　　　赵　微（云南中医药大学）

王媛媛（北京中医药大学）　　　赵学纲（山东中医药大学）

司银楚（北京中医药大学）　　　胡新颖（黑龙江中医药大学）

杜　江（中国医科大学）　　　　袁立明（湖南师范大学医学院）

李　敏（成都中医药大学）　　　高伟芳（河北中医药大学）

李新华（湖南中医药大学）　　　郭　峰（昆明医科大学）

邱国平（重庆医科大学）　　　　梁栋阳（辽宁中医药大学）

张义伟（宁夏医科大学）　　　　葛钢锋（浙江中医药大学）

陈　涛（湖北中医药大学）　　　蒋　葵（广西中医药大学）

武煜明（云南中医药大学）　　　游言文（河南中医药大学）

欧阳厚淦（江西中医药大学）　　翟晓艳（山西中医药大学）

国海东（上海中医药大学）　　　颜贵明（安徽中医药大学）

罗亚非（贵州中医药大学）

学术秘书　万　凤（北京中医药大学）

3

修 订 说 明

为了更好地贯彻落实党的二十大精神和《"十四五"中医药发展规划》《中医药振兴发展重大工程实施方案》及《教育部 国家卫生健康委 国家中医药管理局关于深化医教协同进一步推动中医药教育改革与高质量发展的实施意见》的要求,做好第四轮全国高等中医药教育教材建设工作,人民卫生出版社在教育部、国家卫生健康委员会、国家中医药管理局的领导下,在上一轮教材建设的基础上,组织和规划了全国高等中医药教育本科国家卫生健康委员会"十四五"规划教材的编写和修订工作。

党的二十大报告指出:"加强教材建设和管理""加快建设高质量教育体系"。为做好新一轮教材的出版工作,人民卫生出版社在教育部高等学校中医学类专业教学指导委员会、中药学类专业教学指导委员会、中西医结合类专业教学指导委员会和第三届全国高等中医药教育教材建设指导委员会的大力支持下,先后成立了第四届全国高等中医药教育教材建设指导委员会和相应的教材评审委员会,以指导和组织教材的遴选、评审和修订工作,确保教材编写质量。

根据"十四五"期间高等中医药教育教学改革和高等中医药人才培养目标,在上述工作的基础上,人民卫生出版社规划、确定了中医学、针灸推拿学、中医骨伤科学、中药学、中西医临床医学、护理学、康复治疗学7个专业155种规划教材。教材主编、副主编和编委的遴选按照公开、公平、公正的原则进行。在全国60余所高等院校4 500余位专家和学者申报的基础上,3 000余位申报者经教材建设指导委员会、教材评审委员会审定批准,被聘任为主编、副主编、编委。

本套教材的主要特色如下:

1. **立德树人,思政教育** 教材以习近平新时代中国特色社会主义思想为引领,坚守"为党育人、为国育才"的初心和使命,坚持以文化人,以文载道,以德育人,以德为先。将立德树人深化到各学科、各领域,加强学生理想信念教育,厚植爱国主义情怀,把社会主义核心价值观融入教育教学全过程。根据不同专业人才培养特点和专业能力素质要求,科学合理地设计思政教育内容。教材中有机融入中医药文化元素和思想政治教育元素,形成专业课教学与思政理论教育、课程思政与专业思政紧密结合的教材建设格局。

2. **准确定位,联系实际** 教材的深度和广度符合各专业教学大纲的要求和特定学制、特定对象、特定层次的培养目标,紧扣教学活动和知识结构。以解决目前各院校教材使用中的突出问题为出发点和落脚点,对人才培养体系、课程体系、教材体系进行充分调研和论证,使之更加符合教改实际、适应中医药人才培养要求和社会需求。

3. **夯实基础,整体优化** 以科学严谨的治学态度,对教材体系进行科学设计、整体优化,体现中医药基本理论、基本知识、基本思维、基本技能;教材编写综合考虑学科的分化、交叉,既充分体现不同学科自身特点,又注意各学科之间有机衔接;确保理论体系完善,知识点结合完备,内容精练、完整,概念准确,切合教学实际。

4. **注重衔接,合理区分** 严格界定本科教材与职业教育教材、研究生教材、毕业后教育教材的知识范畴,认真总结、详细讨论现阶段中医药本科各课程的知识和理论框架,使其在教材中得以凸显,既要相互联系,又要在编写思路、框架设计、内容取舍等方面有一定的区分度。

5. 体现传承,突出特色 本套教材是培养复合型、创新型中医药人才的重要工具,是中医药文明传承的重要载体。传统的中医药文化是国家软实力的重要体现。因此,教材必须遵循中医药传承发展规律,既要反映原汁原味的中医药知识,培养学生的中医思维,又要使学生中西医学融会贯通;既要传承经典,又要创新发挥,体现新版教材"传承精华、守正创新"的特点。

6. 与时俱进,纸数融合 本套教材新增中医抗疫知识,培养学生的探索精神、创新精神,强化中医药防疫人才培养。同时,教材编写充分体现与时代融合、与现代科技融合、与现代医学融合的特色和理念,将移动互联、网络增值、慕课、翻转课堂等新的教学理念和教学技术、学习方式融入教材建设之中。书中设有随文二维码,通过扫码,学生可对教材的数字增值服务内容进行自主学习。

7. 创新形式,提高效用 教材在形式上仍将传承上版模块化编写的设计思路,图文并茂、版式精美;内容方面注重提高效用,同时应用问题导入、案例教学、探究教学等教材编写理念,以提高学生的学习兴趣和学习效果。

8. 突出实用,注重技能 增设技能教材、实验实训内容及相关栏目,适当增加实践教学学时数,增强学生综合运用所学知识的能力和动手能力,体现医学生早临床、多临床、反复临床的特点,使学生好学、临床好用、教师好教。

9. 立足精品,树立标准 始终坚持具有中国特色的教材建设机制和模式,编委会精心编写,出版社精心审校,全程全员坚持质量控制体系,把打造精品教材作为崇高的历史使命,严把各个环节质量关,力保教材的精品属性,使精品和金课互相促进,通过教材建设推动和深化高等中医药教育教学改革,力争打造国内外高等中医药教育标准化教材。

10. 三点兼顾,有机结合 以基本知识点作为主体内容,适度增加新进展、新技术、新方法,并与相关部门制定的职业技能鉴定规范和国家执业医师(药师)资格考试有效衔接,使知识点、创新点、执业点三点结合;紧密联系临床和科研实际情况,避免理论与实践脱节、教学与临床脱节。

本轮教材的修订编写,教育部、国家卫生健康委员会、国家中医药管理局有关领导和教育部高等学校中医学类专业教学指导委员会、中药学类专业教学指导委员会、中西医结合类专业教学指导委员会等相关专家给予了大力支持和指导,得到了全国各医药卫生院校和部分医院、科研机构领导、专家和教师的积极支持和参与,在此,对有关单位和个人表示衷心的感谢!为了保持教材内容的先进性,在本版教材使用过程中,我们力争做到教材纸质版内容不断勘误,数字内容与时俱进,实时更新。希望各院校在教学使用中,以及在探索课程体系、课程标准和教材建设与改革的进程中,及时提出宝贵意见或建议,以便不断修订和完善,为下一轮教材的修订工作奠定坚实的基础。

人民卫生出版社

2023 年 3 月

前　言

本教材是根据《中共中央 国务院 关于促进中医药传承创新发展的意见》《国务院办公厅关于加快医学教育创新发展的指导意见》《教育部 国家卫生健康委 国家中医药管理局关于深化医教协同进一步推动中医药教育改革与高质量发展的实施意见》，在教育部高等学校中医学类、中药学类、中西医结合类专业教学指导委员会指导下，以全面提高中医药人才的培养质量、积极与医疗卫生实践接轨、为临床服务为目标，依据中医药行业人才培养规律和实际需求，在人民卫生出版社组织领导下，对第 2 版《局部解剖学》进行修订而成。本教材结合医学专业本科的培养目标进行编写，供全国高等中医药院校中医学、护理学、中西医临床医学等专业教学使用。

局部解剖学是具有基础与临床相互衔接功能的桥梁学科。医学专业的学生在前期已学习过系统解剖学，后续的课程是各类临床学科，其中的外科学、妇产科学、针灸学、推拿学和骨伤学等与临床手术、穴位针刺和影像诊断有关，这些学科与局部解剖学有着密切的联系，学好局部解剖学对临床应用有着重要的指导作用。本着严谨、科学、融合、渗透的原则，我们尽量裁减与系统解剖学教材相重复的内容，突出"局部解剖学"的特点，以研究正常人体各局部层次结构和毗邻为主要内容，同时在书中设置了"思政元素""知识链接""知识拓展"和"常用腧穴解剖"等模块，使学生在学习中进一步理解本学科与后续学科的关联性和重要性。此外，本教材为了突出融合创新，书中设有 PPT 课件、结构动画演示、知识拓展、习题等数字资源的二维码，可供学生扫码学习，帮助其理解局部的结构、层次和毗邻关系，更好地掌握局部解剖知识和内容。

本教材由来自全国 26 所医药院校的老师共同编写，在编写该书的过程中，得到各编委的大力支持，精心校对，订正了第 2 版书中存在的错漏。本书共八章，各位编者分工明确，相互校审，具体分工如下：绪论，武煜明、司银楚；第一章，邱国平、国海东、赵学纲、葛钢锋；第二章，赵伟、高伟芳、游言文；第三章，王星、陈涛、王国泰、李新华；第四章，郭峰、蒋葵、赵微、袁立明、李新华；第五章，张义伟、翟晓艳、胡新颖、游言文；第六章，梁栋阳、欧阳厚淦、杜江、罗亚非；第七章，司银楚、颜贵明、武煜明；第八章，王媛媛、李敏、颜贵明。本教材的融合教材数字化资源工作是在主编带领下，由全体编委共同完成的。

本教材经编委会多次开会讨论，修订完善，几易其稿，仍难免有不足之处，希望读者在使用过程中能提出宝贵意见，以便再版时修订完善。

编者

2023 年 5 月

目 录

绪 论

一、局部解剖学的定义、地位及学习目的

1. 定义　**局部解剖学**（regional anatomy）是解剖学的分科之一，是主要研究人体各部位由浅入深的层次结构、器官的形态特征、位置及其毗邻关系的学科。

2. 地位　系统解剖学是按系统和功能对人体进行划分，研究人体形态结构。局部解剖学是按局部对人体进行划分，研究人体结构之间的关系。系统解剖学是局部解剖学的基础，局部解剖学是连接临床学科的桥梁，它与临床上的实际应用关系更为密切，它是临床医学，特别是外科学、妇产科学、骨伤学、针灸推拿学、康复医学等学科的重要基础课，对指导临床实践有重要的应用价值。

3. 目的　学习局部解剖学必须掌握好人体各局部的层次结构、器官的形态特征、位置和毗邻关系，这样才能为学习临床学科打下良好的解剖学基础。要成为一名临床医生，就必须认真、扎实地学好局部解剖学。

二、人体局部的划分

局部解剖学将人体划分为头部、颈部、胸部、腹部、盆部与会阴区、脊柱区、上肢和下肢八个部位。为了有利于研究各局部器官间的关系，又将八大部位根据其组成特点进一步划分若干小的局部（区），在这些区域内重点研究器官的毗邻、血液供应和神经分布等内容。根据临床专业需求不同，可分别对某一区域进行重点学习。

三、人体层次结构的构成

人体层次结构由浅入深，大体可分为四部分。①体表结构：包括体表标志、体表投影；②浅层结构：包括皮肤和浅筋膜；③深层结构：包括深筋膜、肌、骨及相应的血管神经束等；④体腔及其内容物，主要是指胸、腹、盆腔及其器官等。

四、局部解剖学的学习方法

学习局部解剖学，要理论联系实际。在认真研读局部解剖学教材的同时，还需阅读系统解剖学的理论知识。局部解剖学的理论学习要有局部与整体的三维空间的想象能力，更重要的是通过实践去验证所学习的内容。

学习局部解剖学一定要亲自动手进行规范的人体标本解剖操作。解剖操作是学习局部解剖学最重要的方法。不重视解剖操作或不用理论知识指导进行人体标本解剖，是不可能的学好局部解剖学的。只有在进行人体标本解剖操作的同时，认真比照局部解剖学和系统解剖学的理论描述，将实践观察结果和理论知识联系起来，才能较好地掌握人体各局部的形态结构特点以及层次和毗邻关系。此外，要学好局部解剖学还要把握局部解剖学的局部性与整体性、阶段性与重复性"两个特点"，注意把前后章节学习的内容联系和总结。并努力做到"三个结合"：理论学习与查阅图谱相结合；标本与模型观察相结合；标本与活体比较相

结合。以达到"四种建立":由局部联系整体,建立"立体感";由浅入深逐层剖析建立"层次感";由表面观察到内部成像建立"透视感";从观察标本实际结构联系到活体结构建立"活体感"。这样才能真正掌握本教材的基本理论、基本知识、基本技能和临床应用,为后期专业课程的学习和临床实践奠定基础。

五、解剖实验操作的具体要求

1. 端正态度　局部解剖学是临床医生必修的基础课,对后续要学习的临床课程有着直接的指导作用。作为医学生一定要重视人体标本解剖,要做到尊重和爱护标本、不怕脏、不怕累、不怕异味刺激。勤动手、善观察、多动脑、团队协作、讨论总结,把人体标本利用好,完成局部解剖学的学习任务。

2. 认真预习　预习是提高课堂效率、确保规范操作的前提。每次实验课前必须认真研读本次实验课涉及的内容,复习有关的系统解剖学知识,对照有关解剖学图谱、观看相关的多媒体课件,充分把握将要解剖部位的操作顺序、解剖内容,解剖操作时做到心中有数。

3. 操作规范　规范的解剖操作方法和步骤是保证解剖质量和学好局部解剖学的手段。在实验操作过程中,必须严格按照教师和教材规定的解剖步骤和操作要求进行。解剖的线路要清楚、暴露要充分、显示的结构要清晰。不能随意乱切割,更不能切除或损害重要的结构。

4. 仔细观察　观察和辨认解剖结构,是学习局部解剖学的目的。在实验操作的过程中,要边解剖、边观察、边讨论,学会辨认不同结构,用实际的观察结果去验证理论的描述。

5. 记录变异　由于个体的差异,在解剖人体标本的过程中,往往会发现与教科书的文字描述或图谱显示存在不同的现象,有的器官或结构会出现变异或畸形。当发现变异和畸形现象时,要及时报告老师,对发现的问题展开讨论,仔细研究,以求获结论。同时还要拍照记录,用作重要的解剖实验资料。

> **思政元素**
>
> #### 感恩"大体老师"
>
> 　　志愿捐献遗体,指的是自然人及其直系亲属生前自愿表示在死亡后,由其执行人将遗体的全部或部分捐献给医学科学事业的行为,以及生前未表示捐献意愿的自然人死亡后,由其家属将遗体的全部或部分捐献给医学科学事业的行为。医学生敬称志愿遗体捐献者为"大体老师""无言良师"。局部解剖学是一门基础与临床之间的桥梁课程,是临床医学专业的必修课。这门课程的特点就是在实践中学习,在掌握技能和知识的同时,感悟"大体老师"润物无声的无私大爱,接受心灵的净化洗礼,树立"感恩、敬畏、负责"的生命观和价值观,培养高尚的品格和医德医风。

六、解剖实验器械及其使用方法

(一)解剖刀

解剖刀为常用器械之一,刀刃用来切开皮肤、切断肌肉和其他软组织;刀尖修洁血管和神经;刀柄钝性分离组织等。一般用右手持刀,其方式可随不同需要而异(图0-1)。切皮时可用抓持法(执弓法),即将刀柄捏于拇指与中、环指和小指三指之间,示指指腹压于刀背上,用均衡的腕力切开皮肤;修洁神经血管和其他结构时,可采用执笔法,即用拇、示和中指三指捍持刀柄前部,犹如执笔,多用手指指间关节和掌指关节的小幅度运动,沿血管和神经走行方向进行修洁。

要注意保护刀刃的锋利,勿用解剖刀切割坚韧的结构和材料。用刀时应谨防误伤自己和他人。

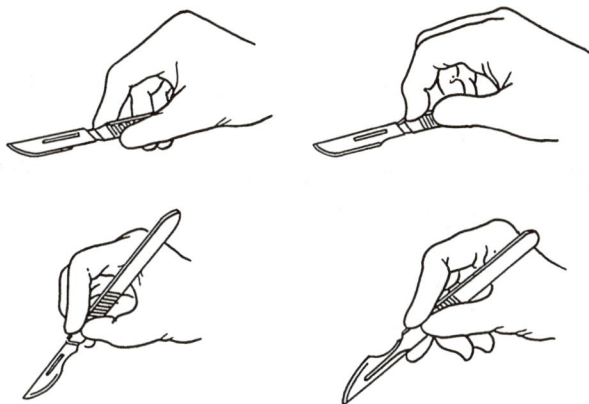

图 0-1　解剖刀持刀法

（二）解剖镊

解剖镊分有齿镊和无齿镊两种(图 0-2),有齿镊用于夹持皮肤或较坚韧的结构;无齿镊用于夹持神经、血管和肌肉等软组织。不要用有齿镊夹持神经、血管和肌肉,否则会造成被夹持结构的损伤。一般用左手持镊,将镊子夹于拇指与示、中指指腹之间,用手指力量捏紧。也可两手同时持镊进行神经、血管的追踪和组织分离(图 0-3)。

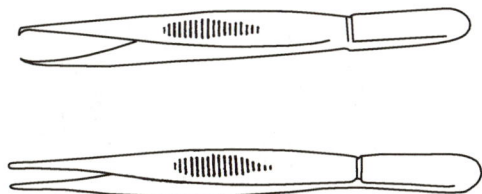

图 0-2　两种解剖镊

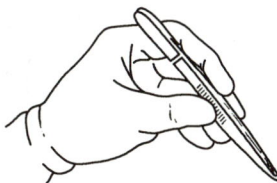

图 0-3　解剖镊持镊法

（三）解剖剪

解剖剪有直剪和弯剪两种,并有圆头和尖头及长、短之分。圆头剪一般用于剪开、分离组织和修洁血管;尖头剪常用于剪断较坚韧的组织或用于剪线等物。正确的持剪方法,是将拇指和环指伸入剪柄的环内,中指放在剪环的前方,示指压在剪刀轴处,这样能起到稳定和定向的作用(图 0-4)。

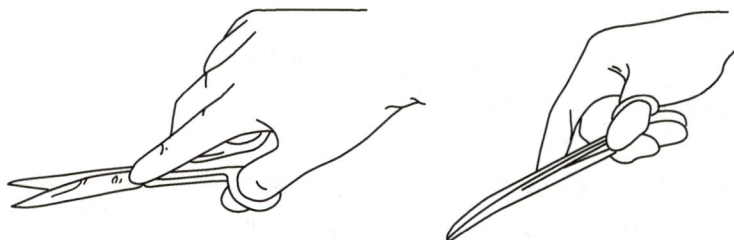

图 0-4　解剖剪(止血钳)持剪法

笔记栏

ER-0-2

动画　解剖
器械的准备
和使用

（四）血管钳

血管钳通常用于分离软组织及神经、血管等,在解剖时也可钳夹持肌腱、韧带和皮肤等,作牵引固定之用。持钳方法与剪相同。

七、解剖实验操作基本技术

（一）解剖皮肤

按各局部规定的切口切开皮肤,切口深度以切透皮肤、但不伤及浅筋膜为宜。先在人体标本皮肤上要做切口处用刀尖背划一线痕,沿该线痕将刀刃与皮肤呈 45° 角切开皮肤。用有齿镊尖夹持切开的皮肤一角,向上翻起,用刀刃将皮肤与皮下组织划割开,将皮肤剥离、翻起。注意勿使过多的浅筋膜附于皮片上(图 0-5)。

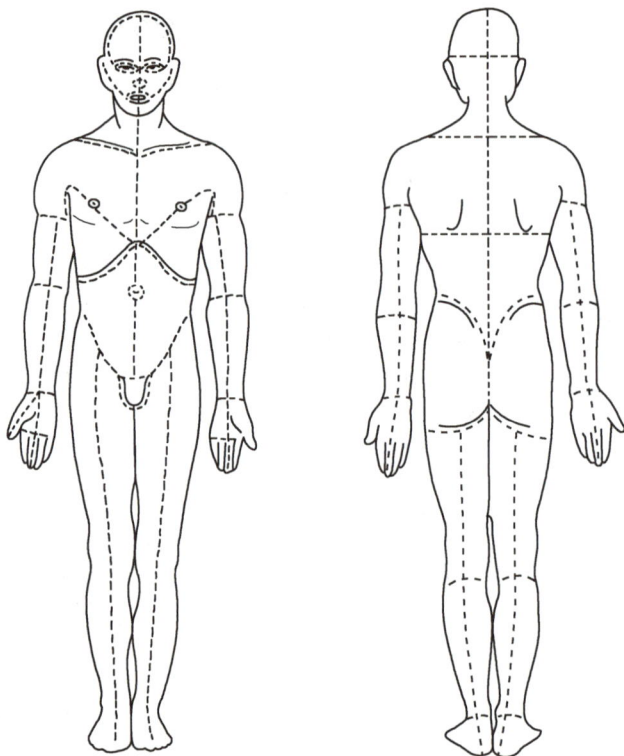

图 0-5　人体解剖常用皮肤切口

（二）解剖浅筋膜

浅筋膜的解剖主要是通过解剖暴露出重要的浅静脉、皮神经和浅淋巴结,并清除脂肪组织。浅静脉位于浅筋膜之中,沿其走行方向切开浅筋膜,暴露并把浅静脉分离出来;皮神经一般先在浅筋膜深面走行,然后逐渐分支浅出。在皮神经穿出深筋膜处开始,沿其走向剖查分离并追踪。浅筋膜内的某些部位有浅淋巴结,用刀尖分离脂肪组织,寻找淋巴结,观察与淋巴结相连的输入和输出淋巴管。将解剖出的主要浅静脉、皮神经和淋巴结保留,其余脂肪组织及小血管全部清除,暴露深筋膜。

（三）解剖深筋膜

深筋膜位于浅筋膜的深面,包被于体壁和肌的周围,并形成肌间隔、血管神经鞘、骨筋膜鞘和筋膜鞘等结构。解剖时用镊子提起筋膜,刀刃平贴肌表面,沿肌纤维方向将筋膜从肌表面分离并切除。腰背部及四肢的深筋膜较厚,质地坚韧,可成片切除或切开翻起;躯干部的深筋膜大部分与肌层结合紧密,因此,只能小片切除;某些部位的深筋膜形成腱纤维鞘或作为肌的起点,则应予保留。

(四) 解剖血管、神经

深部的血管、神经多走行于肌与肌之间、肌群与肌群之间或位于脏器周围的结缔组织中,特别是脏器的"门",如肝门、肺门等处。解剖时,应先用刀尖沿血管、神经主干的行走方向划开包绕它们的筋膜鞘(如血管神经鞘),暴露出血管、神经的主干,然后用镊子提起血管或神经,沿其一侧插入剪刀尖,用剪刀背仔细作钝性分离,并剔除周围的结缔组织和脂肪,再沿血管、神经的主干找出其分支。

(五) 解剖肌

沿肌纤维的方向切开并剥离肌表面的深筋膜,修整出肌的境界,然后进行观察。注意肌的位置、形态、起止点、肌腹与肌腱的配布、肌纤维的方向及血管和神经的分布。有时需要将肌切断以便观察深层结构。切断肌时,先将其边界完全分清,并用刀柄或将手指伸入肌的深面,将其与深面的结构分离,然后用剪刀将肌剪断;若是切断肌群时,应采用阶梯式切断每一块肌,利于观察辨认。

(六) 解剖脏器

用肋骨剪等打开胸、腹腔后,首先按照原来的位置暴露脏器,观察其所在位置、形态、毗邻关系、浆膜配布等。然后剖查其血管、神经至实质性脏器的门。必要时,根据操作要求切断神经、血管及有关固定装置,取出脏器进一步解剖观察。而空腔性脏器可切开观察其腔内结构或腔壁。

八、解剖操作注意事项

1. 学习局部解剖学是在学习了系统解剖学的基础上进行的,只有在掌握各局部区域的器官配布情况之后,才能更好地进行解剖操作,故在进行解剖操作之前应做好预习,认真阅读局部解剖学的有关内容以及系统解剖学的有关章节。

2. 人体标本解剖操作是学习局部解剖学最重要的方法和手段,故解剖时应勤动手、善动脑,多观察,不断总结,做到理论联系实际,充分利用所解剖的人体标本,学好局部解剖学。

3. 要严格按照操作要求,由浅入深逐层解剖。解剖时,要主次分明,先剖查主要结构,再追寻次要结构。对重要结构要加以保护,必要时可切断,但不能切除。对于妨碍操作的次要结构,如伴行静脉、淋巴结等虽可切除,但应按操作规范要求进行,不可乱割乱切。

4. 人体标本解剖时不可能人人同时操作,故每次解剖操作之前应明确分工,如主刀、助手、阅读指导、查阅图谱等,其他同学应仔细观察所解剖出的每一结构,认真总结记录。如有变异和畸形出现,应及时通告观察,并做好标本采集。

5. 每次解剖操作结束时应把解剖器械擦洗干净,妥善保存。把人体标本盖好,不得暴露在外,以防干燥。将解剖下来的组织碎片收拾干净,保持实验室的清洁卫生。

(武煜明　司银楚)

笔记栏

ER-0-3

动画　人体
各种结构的
解剖要领

第一章

头　部

学习目标

学习头部的体表标志,各部位层次结构特点、血管神经的行程及分支分布、腮腺位置
及穿经腮腺结构与颌面部手术切口的选择和临床针灸应用的关系;颅顶部软组织层次结
构特征、血管神经分布及特点,颅内外血管交通途径与头面部感染蔓延的临床意义。

第一节　概　　述

头由颅与面两部分组成。颅部居头部后上,面部居头部前下。

一、境界与分区

头部以下颌骨下缘、下颌角、乳突尖端、上项线和枕外隆凸的连线与颈部分界。头部又
以乳突、外耳门上缘、颧弓上缘和眶上缘的连线为界,分为后上方的颅部和前下方的面部。

二、体表标志

头部的体表标志,以骨性标志为主(图 1-1,图 1-2)。

1. **眉弓**(superciliary arch)　位于眶上缘的上方,额结节的下方,呈一弓状隆起,此处的
皮肤表面长有眉毛。眉弓适对大脑额叶的下缘,其内侧份深面有额窦。

2. **眶上孔**(supraorbital foramen)或**眶上切迹**(supraorbital notch)　位于眶上缘的内、中
1/3 相交处,有眶上血管和神经通过。

3. **眶下孔**(infraorbital foramen)　位于眶下缘中点的下方约 1cm 处,其体表投影为自鼻
尖至眼睑外侧连线的中点,有眶下血管和神经通过。

4. **颧弓**(zygomatic arch)　位于耳屏至眶下缘的连线上,全长约三横指。由颞骨的颧突
和颧骨的颞突共同构成。颧弓上缘相当于大脑颞叶前端下缘。颧弓位置突出,是颌面部骨
折的易发部位。

5. **翼点**(pterion)　位于颧弓中点的上方约两横指处,为蝶骨、额骨、顶骨和颞骨汇合处,
多数呈“H”形,为颅骨薄弱部,内面有脑膜中动脉前支经过,此处骨折,常伴有该动脉的破
裂出血,形成硬膜外血肿。

6. **乳突**(mastoid process)　位于耳垂的后方,为一圆锥形隆突,其根部的前内方有茎乳
孔,面神经由此出颅,在乳突后部的内面为乙状窦沟,容纳乙状窦。乳突根治术时,注意不要
损伤面神经及乙状窦。

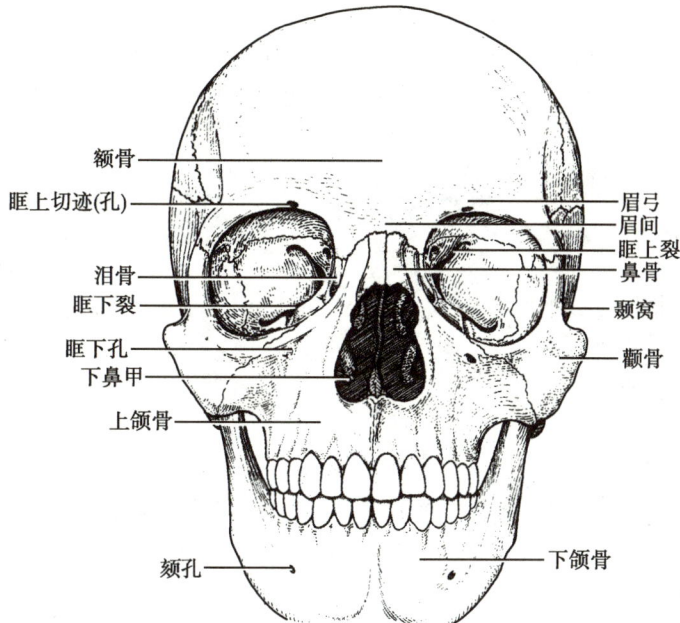

图 1-1 颅的前面观

额骨
眶上切迹(孔)
泪骨
眶下裂
眶下孔
下鼻甲
上颌骨
颏孔
眉弓
眉间
眶上裂
鼻骨
颞窝
颧骨
下颌骨

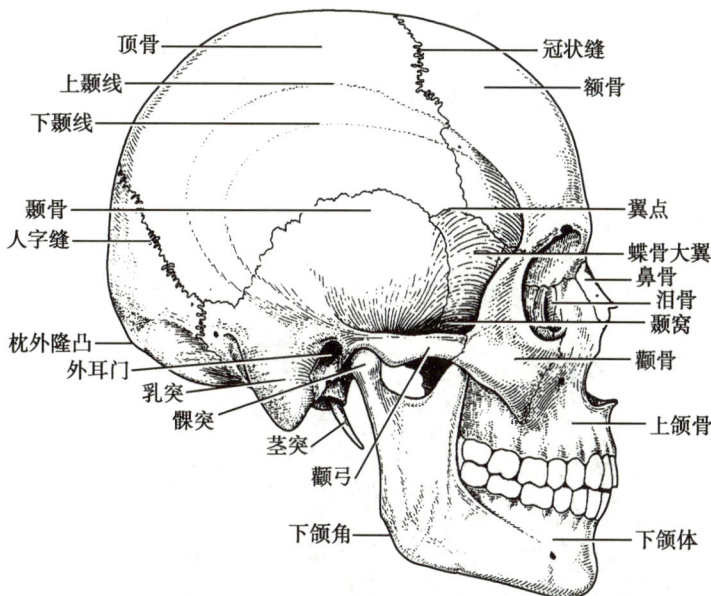

图 1-2 颅的侧面观

顶骨
上颞线
下颞线
颞骨
人字缝
枕外隆凸
外耳门
乳突
髁突
茎突
颧弓
下颌角
冠状缝
额骨
翼点
蝶骨大翼
鼻骨
泪骨
颞窝
颧骨
上颌骨
下颌体

7. **枕外隆凸**（external occipital protuberance） 位于枕骨外面中部的一个隆起,其内面为窦汇。手术时勿伤及窦汇,以免导致大出血。

8. **上项线**（superior nuchal line） 位于枕外隆凸水平的两侧,内面适对横窦。

9. **下颌角**（angle of mandible） 位于下颌体的下缘与下颌支后缘相交处,下颌角处较薄,为下颌骨骨折的好发部位。

10. **颏孔**（mental foramen） 位于下颌第 2 前磨牙牙根的下方,下颌体上、下缘连线的中点,距正中线约 2.5cm 处,有颏血管和神经通过,为颏神经麻醉的部位。眶上孔、眶下孔和颏孔三者的连线,通常成为一条直线。

11. **下颌体下缘**(inferior border of mandible)　又称下颌下缘,外形圆钝,为下颌骨骨质最致密处。下颌体下缘常作为下颌下区手术切口定位的标志,并作为颈部上界。

第二节　面　部

面部以面颅诸骨为支架可分为眶区、鼻区、口区和面侧区。本节仅叙述面部浅层结构、面侧区和面部的部分间隙。

一、面部浅层结构

(一) 皮肤与浅筋膜

面部皮肤薄,有弹性,其活动性与深部组织连接的紧密程度有关。眼睑部皮肤最薄,皮下组织疏松,易产生水肿。鼻尖和口部周围的皮肤与深部连接紧密,且含汗腺、皮脂腺和毛囊较多,为皮脂腺囊肿、疖的好发部位。面部皮肤有一定的偕生皮纹和皱襞,故面部皮肤切口方向,应尽可能与皮纹一致。面部皮肤的血管丰富,手术或外伤时出血较多,但再生、修复和抗感染力强,有利于创口愈合。浅筋膜内有皮下血管、神经和表情肌。

(二) 面肌

面肌,又称表情肌,属于皮肌,肌束薄弱而纤细,起自颅骨,止于皮肤。表情肌主要分布于颜面孔裂周围,依肌纤维的方向可分为环形肌和辐射肌两种,有关闭和开大孔裂的作用,且收缩时可牵拉皮肤,使面部呈现各种表情。面肌由面神经分支支配。

(三) 血管、淋巴及神经

1. 血管　分布于面部浅层结构的动脉主要是面动脉及其分支,有同名静脉伴行(图 1-3)。

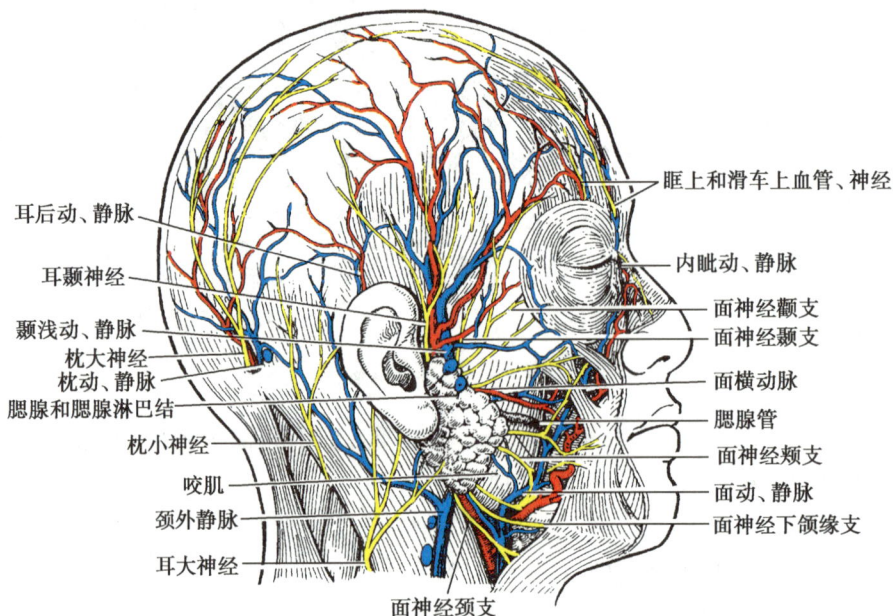

图 1-3　面部浅层结构

笔记栏

(1) **面动脉**(facial artery)：起自颈外动脉，行向前内上方，经二腹肌后腹与茎突舌骨肌深面，进入下颌下三角，在咬肌止点前缘绕下颌骨体的下缘外侧，斜向前上方，经口角与鼻翼外侧上行至内眦，改称内眦动脉。在下颌骨下缘与咬肌前缘的相交处可触及面动脉搏动，面浅部出血可压迫此处进行止血。

(2) **面静脉**(facial vein)：起于内眦静脉，伴行于面动脉的后方，向外下越过下颌体下缘至下颌角的下方，与下颌后静脉前支汇合后穿过深筋膜，在舌骨平面汇入颈内静脉。面静脉经内眦静脉、眶内的眼上静脉和海绵窦相交通。

2. 淋巴　面部浅层的淋巴非常丰富，吻合成网，并有许多淋巴结。主要有：位于眶下孔附近的颧淋巴结，收纳下眼睑和睑结膜的淋巴。位于口角附近，颊肌表面的颊肌淋巴结，收纳鼻、颊部皮肤和黏膜的淋巴。

3. 神经　管理面部感觉的神经为三叉神经分支，支配面肌运动的神经是面神经分支。

(1) **三叉神经**(trigeminal nerve)：为混合性神经，有眼神经、上颌神经和下颌神经3大分支，分别经眶上裂、圆孔和卵圆孔出颅，穿行于面深部各腔、窝之中。其感觉支主要管理面部皮肤和黏膜感觉；运动支支配咀嚼肌。三个终支分别是：**眶上神经**(supraorbital nerve)为眼神经的分支，与同名血管伴行，由眶上孔或切迹穿出至皮下，分布于额部及上睑皮肤。**眶下神经**(infraorbital nerve)为上颌神经的分支，与同名血管伴行，由眶下孔穿出，分布于下睑、鼻背及上唇的皮肤。**颏神经**(mental nerve)为下颌神经的分支，与同名血管伴行穿出颏孔，分布于下唇及颏部的皮肤。

(2) **面神经**(facial nerve)：由茎乳孔穿出，进入腮腺分支并相互交织成丛，最后呈扇形分为5组分支，支配面肌。其中，**颞支**(temporal branch)有1~2支，由腮腺上缘穿出，越过颧弓中份的浅面，支配眼轮匝肌上份和额肌。**颧支**(zygomatic branch)多为2~3支，由腮腺前缘上部穿出，颧弓上方分支较细，支配额肌、眼轮匝肌；颧弓下方分支较粗，支配颧肌和提上唇肌。**颊支**(buccal branch)有3~5支，由腮腺前缘穿出，支配颊肌和口裂周围诸肌。**下颌缘支**(marginal mandibular branch)有1~3支，穿经腮腺途径较长，位置变异较大，从腮腺下端穿出后，在颈阔肌深面，跨面动、静脉的浅面，沿下颌骨下缘前行，支配下唇肌与颏肌。**颈支**(cervical branch)有1~2支，由腮腺下缘穿出，在下颌角附近至颈部，支配颈阔肌。

二、面侧区

面侧区的范围是颧弓、鼻唇沟、下颌骨下缘及胸锁乳突肌上份前缘之间的区域，又可分为颊区、腮腺咬肌区和面侧深区。下面叙述腮腺咬肌区与面侧深区。

(一) 腮腺咬肌区

腮腺咬肌区的境界：指腮腺和咬肌所在的下颌支外面及下颌后窝。前界为咬肌前缘；上界为颧弓及外耳道；下界为下颌骨下缘；深部为茎突至咽、舌诸肌及血管、神经；浅面为皮肤与浅筋膜。主要结构有腮腺、咬肌、上颌动脉、面神经、下颌后静脉及颈外动脉等（图1-4，图1-5）。

腮腺咬肌区的层次结构由浅入深为：皮肤；浅筋膜、浅层的血管、神经分支和腮腺管；腮腺咬肌筋膜；腮腺浅部和穿过腮腺的血管、神经；咬肌、下颌支以及腮腺深部等。

1. **腮腺**(parotid gland)　呈不规则的楔形，位于外耳道前下方的下颌后窝内，上至颧弓和外耳道，后达乳突及胸锁乳突肌前缘，下达下颌角稍上方，前临下颌支、咬肌和翼内肌，其深面为茎突和起于茎突的诸肌，并可深达咽侧壁。腮腺外包腮腺鞘，并向腮腺实质内发出许多小隔。腮腺前缘发出**腮腺管**(parotid duct)，其在颧弓下1.5cm处向前横行于腮腺咬肌筋膜的表面、面神经颧支和颊支之间，至咬肌前缘呈直角急转向内侧穿入颊肌，开口于平对上颌

ER-1-3 动画 面动脉的形成及压迫止血点

ER-1-4 动画 面静脉的行程及其与海绵窦的交通途径

ER-1-5 动画 面神经行程

笔记栏

ER-1-6

动画 腮腺
形态和位置
以及导管的
行程

第 2 磨牙的颊黏膜处的腮腺乳头。

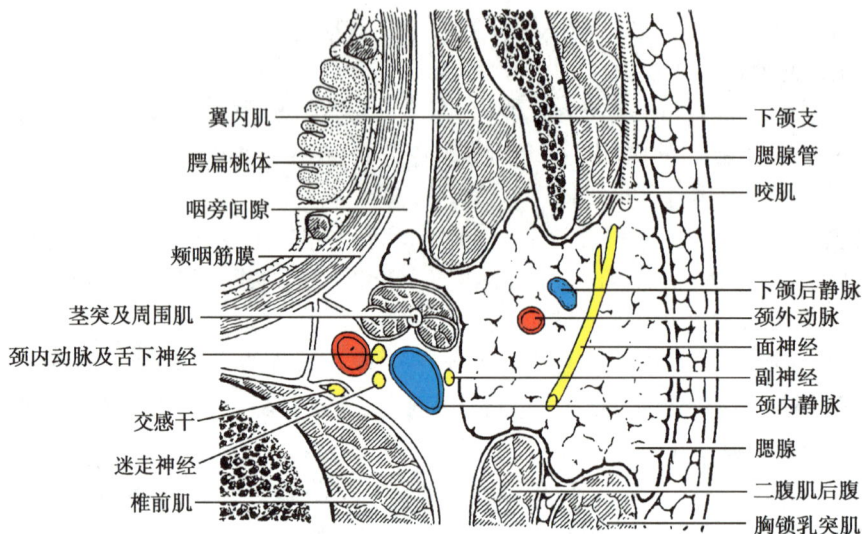

图 1-4 腮腺和面侧区水平断面(右侧,上面观)

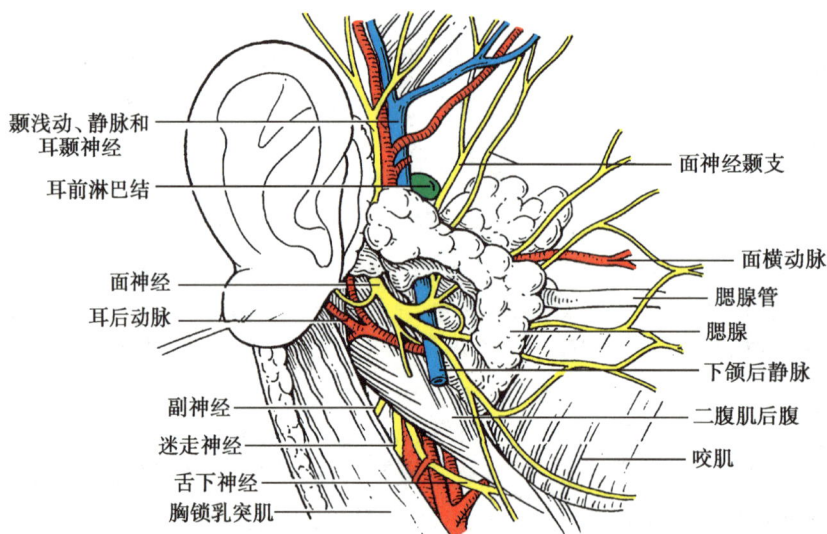

图 1-5 腮腺及穿经腮腺的血管、神经

2. 腮腺淋巴结 位于腮腺表面及实质内,引流耳、鼻、腭、面颊和颅顶前部的淋巴,其输出管均注入颈外侧淋巴结。

3. 穿经腮腺的血管和神经 在腮腺内有血管和神经纵横穿行。纵行的有颈外动脉、颞浅动脉、颞浅静脉、下颌后静脉和耳颞神经;横行的有上颌动脉、上颌静脉、面横动脉、面横静脉和面神经的分支(图 1-6)。

(二) 面侧深区

面侧深区位于腮腺咬肌区前部深面,口腔及咽的外侧,是由一顶一底及四壁围成的间隙。顶为蝶骨大翼下面;底为下颌骨下缘;前壁为上颌骨的后面;后壁为腮腺深部前内侧面;外侧壁为下颌支的内面;内侧壁为翼突外侧板及咽侧壁。该区有翼内、外肌及出入颅底的血管和神经通过。

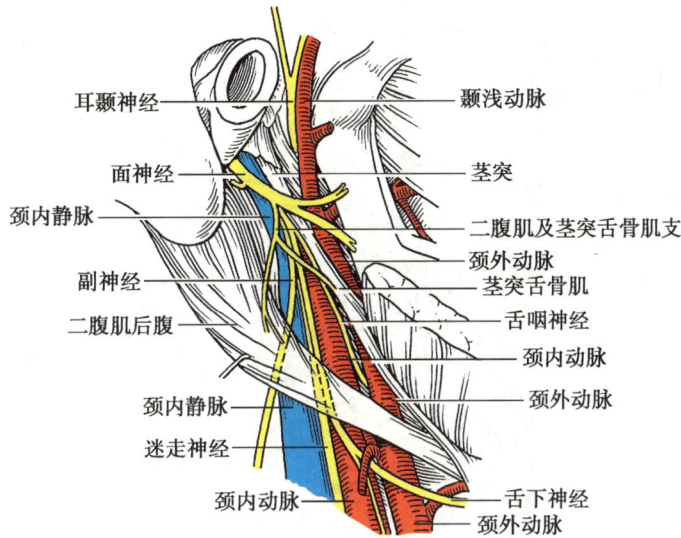

图 1-6 腮腺深面的结构

1. 翼内、外肌 翼内肌起于翼突窝,肌纤维斜向外下,止于下颌支内面后下部的翼肌粗隆。翼外肌有两头,一头起于蝶骨大翼的下面,另一头起于翼突外侧板的外面,两束肌纤维皆斜向外后方,止于下颌颈的前面。翼内、外肌肌腹之间以及周围,有血管和神经交错穿行(图 1-7)。

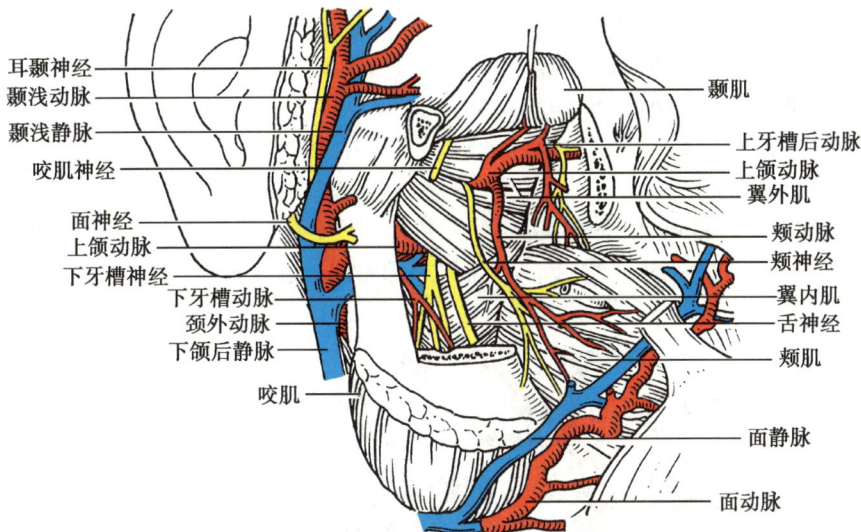

图 1-7 面侧深区的血管和神经(浅部)

2. **翼静脉丛**(pterygoid venous plexus) 简称翼丛,位于翼内、外肌和颞肌之间,与上颌动脉及其分支伴行的静脉均参与此丛的构成,最后汇合成上颌静脉。翼丛与面静脉相通,并经卵圆孔静脉丛与颅内的海绵窦相通。故口、鼻、咽等部位的感染,均可沿上述途径蔓延至颅内。

3. **上颌动脉**(maxillary artery) 由颈外动脉在平下颌颈内面处发出,经过翼外肌下缘穿出的下牙槽神经、舌神经浅面弯曲向内上行,穿颞肌和翼外肌之间,进入翼腭窝。上颌动脉以翼外肌为标志分为三段(图 1-8)。

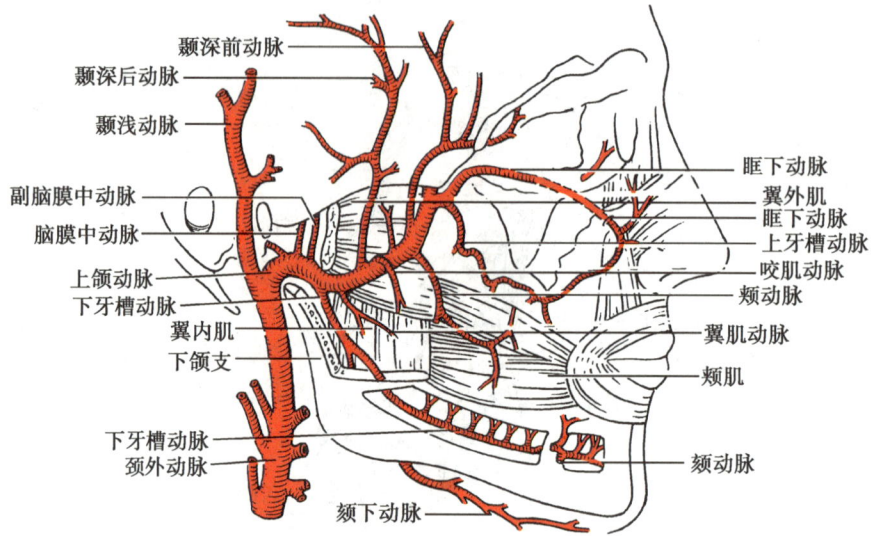

图 1-8 上颌动脉的行程及分支

（1）下颌段：位于下颌颈深面，从起点到翼外肌下缘。主要分支有：①**下牙槽动脉**（inferior alveolar artery）与同名静脉伴行，入下颌孔穿入下颌管，在管内分支至下颌骨、下颌牙和牙龈，终支出颏孔，分布于颏部；②**脑膜中动脉**（middle meningeal artery）经翼外肌深面，经耳颞神经两根之间垂直上行，穿棘孔入颅，分布于颞顶部的硬脑膜。

（2）翼肌段：为最长的一段，位于翼外肌浅面或深面，分支至翼内肌、翼外肌、咬肌和颞肌，另有一分支为与颊神经伴行的颊动脉，沿颊肌深面分布于颊肌及颊黏膜。

（3）翼腭窝段：为上颌动脉的末端，经翼外肌上缘进入翼腭窝的一段，主要分支有：①**上牙槽后动脉**（posterior superior alveolar artery）分布于上颌窦、上牙槽突后份及牙、牙龈和口腔顶部；②**眶下动脉**（infraorbital artery）经眶下裂、眶下管出眶下孔，分布于上牙槽突前份及牙、牙龈和下睑、眶下的皮肤。

4. **下颌神经**（mandibular nerve） 为混合神经，是三叉神经的最大分支。经卵圆孔出颅进入颞下窝，在翼外肌深面分为数支。下颌神经除发出分支支配咀嚼肌外，还发出下述四条神经（图 1-9）。

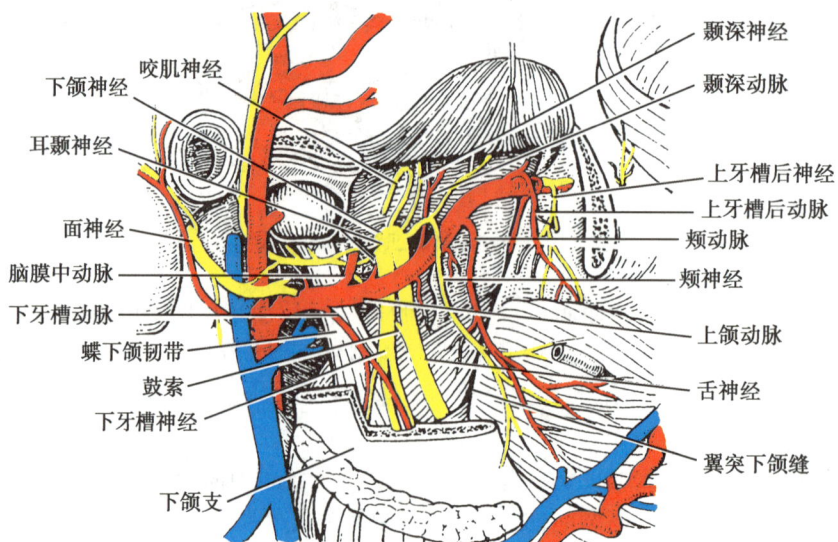

图 1-9 面侧深区的血管和神经（深部）

（1）**颊神经**（buccal nerve）：经翼外肌两头之间穿出，沿下颌支前缘向前下行至咬肌前缘，穿颊肌分布于颊黏膜、颊侧牙龈、颊部和口角的皮肤。

（2）**耳颞神经**（auriculotemporal nerve）：以二根起自下颌神经，夹持脑膜中动脉后合为一干，在翼外肌深面，绕下颌骨髁突的内侧至其后方进入腮腺，于腮腺上缘穿出，分布于外耳道、耳郭及颞部的皮肤；在腮腺内发出一小支分布于腮腺，此支含有副交感纤维，来自舌咽神经的岩小神经，经耳神经节换神经元后发出的节后纤维支配腮腺的分泌。

（3）**舌神经**（lingual nerve）：起自下颌神经，接受面神经的鼓索纤维，经翼外肌深面下降至其下缘，向前行于翼内肌与下颌支之间，达下颌下腺的上方，再沿舌骨舌肌的浅面向前行至口底，分布于舌侧牙龈、舌下腺、下颌下腺、舌前 2/3 及口底的黏膜。

（4）**下牙槽神经**（inferior alveolar nerve）：在舌神经的后方与下牙槽动、静脉伴行，进入下颌管分布至下颌骨及下颌牙，出颏孔后称为颏神经，分布于颏区及下唇皮肤。

三、面部间隙

面部间隙指位于颅底与上、下颌骨之间，分布于筋膜间、肌与肌之间、肌与骨之间的潜在间隙，彼此相通，感染时病灶可沿间隙扩散（图 1-10）。

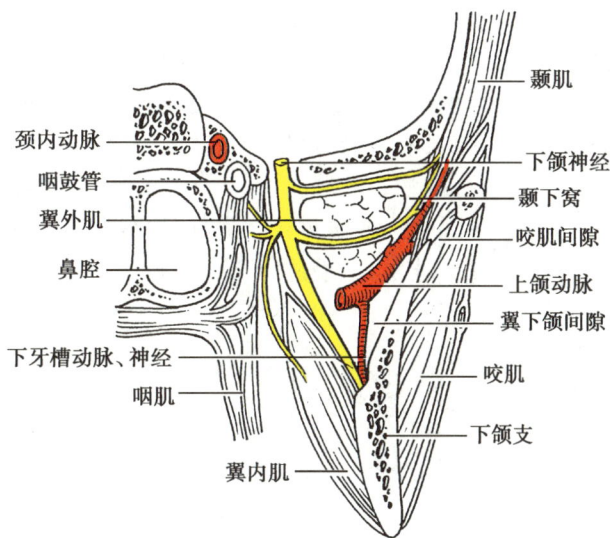

图 1-10　面部间隙（冠状面）

1. 咬肌间隙　前界为咬肌前缘与颊肌；后界为下颌支后缘及腮腺组织；上界为颧弓下缘；下界为下颌骨下缘；内界为下颌支外面；外界为咬肌深面。许多牙源性感染如智齿冠周炎、牙槽脓肿、下颌骨骨髓炎等，均有可能扩散至此间隙。

2. 翼下颌间隙　位于下颌支与翼内肌之间，与咬肌间隙仅隔下颌支，借下颌切迹相通。翼下颌间隙的上界为翼外肌；下界为下颌支与翼内肌相贴近的夹缝；前界为颞肌及其附着的下颌骨冠突；后界为下颌支后缘与腮腺；内界为翼内肌筋膜的外面；外界为下颌支与颞肌的内面。此间隙内有舌神经、舌动脉、下牙槽神经以及同名动、静脉通过。下牙槽神经阻滞，即注射麻醉药于此间隙内，牙源性感染等常累及此间隙。

3. 舌下间隙　位于下颌体的内侧。上界为口底黏膜，下界为下颌舌骨肌和舌骨舌肌，前外侧为下颌舌骨线以上的下颌骨体内侧面，后界止于舌根。间隙内有舌下腺、下颌下腺的深部及其腺管、下颌下神经节、舌神经、舌下神经和舌下血管等。舌下间隙向后上通翼下颌间隙。

🔍 **知识拓展**

腮腺手术与面神经

面神经出茎乳孔后进入腮腺形成神经丛,再放射状分布到面部和额部,其主干、分支及丛与腮腺有十分密切的关系,腮腺炎症或肿瘤会压迫面神经,引起面瘫。

腮腺切除术时更应注意保护面神经,保留面神经的腮腺切除术可选择逆向显露或顺向显露面神经。逆向显露是在腮腺浅部的边缘先找出面神经较粗大的分支,如颞支或下颌缘支,再沿该分支深入腮腺,追溯到面神经主干,并分离出其他分支而切除腮腺。顺向显露是在乳突和外耳道交界处的深面先寻找面神经主干,再向腮腺内分离出面神经的其余分支,切除腮腺。

常用腧穴解剖

1. 四白 定位:目正视,瞳孔直下,眶下孔凹陷处。进针层次:皮肤→皮下组织→眼轮匝肌、提上唇肌→眶下孔或上颌骨。穴区浅层有眶下神经的分支、面神经的颧支,深层在眶下孔内有眶下动、静脉和眶下神经干。

2. 睛明 定位:目内眦角稍上方凹陷处。进针层次:皮肤→皮下组织→眼轮匝肌→眶脂体→内直肌与筛骨眶板之间。穴区浅层有三叉神经眼支的滑车上神经、内眦动脉、内眦静脉的分支或属支,深层有眼动、静脉的分支或属支、眼神经的分支和动眼神经的分支。

3. 水沟 定位:人中沟的中上1/3交界处。进针层次:皮肤→皮下组织→口轮匝肌。穴区内有眶下神经的分支和上唇动、静脉。

第三节 颅顶和颞区

颅顶分为额顶枕区和颞区,由颅顶软组织及其深面的颅盖骨等构成。

一、额顶枕区

(一)境界
前界为眶上缘,后界为枕外隆凸和上项线,两侧借上颞线与颞区分界。

(二)层次
覆盖于此区的软组织,由浅入深可分为五层,依次为:皮肤、浅筋膜、帽状腱膜、腱膜下疏松结缔组织和颅骨外膜。其中因浅部三层连接紧密,难以将其各自分开,合称为"头皮"(图1-11)。

1. 皮肤 厚而致密,含有大量毛囊、汗腺和皮脂腺,易发生疖肿或皮脂腺囊肿。此外血管丰富,外伤时出血较多,但创伤后创口愈合较快,同时也是一个良好的供皮区。

2. 浅筋膜 由致密结缔组织和脂肪组织构成。致密结缔组织形成许多纵向行走的纤维束使皮肤和帽状腱膜紧密连接,将脂肪分隔成许多小格,内有丰富的神经和血管。因此,感染时渗出物不易扩散,且早期即感到剧痛。另外,小格内的血管多被周围纤维束固定,创伤时血管断端不易收缩,常需压迫或缝合止血。头皮的血管、神经主要位于此层内,按其位置可分为前、后两组(图 1-12)。

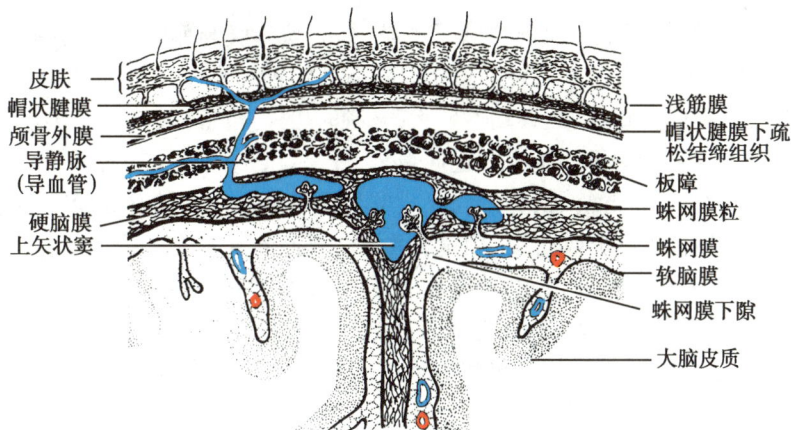

图 1-11 颅顶层次(额状面)

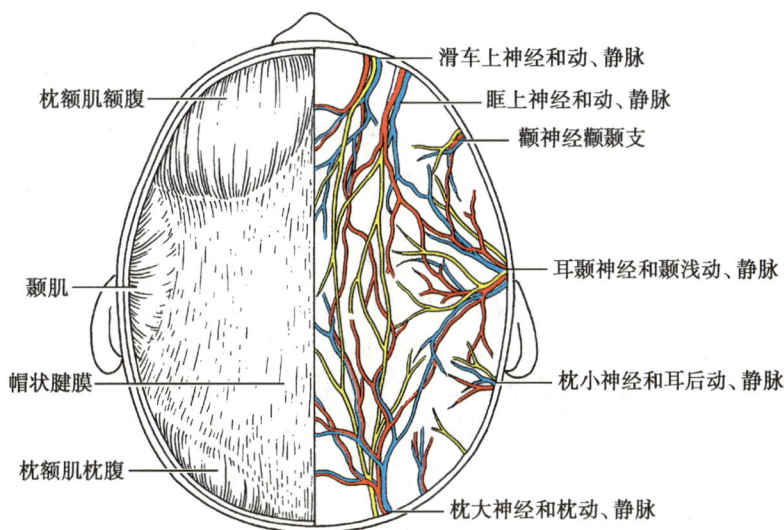

图 1-12 颅顶部血管、神经

(1)前组:距正中线 2cm 处有滑车上动、静脉和滑车上神经。距正中线约 2.5cm 处有眶上动、静脉和眶上神经。滑车上动脉为眼动脉的终支,营养额部。滑车上静脉注入内眦静脉。滑车上神经为额神经的分支,分布于额、顶部。眶上动脉起自眼动脉,营养额、顶区。眶上静脉注入内眦静脉。眶上神经为眼神经分支,分布于额、顶部。

(2)后组:有枕动、静脉和枕大神经,主要分布于枕、顶部。枕动脉起自颈外动脉,营养顶、枕部。枕静脉注入颈外静脉。枕大神经为第 2 颈神经后支的内侧支,分布于上项线以上颅顶部。

颅顶的动脉来源于颈内动脉和颈外动脉两个系统,其分支之间存在着广泛吻合,因此,即使头皮发生大面积撕裂时,也不易缺血坏死。颅顶的静脉广泛吻合成静脉网,并与板障静脉和颅内静脉窦连通,虽然可以均衡颅内、外静脉的压力,但也可使炎症从颅外向颅内感染。颅顶的神经分布相互交织,故在局部麻醉时,如仅阻滞一支神经,常得不到满意效果,而需扩大神经阻滞的范围。

3. **帽状腱膜**（epicranial aponeurosis） 坚韧致密,前连枕额肌额腹,后连枕额肌枕腹,两侧则逐渐变薄,续于颞筋膜浅层。头皮裂伤时若未伤及腱膜,创口裂开不明显,如伤及腱膜,由于额肌和枕肌的收缩,则创口较大,尤以割切伤为甚。缝合头皮时须将腱膜仔细缝合,以减少皮肤的张力,利于创口的愈合。

4. 腱膜下疏松结缔组织 又称腱膜下间隙,是帽状腱膜与颅骨外膜之间一个潜在的间隙,内含少量疏松结缔组织。此隙在颅顶部范围很广,向前可至眶上缘,向后可达上项线。因其与头皮和颅骨外膜连接疏松,故移动性较大,开颅时可经此间隙将皮瓣游离后翻起,头皮撕脱伤也多发生于此层。腱膜下间隙有出血时,易广泛蔓延,形成较大的血肿,其瘀斑可出现至上眼睑皮下,此隙内有若干导静脉,分别与颅骨的板障静脉及颅内的硬脑膜窦相通,若发生感染可经此通道继发颅骨骨髓炎或向颅内扩散,因此称腱膜下隙为颅顶部的"危险区"。

5. 颅骨外膜 由致密结缔组织构成,覆盖于颅顶各骨的表面。与颅骨间借疏松结缔组织相连,但在骨缝等部位愈着紧密,并伸入各骨缝中,因此骨膜下发生血肿时,常局限于一块颅骨的范围内。在严重头皮撕脱时,可将头皮连同部分骨膜一并撕脱。

二、颞区

(一) 境界

位于颅顶的两侧,上界为上颞线,下界为颧弓上缘,前界为颧骨的额突和额骨的颧突结合部,后方为上颞线下段。

(二) 层次

此区的软组织由浅入深分为皮肤、浅筋膜、颞筋膜、颞肌及颅骨外膜。

1. 皮肤 前部较薄,后部较厚,移动性较大,无论纵行或横行切口,皆易缝合,愈合后瘢痕亦不明显。

2. 浅筋膜 含脂肪组织少,上方与帽状腱膜相连,下方续于面部浅筋膜,内有血管和神经,分为耳前、耳后两组。耳前组有颞浅动脉,为颈外动脉的终支,营养颞区和额顶部。颞浅静脉注入下颌后静脉。耳颞神经起于下颌神经穿腮腺实质,分布于颞区。耳后组有耳后动脉,起于颈外动脉。耳后静脉与枕静脉和下颌后静脉后支汇合成颈外静脉。枕小神经起于第2、3颈神经,为颈丛皮支,分布于枕部外侧、耳郭背面上 1/3 的皮肤。

3. 颞筋膜 起自上颞线,向下分浅深两层,浅层止于颧弓的浅面,深层止于颧弓的深面,两层间有脂肪组织和血管。

4. 颞肌（temporalis） 起自颞窝和颞筋膜深层的深面,前部肌纤维向下,后部肌纤维向前下,逐渐集中并通过颧弓深面移行为腱,止于下颌骨冠突及其内侧面。

5. 颅骨外膜 较薄并紧贴颞骨表面,剥离困难,因此,很少发生骨膜下血肿。在骨膜与颞肌之间,含有大量脂肪组织与颞下间隙相通,上颌牙源性感染可扩散到此间隙。

🔍 知识链接

颅顶神经血管分布与皮瓣切开

颅顶软组织的主要血管和神经位于浅筋膜内,由于血管、神经自四周向颅顶走行,所以颅顶部手术切口一般应取放射状,避免损伤血管神经。而在开颅手术作皮瓣切开时,皮瓣的蒂应在下方,基底部应宽大,蒂内保留血管和神经干,以保证皮瓣的营养。

常用腧穴解剖

1. 百会 定位:在头部,当前发际正中直上 5 寸或两耳尖连线的中点处。进针层次:皮肤→浅筋膜→帽状腱膜→腱膜下疏松结缔组织。穴区内有枕大神经、额神经的分支和左、右颞浅动脉与左、右颞浅静脉及枕动、静脉吻合网。

2. 听宫 定位:耳屏前,下颌骨髁状突的后方,张口时呈凹陷处。进针层次:皮肤→浅筋膜→外耳道软骨。穴区内有耳颞神经、颞浅动脉、颞浅静脉耳前支的分支或属支。

第四节 面部解剖操作

一、皮肤切口

沿面部正中线自额部经眉间、鼻尖、上唇、下唇至颈部作矢状切口。从鼻根起环绕眼裂,经颧弓切到耳根。沿口裂作环形切口,由口角向后切到耳垂根部。

ER-1-9

动画 面部
的切口

二、解剖程序

1. 由正中线向两侧将切开的皮片仔细剥离。首先在眶部解剖环形的眼轮匝肌,其次在下颌骨下缘处清理颈阔肌,并将其切除,但要注意勿伤及深面的血管和神经。然后解剖口轮匝肌。

2. 在耳前细心剥除覆盖腮腺及咬肌表面的腮腺咬肌筋膜,暴露腮腺及咬肌。在腮腺前缘上端颧弓下一横指处水平方向寻找腮腺管并追踪到咬肌前缘,剔除咬肌前缘的颊脂体,观察腮腺管弯向深面穿颊肌,开口于上颌第二磨牙相对应的颊黏膜上。

3. 以腮腺管为标志,依次找出腮腺缘从上向下呈放射状穿出的结构。

(1)耳颞神经:在耳屏前方从腮腺上端穿出,紧贴耳郭前缘上升。

(2)颞浅动脉、静脉:与耳颞神经伴行出腮腺上端,向上跨过颧弓根部至颞浅部,该血管分为前、后两支。

(3)面神经颞支:出腮腺上端前份上份,越颧弓表面向上行,多为 2 支。

(4)面神经颧支:出腮腺前缘上份,多为 2~3 支。

(5)面横动脉、静脉:在颧弓下方出腮腺前缘上份,于咬肌表面横行向前。

(6)腮腺管:出腮腺前缘上份,在面横血管下方横行向前。

(7)面神经颊支:出腮腺前缘下份,沿咬肌表面横行向前。

(8)面神经下颌缘支:在颊支的下方沿下颌角、下颌体边缘,经面动、静脉的表面行向前下方。

(9)面神经颈支:从腮腺下端穿出,在下颌角附近至颈部。

4. 循面神经分支剔除腮腺,找出面神经本干。用已找出的颞浅静脉,从上向下在腮腺内(面神经的深面)剖查出颞浅静脉移行于下颌后静脉。从二腹肌之深面找出从颈部上升来的颈外动脉,它位于面神经和下颌后静脉深面,在腮腺内相当于下颌颈的后方分为颞浅动脉和上颌动脉。

5. 在下颌骨下缘与咬肌的前缘交角处剖露出面静脉和面动脉。面动脉斜向上内贯穿提上唇肌后行于该肌表面,斜向内上经口角和鼻翼外侧至内眦,改称内眦动脉。

面静脉位于面动脉之后方,行径较直,而位置较浅,注意观察面静脉有一深支穿过颊脂体入颞下窝与翼静脉丛交通。

6. 用指尖探寻在眶上缘中 1/3 与内 1/3 交界处的眶上切迹或眶上孔,然后剖出从该切迹穿出的眶上神经(三叉神经第一支眼神经的终末支)和眶上动脉(眼动脉的终支)。在鼻背外侧一指与眶下缘下方 1cm 之交点处找到眶下孔。此孔内有眶下神经(三叉神经第二支上颌神经的终末支)与上颌动脉的眶下动脉穿出。在下颌骨前下方找到颏孔,有颏神经(三叉神经第三支下颌神经的下牙槽神经的终末支)与颏动脉(来自上颌动脉的下牙槽动脉)一同自颏孔穿出。上述的眶上切迹(或眶上孔)、眶下孔和颏孔三者约在一条直线上。

第五节 颅顶解剖操作

一、皮肤切口

自颅顶正中作矢状切口,向前至额部,向后延至枕外隆凸。从颅顶正中向两侧作冠状切口至耳郭上端。

二、解剖程序

1. 剥离皮肤和浅筋膜 将额顶部皮片自中线剥离,翻向耳根。观察额顶部皮肤借浅筋膜内结缔组织与帽状腱膜紧密连接,不易剥离。注意保护和观察浅筋膜中的血管和神经。

2. 解剖观察帽状腱膜 观察帽状腱膜,其后连枕腹,前连额腹。修洁额腹,清除浅筋膜,显露帽状腱膜前缘。清理追踪滑车上血管神经和眶上血管神经。

3. 剖查腱膜下间隙 沿皮肤切口方向切开帽状腱膜,用镊子提起帽状腱膜切缘,观察深面有疏松结缔组织连于腱膜与颅骨骨膜之间。用刀柄深入腱膜与颅骨骨膜之间,探查腱膜下间隙并将两者分开。

4. 解剖观察颅骨骨膜 沿上述切口垂直切开颅骨骨膜,再用刀柄伸入骨膜下作钝性分离,探查可见颅骨骨膜在骨缝处与之连接紧密,而与颅骨骨面连接疏松易于分离。

学习小结

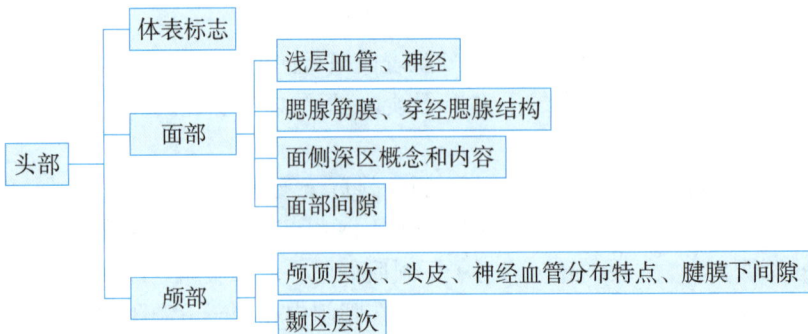

(邱国平 国海东 赵学纲 葛钢锋)

复习思考题

1. 简述颅顶部的层次结构特点、血管和神经分布特点。
2. 颅内、外静脉的交通途径有哪些？
3. 腮腺的形态、位置如何？穿经腮腺的神经血管有哪些？
4. 简述面神经的分支及分布范围。
5. 面部主要有哪些间隙？它们相互间的关系如何？

第二章

颈 部

学习目标

1. 通过学习颈部体表标志及由浅入深的层次解剖,深刻理解颈筋膜、颈筋膜间隙、血管神经的行程及分支分布、颈部各器官和结构的位置、形态、毗邻关系等,为临床手术切口的选择、气管切开、血管穿刺、神经封闭、针灸取穴奠定理论基础。
2. 通过探究式学习等手段,培养临床思维和自主学习能力。

第一节 概 述

颈部位于头与躯干之间,颈部前方有喉、气管颈部、咽、食管颈部和甲状腺,两侧有纵行的大血管和神经,颈根部有斜行的血管神经束以及由胸腔突入的胸膜顶和肺尖。

一、境界与分区

(一) 境界

上界是下颌骨下缘、下颌角、乳突尖、上项线和枕外隆凸的连线。下界是颈静脉切迹、胸锁关节、锁骨上缘、肩峰至第 7 颈椎棘突的连线。

(二) 分区

颈部可分为固有颈部和项部。两侧斜方肌前缘之间和脊柱颈段前方的部分为固有颈部(简称:颈部);斜方肌覆盖区与脊柱颈段之间的部分称为项部。固有颈部以胸锁乳突肌前、后缘为界,分为颈前区、胸锁乳突肌区和颈外侧区(图 2-1)。

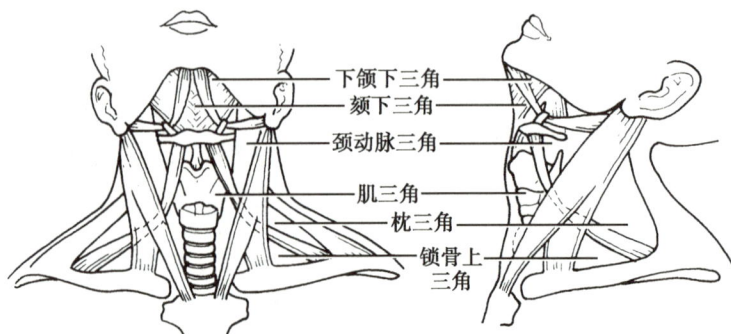

图 2-1 颈部分区

下颌下三角
颏下三角
颈动脉三角
肌三角
枕三角
锁骨上三角

1. 颈前区　又称颈前三角，内侧界为颈前正中线，上界为下颌骨下缘，外侧界为两侧胸锁乳突肌前缘。颈前区以舌骨为标志，分为舌骨上区和舌骨下区，前者以二腹肌为标志，分为颏下三角和下颌下三角；后者以肩胛舌骨肌上腹为界，分为颈动脉三角和肌三角。

2. 胸锁乳突肌区　即为该肌所覆盖的区域。

3. 颈外侧区　位于胸锁乳突肌后缘，斜方肌前缘和锁骨中 1/3 上缘之间。该区又以肩胛舌骨肌为标志，分为枕三角和锁骨上三角。

二、体表标志

1. **胸骨上窝**（suprasternal fossa）　位于颈静脉切迹上方的凹陷处，是触诊气管的部位。

2. **锁骨上大窝**（greater supraclavicular fossa）　是相当于锁骨中 1/3 上方的凹陷。窝底可触及锁骨下动脉的搏动，深部有第 1 肋和臂丛。

3. **胸锁乳突肌**（sternocleidomastoid）　当头向一侧倾斜，面部转向对侧时，此肌显著隆起，前、后缘十分明显。其起端两头之间的凹陷叫锁骨上小窝，窝深面左有颈总动脉，右为头臂干分叉处。

4. **舌骨**（hyoid bone）　双目平视时，适平颏隆突下缘可摸到舌骨体，舌骨体的两侧可触及舌骨大角。

5. **甲状软骨**（thyroid cartilage）　位于舌骨下方，前正中线上有喉结，成年男性明显突出，女性不易看出，但容易摸到。

6. **环状软骨**（cricoid cartilage）　位于甲状软骨的下方，可摸到其前部低窄的环状软骨弓，软骨弓平对第 6 颈椎下缘。在甲状软骨与环状软骨之间有环甲膜相连，临床上可经此切开解除喉口堵塞所致的窒息。

7. **颈动脉结节**（carotid tubercle）　即第 6 颈椎横突前结节，平环状软骨弓。颈总动脉恰在其前方，压迫此处可暂时阻断颈总动脉血流。

第二节　颈部层次结构

一、浅层结构

颈部皮肤薄，活动性大，皮纹横行，故此区手术常作横切口，以减少瘢痕。在颈前外侧区浅筋膜深面有颈阔肌。浅静脉、皮神经位于该肌深面。

（一）浅静脉

1. **颈前静脉**（anterior jugular vein）　纵行于颈前正中线与胸锁乳突肌前缘之间，下行穿入胸骨上间隙，汇入颈外静脉。左、右颈前静脉下段之间常有吻合支，称为**颈静脉弓**（jugular venous arch），横行于颈静脉切迹上方的胸骨上间隙内。颈前浅淋巴结沿颈前静脉排列。

2. **颈外静脉**（external jugular vein）　由下颌后静脉后支和耳后静脉在下颌角附近汇合而成，在胸锁乳突肌表面下行，汇入锁骨下静脉或静脉角。上腔静脉血回流受阻，可致颈外静脉怒张。该静脉穿深筋膜处，静脉壁与筋膜紧密愈着，当静脉受伤破裂时，管腔不易闭合，可导致气体栓塞。该静脉周围有颈外侧浅淋巴结排列（图 2-2）。

（二）神经

颈浅部神经包括颈丛皮支和面神经颈支。

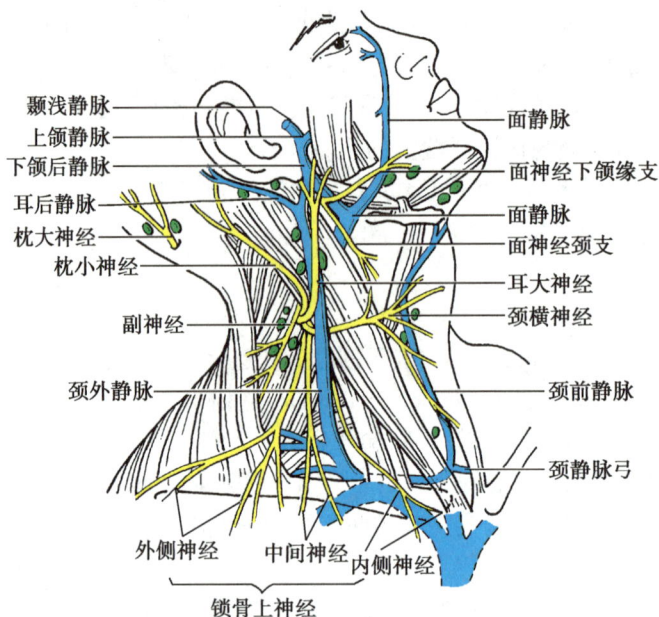

图 2-2 颈部浅层结构

ER-2-2

动画 颈部
浅层结构

1. 颈丛皮支 在胸锁乳突肌后缘中点处,四条颈丛皮支由此浅出,该处也称之"神经点",是颈神经皮支阻滞麻醉的进针点(图 2-2)。

(1)**枕小神经**(lesser occipital nerve):勾绕副神经后,沿胸锁乳突肌后缘行向后上,分布于枕部及耳郭背面上部的皮肤。

(2)**耳大神经**(great auricular nerve):沿胸锁乳突肌表面伴颈外静脉上行,分布于耳郭及其腮腺区的皮肤。

(3)**颈横神经**(transverse nerve of neck):又称颈皮神经,横行向前越过胸锁乳突肌中份,穿颈阔肌后分布于颈前区的皮肤。

(4)**锁骨上神经**(supraclavicular nerve):分为三支,分别行向内、下、外方,在锁骨上缘处浅出,分布于颈前外侧部、胸前壁上部及肩部等处的皮肤。

2. 面神经颈支 出腮腺下端后,进入颈阔肌深面,支配颈阔肌。

二、颈筋膜及筋膜间隙

(一) 颈筋膜

颈筋膜(cervical fascia)属深筋膜,位于浅筋膜及颈阔肌深面,围绕颈、项部诸肌和器官结构,并在血管、神经周围形成筋膜鞘及筋膜间隙,可分为三层(图 2-3)。

1. 浅层 围绕整个颈部形成筋膜总鞘,又称封套筋膜(investing fascia)。该筋膜后方附着于项韧带和第 7 颈椎棘突,在前正中线左右彼此延续。上方附着于颈上界的骨面,下方附着于颈、胸交界处的骨面。该筋膜包绕斜方肌、胸锁乳突肌,形成两肌的鞘。在下颌下三角和腮腺区分为两层,包绕下颌下腺和腮腺,形成两个腺的筋膜鞘。

2. 中层 又称**气管前筋膜**(pretracheal fascia),紧贴舌骨下肌群后方,并与其筋膜相愈着,经过甲状腺及其血管、气管颈部以及颈动脉鞘的前方,两侧于胸锁乳突肌深面与封套筋膜相连。上方附着于舌骨,下方续于纤维心包。此筋膜于甲状腺左、右叶的后外方分为两层,包绕甲状腺形成甲状腺鞘。

3. 深层 又称**椎前筋膜**(prevertebral fascia),此层较厚,经颈动脉鞘之后,椎前肌和斜角

22

肌之前。上起自颅底,下续前纵韧带和胸内筋膜。交感干、膈神经、臂丛和锁骨下动脉等行经该筋膜之后,该筋膜向下外侧包绕腋血管和臂丛,形成腋鞘。

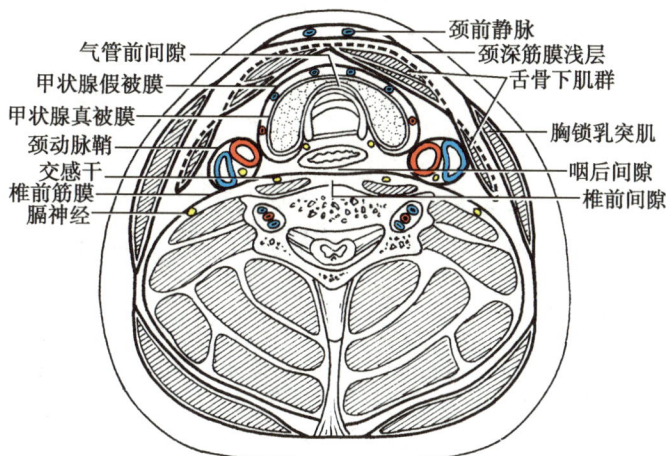

图 2-3　颈筋膜(横切面)

(二) 颈筋膜间隙

1. **胸骨上间隙**(suprasternal space)　是封套筋膜在胸骨柄上缘 3~5cm 处分为两层,分别附着于胸骨柄上端前、后缘所成的间隙。内有胸锁乳突肌胸骨头、颈前静脉下段及颈静脉弓、淋巴结及脂肪组织等。

2. **气管前间隙**(pretracheal space)　位于气管前筋膜与气管颈部之间,内有气管前淋巴结、甲状腺最下动脉、甲状腺下静脉等结构。此间隙感染、出血或气肿时,可蔓延至上纵隔。

3. **咽后间隙**(retropharyngeal space)　位于椎前筋膜与颊咽筋膜之间的潜在性腔隙,上达颅底,下经食管后间隙通于后纵隔,两侧续于咽旁间隙。咽后间隙被筋膜分隔成两个互不相通的部分,故咽后脓肿常在咽后壁中线的一侧。

4. **椎前间隙**(prevertebral space)　位于脊柱颈部与椎前筋膜之间。颈椎结核脓肿多积于此间隙,向两侧扩散可达颈外侧区,并经腋鞘至腋腔。溃破后,经咽后间隙向下至后纵隔(图 2-4)。

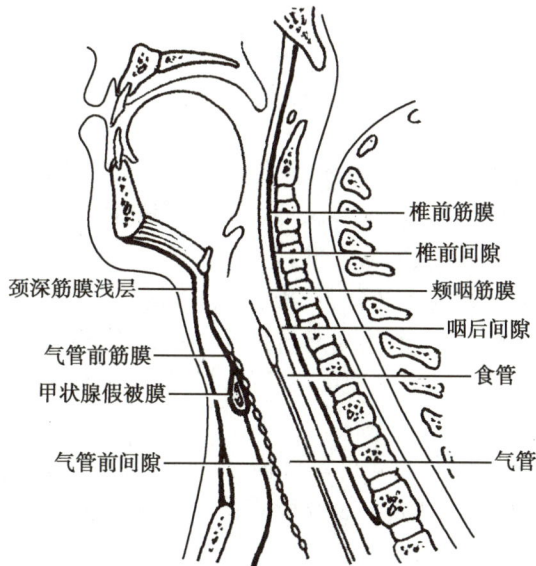

图 2-4　颈筋膜(正中矢状面)

23

笔记栏

第三节　颈　前　区

一、舌骨上区

(一) 颏下三角

颏下三角(submental triangle)是由左、右二腹肌前腹与舌骨体围成的三角区(图 2-1),内有 1~3 个颏下淋巴结。其浅层依次为皮肤、浅筋膜和封套筋膜,深层由两侧下颌舌骨肌及其筋膜构成。

(二) 下颌下三角

1. 境界　**下颌下三角**(submandibular triangle)又称**二腹肌三角**(digastric triangle),由二腹肌前、后腹和下颌骨体下缘围成(图 2-1)。其浅层依次为皮肤、浅筋膜、颈阔肌和封套筋膜,深面为下颌舌骨肌、舌骨舌肌和咽中缩肌。

2. 内容　主要有下颌下腺、下颌下神经节、下颌下淋巴结以及走行于区域内的血管与神经(图 2-5)。

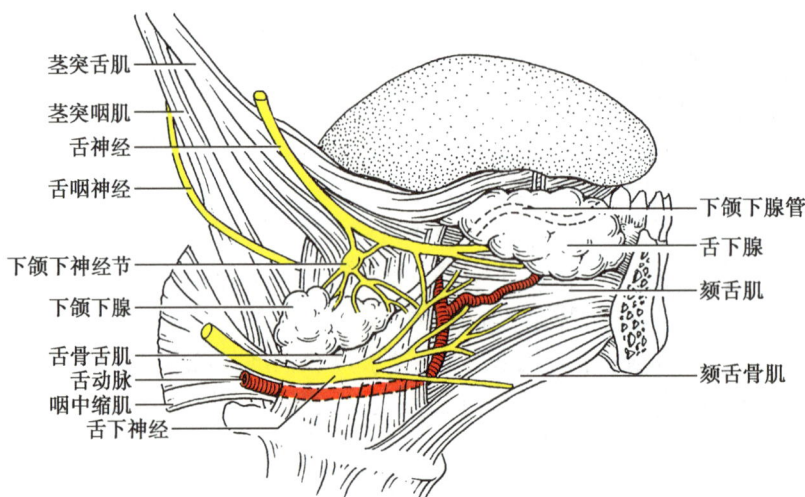

ER-2-3

动画　颏下三角、下颌下三角的内容

图 2-5　下颌下三角内容

(1) **下颌下腺**(submandibular gland):包裹在由封套筋膜形成的筋膜鞘内,腺呈 U 形包绕下颌舌骨肌,分别位于下颌舌骨肌浅面和深部。下颌下腺管由腺深部的前端发出,在下颌舌骨肌的深面前行,开口于口底黏膜的舌下阜。

(2) 动脉:在此三角内穿行的血管有面动脉和舌动脉。

1) **面动脉**(facial artery):平舌骨大角起自颈外动脉前壁,经二腹肌后腹深面进入下颌下三角,行于下颌下腺深面的沟中,至咬肌前缘处越过下颌骨下缘至面部。其起始处发出分支分布于软腭、腭扁桃体和下颌下腺等。

2) **舌动脉**(lingual artery):起自颈外动脉前壁,向上前内行于舌骨上方,舌下神经的内侧,经舌骨舌肌后缘的深面进入舌内。分支营养舌、口腔底黏膜、腭扁桃体、下颌牙龈和舌下腺等。

(3) 神经:**舌下神经**(hypoglossal nerve)由舌下神经管出颅,在二腹肌后腹深面下行至下颌下腺内面,行于舌骨舌肌表面,分布于舌肌。**舌神经**(lingual nerve)在下颌下腺深部内上方与舌骨舌肌之间向前入舌。**下颌下神经节**(submandibular ganglion)位于下颌下腺深部和舌神经之间,上方连于舌神经,发出分支至下颌下腺及舌下腺。

(4)下颌下淋巴结:在下颌下腺周围有 4~6 个下颌下淋巴结。

二、舌骨下区

(一)颈动脉三角

1. 境界　**颈动脉三角**(carotid triangle)由胸锁乳突肌上份前缘、肩胛舌骨肌上腹和二腹肌后腹围成(图 2-1)。其浅层依次为皮肤、浅筋膜、颈阔肌和封套筋膜,深面有椎前筋膜,内侧是咽侧壁及其筋膜。

2. 内容　主要有走行于该区域内的颈总动脉及其分支、颈内静脉及其属支、迷走神经、副神经、舌下神经及部分颈深淋巴结(图 2-6)。

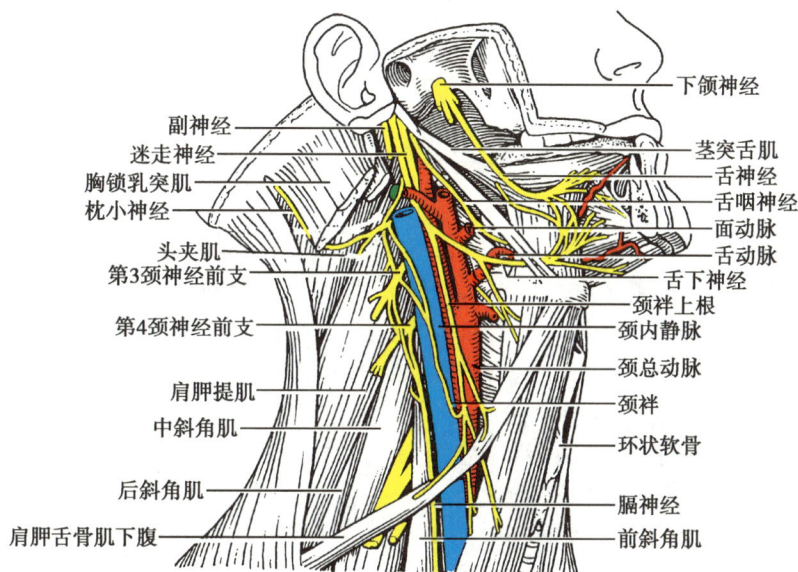

图 2-6　颈动脉三角内容

(1)动脉:颈动脉三角内有颈总动脉、颈内动脉和颈外动脉。

1)**颈总动脉**(common carotid artery):两侧颈总动脉均经胸锁关节后方向上,进入颈动脉三角,居斜角肌前方,在平甲状软骨上缘分为颈内、外动脉。

2)**颈内动脉**(internal carotid artery):自颈总动脉分出后,在颈外动脉后外侧上行,再转至其后内侧,经颈动脉管入颅,在颈部没有分支。

3)**颈外动脉**(external carotid artery):自颈总动脉分出后,于颈内动脉前内侧上行,从甲状软骨上缘至舌骨大角处自前壁由下而上依次发出甲状腺上动脉、舌动脉和面动脉。近二腹肌后腹下缘处自后壁向后上方发出枕动脉。自起始部内侧壁向上发出咽升动脉。颈外动脉上行穿腮腺,达下颌颈高度分为颞浅动脉和上颌动脉二终支(图 2-7)。

(2)**颈内静脉**(internal jugular vein):位于颈总动脉外侧。其颈部的属支有面静脉、舌静脉和甲状腺上、中静脉。

(3)神经:颈动脉三角内有迷走神经、副神经和舌下神经及其分支。

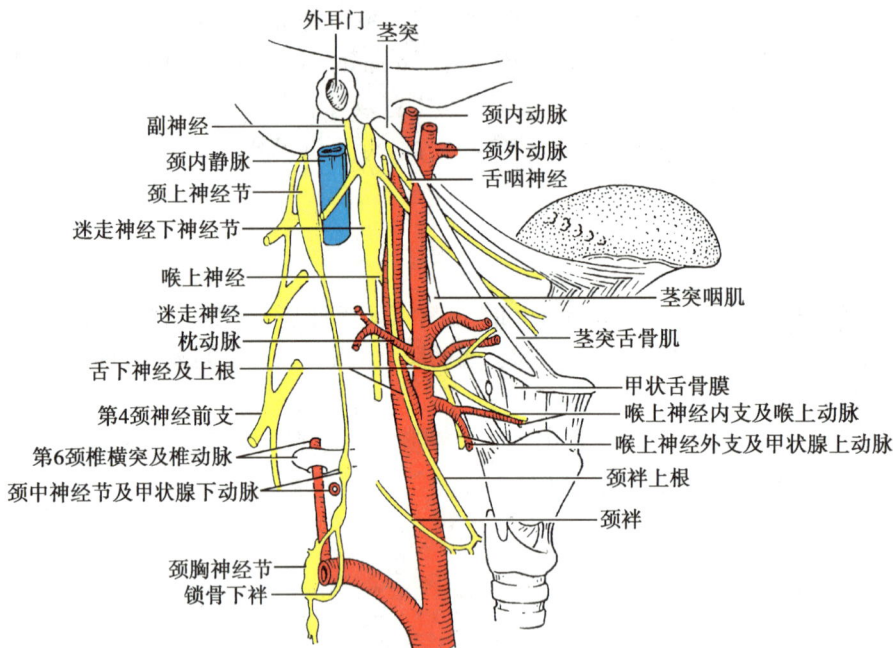

图 2-7 颈总动脉分支与脑神经

1）**迷走神经**（vagus nerve）：在颈动脉鞘内，沿颈内静脉和颈内动脉及颈总动脉之间的后方下行，于迷走神经上端的下神经节处发出喉上神经。在颈动脉三角还发出心支，入胸腔参与组成心丛。

2）**副神经**（accessory nerve）：在二腹肌后腹深面入颈动脉三角，向后外侧行至胸锁乳突肌上份，发出肌支支配该肌。

3）**舌下神经**（hypoglossal nerve）：在二腹肌后腹深面进入颈动脉三角，呈弓形向前越过颈内、外动脉浅面，在舌骨上方，二腹肌后腹深面进入下颌下三角。该神经在弓形处向下发出分支，称颈袢上根（舌下神经降支），该根沿颈总动脉浅面下降，在环状软骨平面与来自颈丛第2、3颈神经的颈袢下根组成颈袢（图 2-6）。

4）**二腹肌后腹**（posterior belly of digastric）：是颈动脉三角与下颌下三角的分界标志，也是颈部及颌面部手术的主要标志。其表面有耳大神经、下颌后静脉及面神经颈支；深面有颈内动、静脉，颈外动脉，迷走神经、副神经、舌下神经及颈交感干；其上缘有耳后动脉和面神经、舌咽神经；下缘有枕动脉和舌下神经（图 2-8）。

（二）肌三角

1. 境界 肌三角（muscular triangle）位于颈前正中线、胸锁乳突肌前缘和肩胛舌骨肌上腹之间（图 2-1）。

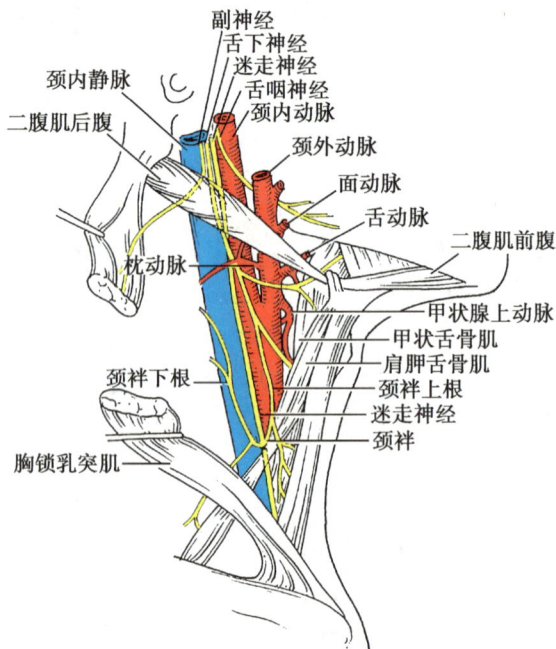

图 2-8 二腹肌后腹的毗邻

26

笔记栏

2. 内容　肌三角内含有位于浅层的胸骨舌骨肌和肩胛舌骨肌上腹,位于深层的胸骨甲状肌和甲状舌骨肌,以及位于气管前筋膜深部的甲状腺、甲状旁腺、气管颈部和食管颈部等器官(图 2-9,图 2-10)。

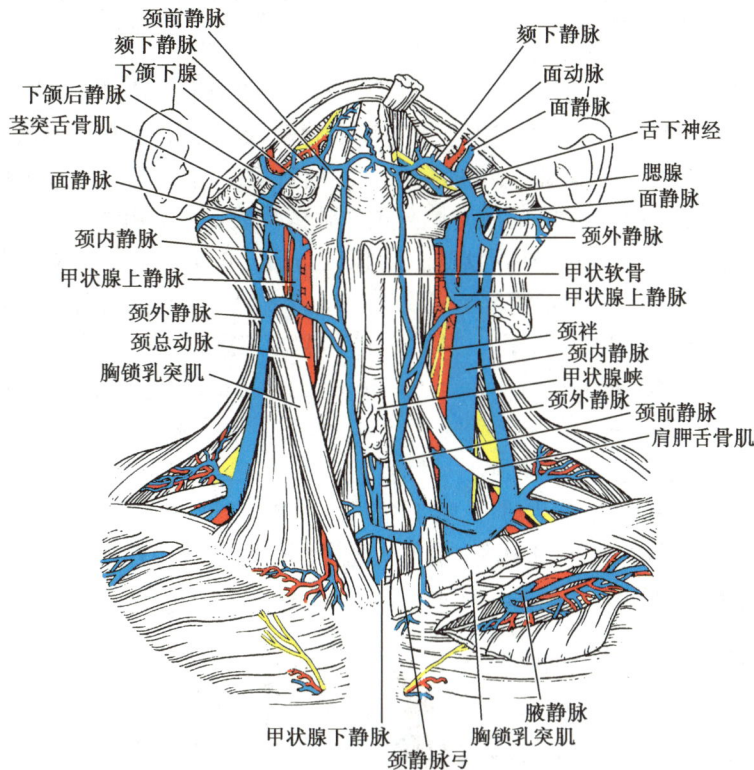

图 2-9　颈前区浅层结构

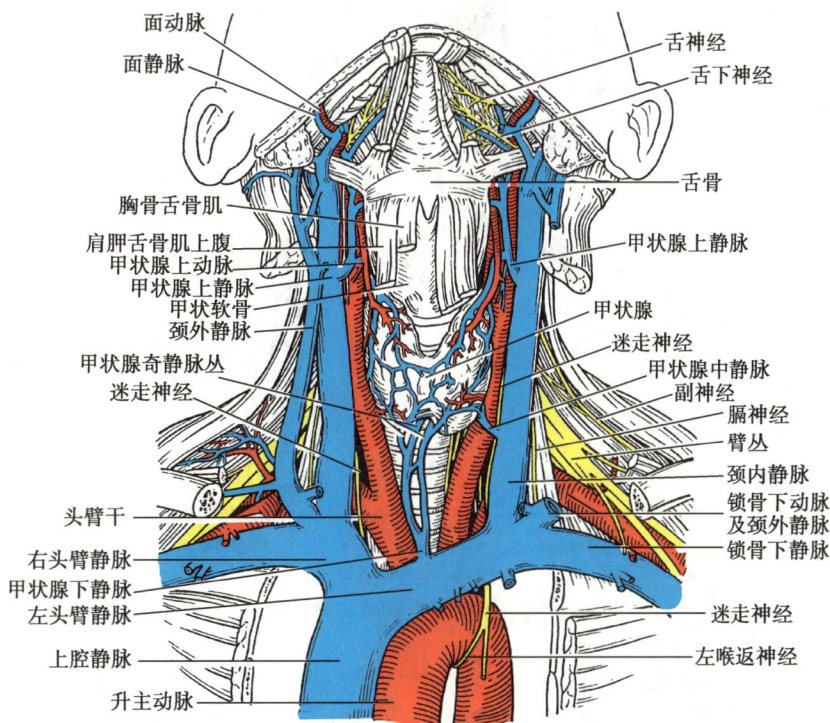

图 2-10　颈前区深层结构

（1）甲状腺：**甲状腺**（thyroid gland）呈 H 形，分为左、右两侧叶及中间的甲状腺峡，约半数以上的国人有从甲状腺峡向上伸出的锥状叶。

1）形态与被膜：甲状腺被气管前筋膜包裹，该筋膜形成甲状腺假被膜，即甲状腺鞘。甲状腺的外膜称真被膜即纤维囊，二者之间形成的间隙为囊鞘间隙，内有疏松结缔组织、血管、神经及甲状旁腺。

2）位置与毗邻：甲状腺的两侧叶位于喉下部和气管颈部的前外侧，上端达甲状软骨中部，下端至第 6 气管软骨。甲状腺峡位于第 2~4 气管软骨前方（图 2-9）。甲状腺的前面由浅入深有皮肤、浅筋膜、封套筋膜、舌骨下肌群及气管前筋膜；左右两侧叶的后内侧邻近喉与气管、咽与食管以及喉返神经；侧叶的后外侧与颈动脉鞘及颈交感干相邻。

3）甲状腺的动脉和喉的神经：**甲状腺上动脉**（superior thyroid artery）起自颈外动脉起始部前壁，与喉上神经外支伴行向前下方，至甲状腺上端附近分为前、后两支。前支沿甲状腺侧叶前缘下行，后支沿侧叶后缘下行。甲状腺上动脉发出喉上动脉，伴喉上神经内支穿甲状舌骨膜入喉。**喉上神经**（superior laryngeal nerve）是迷走神经的分支，沿咽侧壁下行，于舌骨大角处分为内、外两支。内支与喉上动脉伴行穿甲状舌骨膜入喉，分布于声门裂以上的喉黏膜及会厌和舌根等处；外支伴甲状腺上动脉行向前下方，在距甲状腺上极 0.5~1cm 处，离开动脉弯向内侧，发出肌支支配环甲肌及咽下缩肌。因此，在进行甲状腺次全切除手术，结扎甲状腺上动脉时，应紧贴甲状腺上极结扎动脉，避免损伤喉上神经外支，引起环甲肌麻痹，导致声音低钝、呛咳等。（图 2-11）。

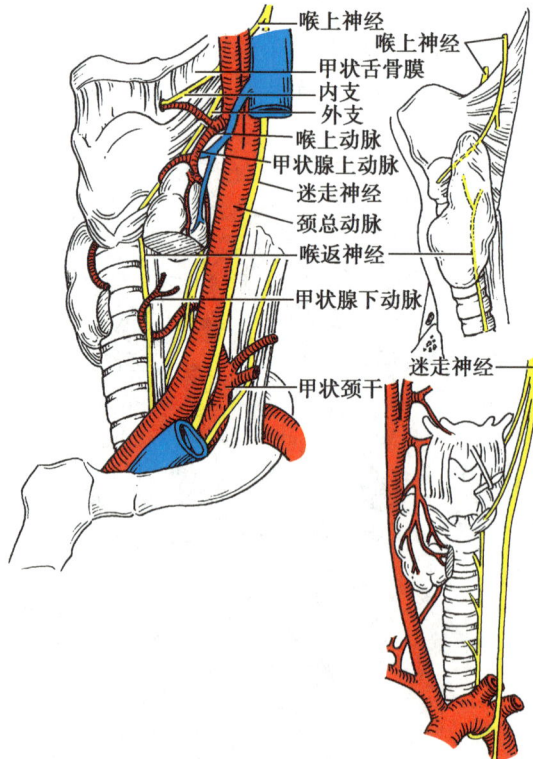

图 2-11 甲状腺上动脉与喉上神经

甲状腺下动脉（inferior thyroid artery）是锁骨下动脉甲状颈干的分支，沿前斜角肌内侧缘上升，至第 6 颈椎平面，在靠近甲状腺侧叶下极进入甲状腺侧叶的后面，发出上、下两支，分别与甲状腺上动脉吻合。**喉返神经**（recurrent laryngeal nerve）是迷走神经的分支，左喉返神经勾绕主动脉弓至其后方,右喉返神经勾绕右锁骨下动脉至其后方,两者均在食管气管旁沟上行,至环甲关节后方进入喉内,称为**喉下神经**(inferior laryngeal nerve)。其运动纤维支配除环甲肌以外所有喉肌,感觉纤维分布于声门裂以下的喉黏膜。左喉返神经行程较长,位置深,多在甲状腺下动脉后方与其交叉;右喉返神经行程较短,位置较浅,多在甲状腺下动脉前方与其交叉或穿行于该动脉的两个分支之间。甲状腺下动脉与喉返神经的相交部位约在侧叶中、下 1/3 交界处的后方(图 2-12,图 2-13)。在进行甲状腺次全切除手术,结扎甲状腺下动脉时,应远离甲状腺下极结扎甲状腺下动脉,避免损伤喉返神经。若一侧喉返神经受损,引起声音嘶哑;若两侧喉返神经受损,则会导致失音、呼吸困难,甚至窒息。

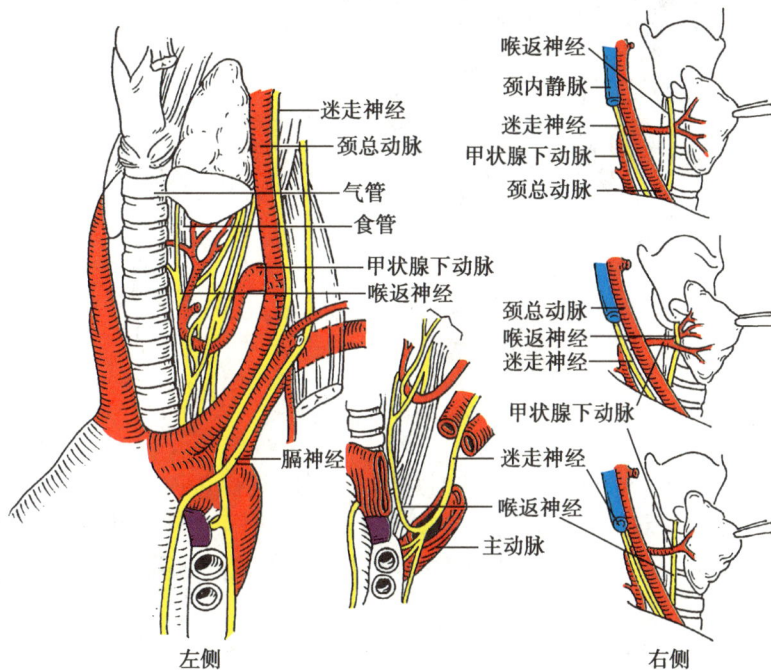

图 2-12 甲状腺下动脉与喉返神经

ER-2-5

动画 肌三角的内容:甲状腺的形态与被膜、位置、甲状腺的动脉与喉的神经、气管颈部

📖 **知识拓展**

掌握人体结构是外科手术的基石

  甲状腺手术为临床常见手术,因颈部解剖结构复杂,血管和神经走行变异较多,术中和术后常出现出血及血肿形成、喉返神经损伤所致的呼吸困难甚至窒息、甲状旁腺损伤所致的手足抽搐等严重的并发症。为了尽可能地避免出现上述情况,术者必须掌握颈前区的解剖层次、结构及其相互组合规律,甲状腺的位置和毗邻关系,在此基础上苦练手术基本功,充分做好术前准备,对手术全过程要了然于胸,术中尽量操作精细、谨慎、轻柔,术后及时做好护理、康复等工作。术者必须要有同理心,把每一位患者当作自己的亲人一样对待,对患者的病痛感同身受,用实际行动践行医护人员救死扶伤、治病救人的职责和使命。

---

  4)甲状腺的静脉:**甲状腺上静脉**(superior thyroid vein)与同名动脉伴行,注入颈内静脉。**甲状腺中静脉**(middle thyroid vein)起自甲状腺侧缘中部,短而粗,经过颈总动脉的前方,直

接注入颈内静脉,此静脉有时缺如。**甲状腺下静脉**(inferior thyroid vein)起自甲状腺的下缘,经气管前面下行,主要汇入头臂静脉(图 2-13)。

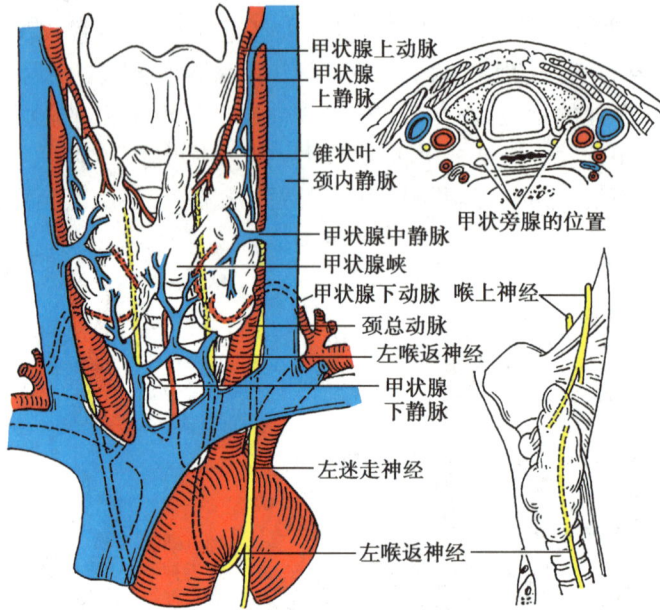

图 2-13 甲状腺的静脉

(2)**甲状旁腺**(parathyroid gland):为两对扁圆形小体,直径 0.6~0.8cm,呈棕黄色或淡红色,上、下各一对,位于甲状腺侧叶的后面,真、假被膜之间,有时可位于甲状腺实质内。上甲状旁腺多位于甲状腺侧叶上、中 1/3 交界处的后方;下甲状旁腺多位于侧叶下 1/3 的后方(图 2-14)。

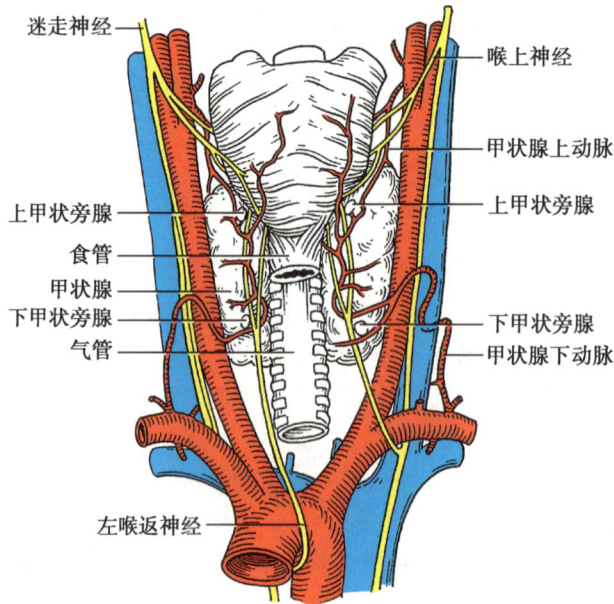

图 2-14 甲状旁腺的位置(后面观)

(3)**气管颈部**(cervical part of trachea):上平第 6 颈椎下缘,下达胸骨柄上缘,往下移行为气管胸段。成人长约 6.5cm,由 6~8 个气管软骨构成,当仰头或低头时,气管可上、下移动

1.5cm。因此,在做气管切开时,应使头后仰。颈段前方由浅入深依次为皮肤、浅筋膜、封套筋膜、胸骨上间隙、舌骨下肌群、气管前筋膜和气管前间隙。在第2~4气管软骨前方有甲状腺峡,甲状腺峡的下方有甲状腺下静脉、甲状腺奇静脉。其上端两侧为甲状腺侧叶,后方为食管,在二者之间的气管食管旁沟内有喉返神经。其后外侧有颈交感干和颈动脉鞘等。

(4)**食管颈部**(cervical part of esophagus):上端在第6颈椎下缘平面与咽相连,下端在胸骨柄上缘移行为食管胸部。食管颈部前方为气管颈部,位置稍偏左侧,故食管颈部手术入路选择左侧为宜。食管后方有颈长肌和脊柱,后外侧隔椎前筋膜与颈交感干相邻,两侧为甲状腺侧叶、颈动脉鞘及其内容物。

ER-2-6

知识拓展
甲状腺手术
的注意事项

> ### 知识拓展
>
> #### 甲状腺手术的注意事项
>
> 　　甲状腺肿大时,如向后内侧压迫喉与气管,可出现呼吸、吞咽困难及声音嘶哑;如向后外方压迫颈交感干时,可出现Horner综合征,即患侧面部潮红、无汗、瞳孔缩小、眼裂变窄、上睑下垂及眼球内陷等。喉上神经外支伴甲状腺上动脉行向前下方,在距甲状腺上极0.5~1cm处,离开动脉弯向内侧,发出肌支支配环甲肌及咽下缩肌。故在甲状腺次全切除术结扎甲状腺上动脉时,应紧贴甲状腺上极进行,以免损伤喉上神经外支而影响发音。两喉返神经入喉前通常经过环甲关节后方,故甲状软骨下角可作为显露喉返神经的标志。由于喉返神经与甲状腺下动脉的关系在侧叶下极附近比较复杂,因此,施行甲状腺次全切除术结扎甲状腺下动脉时,应远离甲状腺下端,以免损伤喉返神经而致声音嘶哑。

第四节　胸锁乳突肌区及颈根部

一、胸锁乳突肌区

(一)境界
胸锁乳突肌在颈部所覆盖的区域。

(二)内容及毗邻
1. **颈袢**(cervical ansa)　由第1~3颈神经前支的分支构成。第1颈神经前支的部分纤维加入舌下神经,又在颈动脉三角内离开此神经,称其为舌下神经降支(颈袢上根),该支沿颈内动脉、颈总动脉浅面下行。第2、3颈神经前支的纤维部分合并后,沿颈内静脉浅面下行,称其为颈袢下根。上、下两根在肩胛舌骨肌中间腱上缘,颈动脉鞘浅面吻合成袢状,称为颈袢。由颈袢发出分支支配肩胛舌骨肌、胸骨舌骨肌和胸骨甲状肌。甲状腺手术时,应避免伤颈袢发出的分支(图2-15)。

2. **颈动脉鞘及其内容**　颈动脉鞘上达颅底,下至纵隔。鞘内有颈内静脉和迷走神经贯穿全长,颈内动脉在鞘的上部,颈总动脉在下部。鞘的上部,颈内动脉位于前内侧,颈内静脉位于后外,迷走神经在二者之间的后内方下行。鞘的下部,颈总动脉位于后内侧,颈内静脉位于前外方,迷走神经行于二者之间的后外方。颈动脉鞘的浅面有胸锁乳突肌、胸骨舌骨肌、胸骨甲状肌、肩胛舌骨肌下腹、颈袢及甲状腺上、中静脉。鞘的后方有甲状腺下动脉、颈交感干、椎前肌、颈椎横突,左侧还有胸导管弓。鞘的内侧有咽、食管、喉、气管、甲状腺侧叶和喉返神经等。

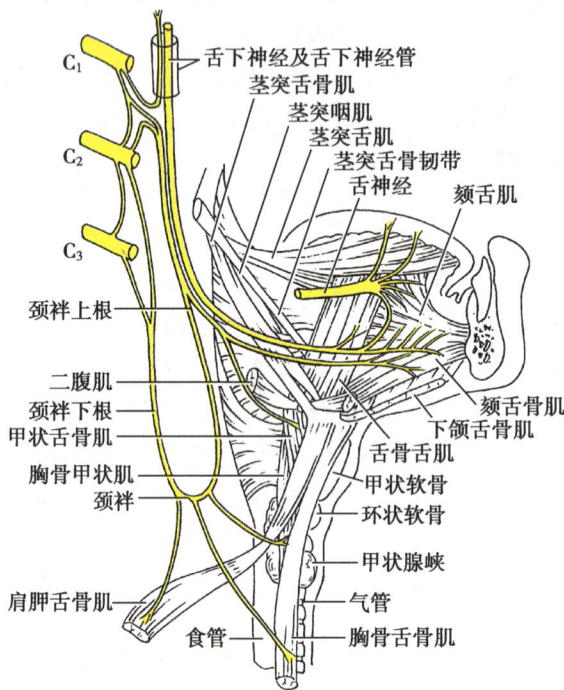

图 2-15　颈袢及支配的肌

3. **颈丛**(cervical plexus)　由第1~4颈神经前支构成。位于胸锁乳突肌上部深面,中斜角肌和肩胛提肌的浅面。其分支有皮支、肌支,最大肌支是膈神经。

4. **颈交感干**(cervical part of sympathetic trunk)　由颈上、中、下交感神经节及其节间支连接而成。位于脊柱两侧,椎前筋膜后方。颈上神经节最大,位于第2、3颈椎横突前方。颈中神经节最小,位于颈动脉结节平面。颈下神经节常与第1胸神经节合并,称为颈胸神经节(星状神经节),位于第1肋颈的前方。上述三神经节均发出心支入胸腔参与心丛的组成。

二、颈根部

(一) 境界

颈根部(root of neck)是指颈部与胸部连接的区域,前界为胸骨柄,后界为第1胸椎,两侧为第1肋。该区域有众多结构出入。

(二) 内容及毗邻

1. **胸膜顶**(cupula of pleura)　为覆盖肺尖部的壁胸膜,突入颈根部,高出锁骨内侧1/3上缘2~3cm。由第7颈椎横突、第1肋颈和第1胸椎体连至胸膜顶的筋膜称为胸膜上膜(Sibson筋膜),该筋膜对胸膜顶起悬吊作用。当行肺萎陷手术时,须将该筋膜切断,才能使肺尖塌陷。

2. **锁骨下动脉**(subclavian artery)　左侧起自主动脉弓,右侧起自头臂干。前斜角肌将其分为三段:第1段位于前斜角肌内侧,胸膜顶前方;第2段在前斜角肌后方;第3段位于前斜角肌外侧,第1肋上面,于第1肋外侧缘续于腋动脉。

第 1 段内主要分支有：

（1）椎动脉：沿前斜角肌内侧上行于胸膜顶前面，穿经上位 6 个颈椎横突孔，经枕骨大孔入颅，分布于脑和内耳。

（2）胸廓内动脉：在胸膜顶前方，对应椎动脉起始部，锁骨下动脉下壁发出，经锁骨下静脉之后入胸腔。

（3）甲状颈干：为一短干，分出甲状腺下动脉、肩胛上动脉和颈横动脉。

3. 胸导管与右淋巴导管　胸导管（thoracic duct）沿食管颈部左缘上升，平第 7 颈椎高度弯曲向前，形成胸导管弓，经颈动脉鞘后方，椎血管和交感干前方，向下内注入左静脉角。**右淋巴导管**（right lymphatic duct）是由右颈干、右锁骨下干和右支气管纵隔干汇合而成的短干，注入右静脉角。

4. 锁骨下静脉　自第 1 肋外缘续于腋静脉。在第 1 肋上面，经前斜角肌前面，向内与颈内静脉汇合成头臂静脉。锁骨下静脉壁与第 1 肋、锁骨下肌、前斜角肌的筋膜相连，损伤后易致气体栓塞。

5. 迷走神经　右迷走神经经锁骨下动脉第 1 段前面，在此发出右喉返神经，绕右锁骨下动脉下面和后方返回颈部。左迷走神经在左颈总动脉和左颈内静脉之间下行入胸腔。

6. 膈神经　是颈丛的肌支，在前斜角肌前面下行，经胸膜顶的前内侧，迷走神经的外侧，穿锁骨下动、静脉之间进入胸腔（图 2-16，图 2-17）。

7. 椎动脉三角　外界前斜角肌，内界颈长肌，下界锁骨下动脉第 1 段，尖为第 6 颈椎横突前结节。三角的后方有第 7 颈椎横突、第 8 颈神经前支及第 1 肋颈；前方有颈动脉鞘、膈神经及胸导管等。三角内的主要结构有胸膜顶、椎动脉、椎静脉、甲状腺下动脉、交感干及颈胸神经节等（图 2-18）。

ER-2-8

动画　颈根部：胸膜顶、锁骨下动脉及其分支、胸导管与右淋巴导管、锁骨下静脉、膈神经

笔记栏

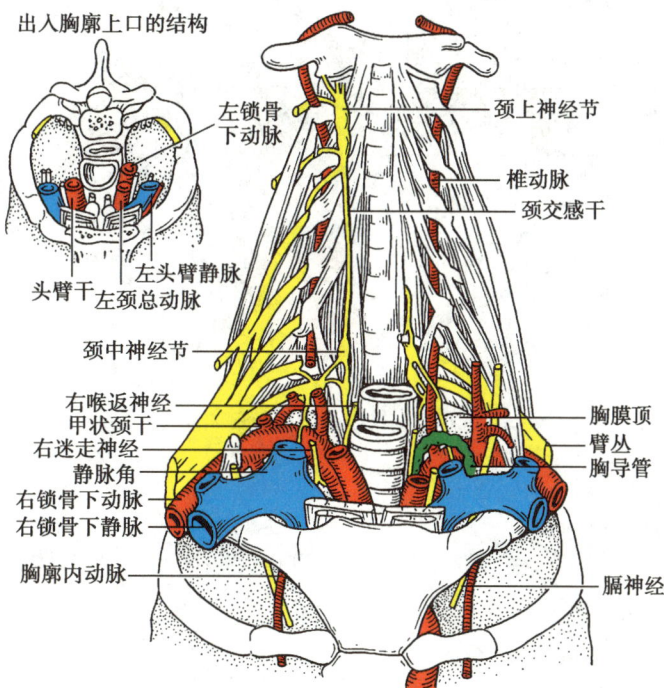

图 2-16　颈根部

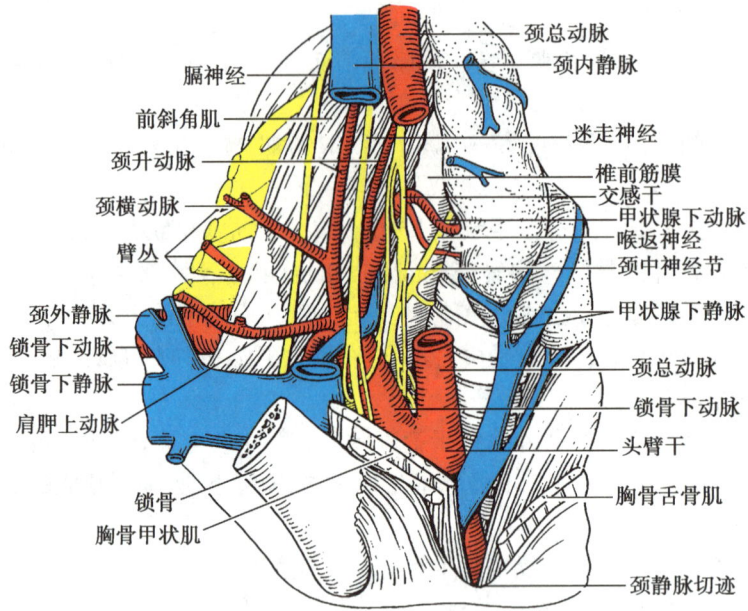

图 2-17 前斜角肌的毗邻

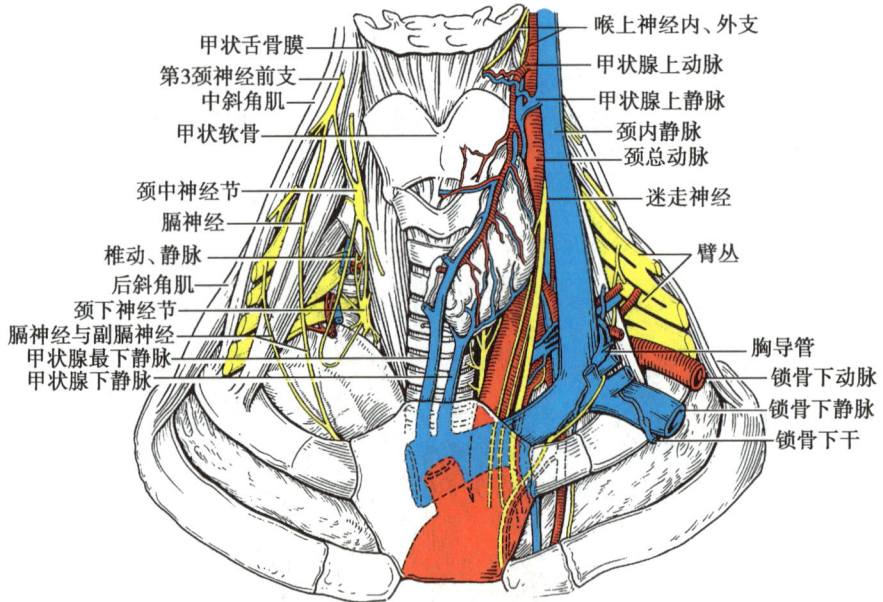

图 2-18 椎动脉三角及其内容

第五节 颈 外 侧 区

一、枕三角

(一) 境界

枕三角（occipital triangle）又称肩胛舌骨肌斜方肌三角,位于胸锁乳突肌后缘、斜方肌前缘与肩胛舌骨肌下腹上缘之间。其浅面依次为皮肤、浅筋膜和颈筋膜浅层,深面为椎前筋膜及覆盖着的头夹肌、肩胛提肌及前、中、后斜角肌等。

(二)内容及毗邻

1. **副神经**(accessory nerve) 从颈静脉孔出颅后,在颈内静脉前外侧下行,经二腹肌后腹深面,达胸锁乳突肌上部的前缘穿入该肌,并发出分支支配该肌。主干在胸锁乳突肌后缘上、中 1/3 交点处进入枕三角,有枕小神经勾绕,是确定副神经的标志。在枕三角内,该神经沿肩胛提肌表面,斜过枕三角中份,此段位置表浅,周围有淋巴结排列,颈部淋巴结清除术时应避免损伤该神经。此神经在斜方肌前缘中、下 1/3 交界处进入该肌深面,并支配该肌(图 2-19)。

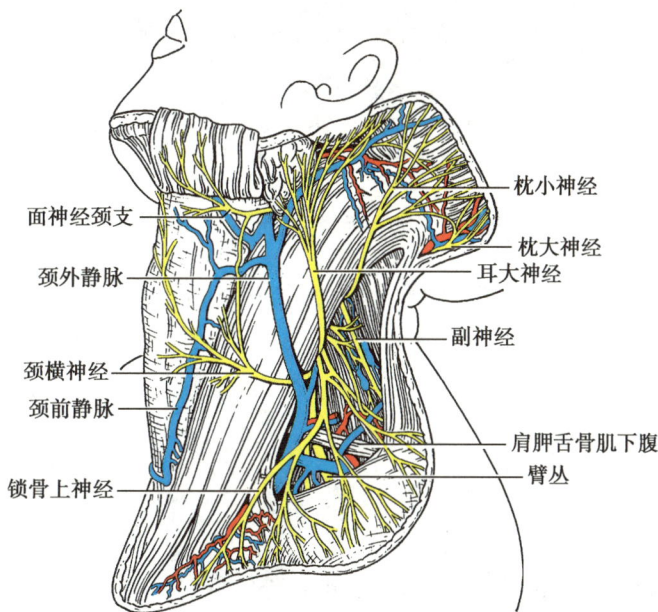

图 2-19 枕三角的内容

2. 颈、臂丛分支 颈丛皮支在胸锁乳突肌后缘中点处穿颈筋膜浅层,分布于头、颈、胸前上部及肩上部的皮肤。枕三角内有支配肩胛提肌、斜方肌及椎前肌的颈丛肌支。臂丛分支有支配菱形肌的肩胛背神经,支配冈上肌、冈下肌的肩胛上神经,以及入腋区支配前锯肌的胸长神经等。

二、肩胛舌骨肌锁骨三角

(一)境界

肩胛舌骨肌锁骨三角(omoclavicular triangle)即锁骨上三角,位于锁骨上缘中 1/3 上方,在体表呈明显凹陷,故又称锁骨上大窝。由胸锁乳突肌后缘、肩胛舌骨肌下腹和锁骨围成。

(二)内容及毗邻

1. 锁骨下静脉及静脉角 锁骨下静脉在第 1 肋骨外侧缘续于腋静脉,在该三角内位于锁骨下动脉第 3 段的前下方,有颈外静脉和肩胛背静脉汇入。该静脉在前斜角肌内侧与颈内静脉汇合成头臂静脉,二者间向上外开放的角,称为静脉角。胸导管和右淋巴导管分别注入左、右静脉角(图 2-20)。

2. 锁骨下动脉 穿斜角肌间隙进入此三角,位于三角内的是该动脉第 3 段,其下方为第 1 肋,后上方有臂丛,前下方为锁骨下静脉。在三角内可见该动脉的直接或间接的分支:肩胛背动脉、肩胛上动脉和颈横动脉,分别至斜方肌深面及肩胛区。

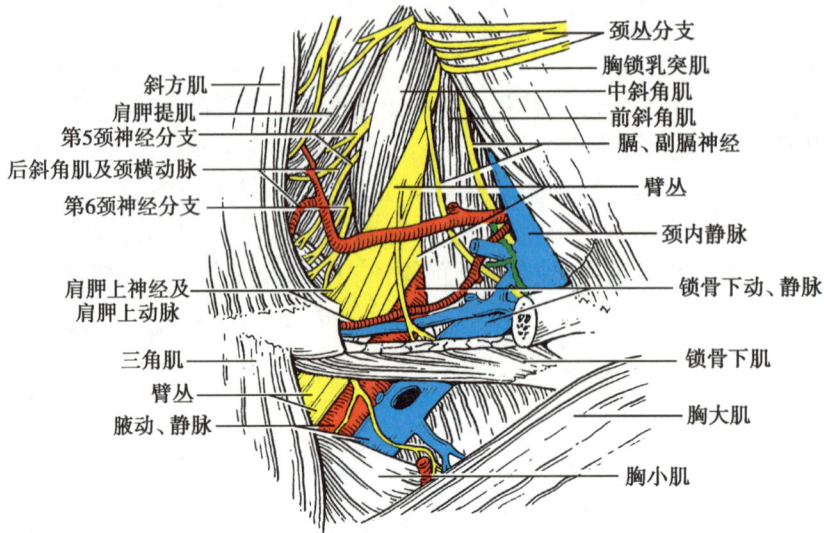

图 2-20　肩胛舌骨肌锁骨三角内容

3. **臂丛**（brachial plexus）　穿斜角肌间隙，在锁骨下动脉的后上方进入此三角。在锁骨中点上方，是锁骨上臂丛神经阻滞麻醉处。在三角内，臂丛发出肩胛背神经、肩胛上神经和胸长神经。

第六节　颈 部 淋 巴

颈部淋巴结数目较多，除收纳头、颈部淋巴之外，还收集胸部及上肢的部分淋巴。按部位将颈部淋巴结分为颈上部、颈前区和颈外侧区三部（图 2-21）。

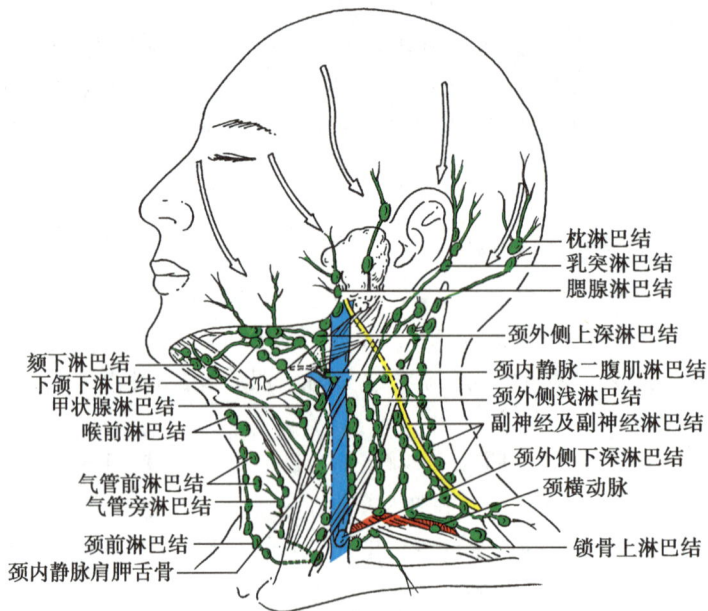

图 2-21　颈部的淋巴结

一、颈上部淋巴结

颈上部淋巴结主要有：**枕淋巴结**（occipital lymph node）位于斜方肌起点和头夹肌的深面，引流枕部和项部的淋巴。**耳后淋巴结**（retroauricular lymph node）又称乳突淋巴结，位于胸锁乳突肌止点的表面，引流颅顶部、颞区和耳郭后面的淋巴。**腮腺淋巴结**（parotid lymph node）分浅、深两群，分别位于腮腺表面和腮腺实质内，引流额、颅顶、颞区、耳郭、外耳道、颊部和腮腺等处的淋巴。**下颌下淋巴结**（submandibular lymph node）位于下颌下腺的附近和下颌下腺实质内，引流面部和口腔器官的淋巴。**颏下淋巴结**（submental lymph node）位于颏下部，引流舌尖、下唇中部和颏部的淋巴。

二、颈前区的淋巴结

颈前区的淋巴结位于舌骨下方，两侧胸锁乳突肌之间，主要有：**颈前浅淋巴结**（superficial anterior cervical lymph node）沿颈前静脉排列，收纳舌骨下区的浅淋巴，注入颈外侧下深淋巴结或锁骨上淋巴结。**颈前深淋巴结**（deep anterior cervical lymph node）位于颈部器官周围，可分为4组。即**喉前淋巴结**（prelaryngeal lymph node），位于喉的前方，收纳喉的淋巴；**甲状腺淋巴结**（thyroid lymph node），位于甲状腺峡前面，收纳甲状腺的淋巴；**气管前淋巴结**（pretracheal lymph node），位于气管颈部前外侧，收纳甲状腺和气管颈部的淋巴；**气管旁淋巴结**（paratracheal lymph node），沿喉返神经排列，收纳喉、甲状腺、气管与食管的淋巴。

三、颈外侧区的淋巴结

颈外侧区的淋巴结，即**颈外侧淋巴结**（lateral cervical lymph node），分为浅、深两组。**颈外侧浅淋巴结**（superficial lateral cervical lymph node）沿颈外静脉排列，收纳枕、耳后及腮腺淋巴结引流的淋巴，输出管注入颈外侧深淋巴结。**颈外侧深淋巴结**（deep lateral cervical lymph node），主要沿颈内静脉排列成纵行的淋巴结群，上达颅底，下至颈根部。通常以肩胛舌骨肌下腹为界，分为上、下两群。**颈外侧上深淋巴结**（superior deep lateral cervical lymph node），位于颈内静脉上段周围，收纳颈外侧颈浅、腮腺、下颌下、颏下淋巴结引流的淋巴，也收纳咽、喉、甲状腺、气管、食管及舌根等的淋巴，输出管注入颈外侧下深淋巴结或直接注入颈干。该组淋巴结中位于二腹肌后腹与颈内静脉交叉处的淋巴结，称为颈内静脉二腹肌淋巴结（又称角淋巴结），收集鼻咽部、腭扁桃体和舌根的淋巴，是鼻咽癌早期转移到的淋巴结。**颈外侧下深淋巴结**（inferior deep lateral cervical lymph node），位于颈内静脉下段、锁骨下血管周围。颈外侧下深淋巴结收纳颈外侧上深淋巴结引流的淋巴，也可直接收纳颈上部各淋巴结群引流的淋巴，其输出管合成颈干，左侧注入胸导管，右侧注入右淋巴导管。位于左斜角肌处的淋巴结称 Virchow 淋巴结，食管下部癌或胃癌常转移到该淋巴结。

> 🔍 **知识链接**
>
> #### Virchow 淋巴结活检
>
> 位于左颈根部左侧斜角肌处的淋巴结称为 Virchow 淋巴结。若出现无痛性增大，常意味着腹部肿瘤。如食管下部癌或胃癌转移时，常累及该淋巴结，可在胸锁乳突肌后缘和锁骨上缘的交角处触到此肿大的淋巴结。必要时，应行 Virchow 淋巴结活检。即先做皮下局部麻醉，用手固定需要检查的淋巴结，用穿刺进针刺取样送检，局部压迫止血。

ER-2-9

知识拓展
Virchow 淋巴结活检

常用腧穴解剖

　　1. 缺盆　定位:锁骨上窝中央,前正中线旁开4寸。进针层次:皮肤→皮下组织→锁骨与斜方肌之间→肩胛舌骨肌与锁骨下肌之间→臂丛。该区皮肤的神经纤维来自锁骨上神经。

　　2. 天突　定位:前正中线上,胸骨上窝中央。进针层次:皮肤→皮下组织→胸骨柄颈静脉切迹上方→左、右胸骨舌骨肌→气管前间隙。该区由两侧的颈横神经分布。

第七节　颈前区和胸锁乳突肌区解剖操作

一、皮肤切口

人体标本仰卧,在肩胛部垫以木枕,将头后仰,充分显露颈部。

1. 循正中线由下颌骨下缘至胸骨柄上缘作一纵行切口。

2. 自下颌骨下缘中点,沿下颌骨下缘向后经下颌角至乳突。

3. 如上肢尚未解剖,自胸骨柄上缘中点沿锁骨切至肩峰。

颈部皮薄,切口要浅,深浅以暴露颈阔肌为度。将皮瓣自颈中线翻向后外侧。

二、解剖程序

(一) 观察颈阔肌

颈阔肌属皮肌,位于浅筋膜内,肌质很薄。用刀剔除局部的浅筋膜,找到纵行的颈阔肌纤维,观察其纤维走向和起止。将该肌的浅层筋膜去除,并自下而上把颈阔肌翻至下颌骨下缘。注意保留其深面的浅静脉和皮神经,不要一同翻起。

(二) 解剖颈前静脉、颈外静脉、颈丛皮支

1. 颈前静脉　在颈前正中线两侧浅筋膜内剖查。上起颏下的小静脉,下部穿过深筋膜,经胸锁乳突肌后方向外侧注入颈外静脉,向内与对侧颈前静脉交通形成颈静脉弓。

2. 颈外静脉　在胸锁乳突肌表面解剖出纵行的颈外静脉。该静脉在耳垂前下方由耳后静脉和下颌后静脉后支合成,向下斜行,越胸锁乳突肌后缘至锁骨与该肌的交角处,穿过深筋膜汇入锁骨下静脉。沿颈外静脉上段可找到1~3个颈外侧浅淋巴结,观察后可清除。

3. 颈丛皮支　在胸锁乳突肌后缘中点附近,寻出呈放射状分布的颈丛皮支。

(1)耳大神经:沿胸锁乳突肌表面向耳垂方向上行,与颈外静脉伴行。

(2)颈横神经:横过胸锁乳突肌中份的表面向内侧行,一般有上、下两支。

(3)锁骨上神经:分内侧、中间、外侧三支向下行。

(三) 解剖舌骨上区

1. 解剖颏下三角　清除颏下深筋膜浅层及颏下淋巴结,辨认颏下三角。该三角位于颏下,由左、右两侧二腹肌前腹与舌骨体围成,三角的深面为下颌舌骨肌。

2. 解剖下颌下三角　此三角由下颌骨下缘与二腹肌前、后腹围成,三角内最大的结构是下颌下腺。在下颌下腺表面找出面静脉,向后下追踪至颈内静脉,仔细寻认腺体浅面与下颌骨下缘之间的几个淋巴结(下颌下淋巴结)后,将淋巴结剔除。切开深筋膜浅层形成的下

颌下腺鞘,将腺体翻向外侧,使腺体与周围筋膜游离,观察下颌下腺。

(1)解剖面动脉:在颈外动脉行经二腹肌后腹深面时分出,有时与舌动脉共起一干。于二腹肌后腹的上缘及浅面清理出面动脉,并在下颌骨下缘近咬肌前缘处找出面动脉,用镊子互相牵拉,可见面动脉紧贴下颌下腺的深面或穿过腺体,再绕下颌骨的下缘上行于面部。

(2)解剖下颌舌骨肌及神经:将下颌下腺翻向上,修洁二腹肌后腹和茎突舌骨肌,紧贴下颌骨切断二腹肌前腹,向后翻开。修洁下颌舌骨肌,在该肌上找出下颌舌骨肌神经。

(3)下颌舌骨肌与舌骨舌肌之间的间隙及其内容:将下颌下腺继续向上向下翻,使之尽量游离,可见腺体的深部向前经下颌舌骨肌后缘深面进入间隙中。将舌下神经追踪至下颌舌骨肌深面,再找出下颌下腺深部发出的下颌下腺导管,在导管上方还可找出位置较深的舌神经。在舌神经与下颌下腺之间用镊子剥出与舌神经相连的下颌下神经节。观察舌神经、下颌下腺导管、舌下神经三者的位置关系,它们都经过下颌舌骨肌与舌骨舌肌之间进入口腔。清理它们深面的舌骨舌肌。

(四) 解剖舌骨下区和胸锁乳突肌区

清除舌骨下区浅筋膜,修洁舌骨下肌群和胸锁乳突肌(保留颈部的浅静脉和颈丛皮支)。

1. 解剖封套筋膜及颈静脉弓　清除残留的浅筋膜,观察封套筋膜,它向外侧分为两层,包绕胸锁乳突肌形成肌鞘,向内侧左右彼此延续。在颈静脉切迹上方3~5cm以下范围,它亦分成两层,分别附着于胸骨柄上前、后缘形成胸骨上间隙。沿两侧颈前静脉向远处追踪,小心划开此间隙可见颈静脉弓,间隙内还有淋巴结和脂肪组织。

2. 解剖舌骨下肌群和胸锁乳突肌　清理胸锁乳突肌周围的筋膜,在胸锁乳突肌起点稍上方切断该肌的胸骨头和锁骨头,仔细将该肌向上翻起达止点,注意寻认进入该肌的副神经,观察位于肌深面的颈动脉鞘。

找出颈正中线两旁被深筋膜包裹的舌骨下肌群。两侧舌骨下肌群之间的深筋膜在颈正中线上构成颈白线,纵行切开颈白线,用手指或刀柄插入舌骨下肌群深面的间隙加以分离。清理此肌群,可见它由两层肌构成。浅层内侧为胸骨舌骨肌,外侧为肩胛舌骨肌,后者有上下两个肌腹和中间腱,中间腱被一悬带所固定。深层下方为胸骨甲状肌,上方为甲状舌骨肌。

3. 解剖气管前筋膜及颈袢　修洁舌骨下肌群,在各肌外侧缘筋膜中,找出颈袢至各肌的分支,沿分支向上追踪颈袢,观察颈袢的位置在颈动脉鞘的浅面。在平胸骨柄上缘切断胸骨舌骨肌,翻向上方。修洁深层的胸骨甲状肌和甲状舌骨肌。切断胸骨甲状肌的下端并翻起,暴露甲状腺、喉和气管。观察气管前筋膜(颈深筋膜中层),它紧贴舌骨下肌群后面,覆在气管前方,并包裹甲状腺形成甲状腺鞘,即甲状腺假被膜。仔细在颈内静脉的内侧或外侧找出构成颈袢的第2、3颈神经的分支(颈袢下根),颈袢通常位于环状软骨水平。观察上根(来自颈1神经的前支)与舌下神经的关系。

4. 解剖颈动脉鞘和颈深淋巴结　先清理颈动脉鞘前面的舌下神经,然后用刀将鞘前壁切开并分离血管。用镊子或血管钳钝性分离颈总动脉与颈内静脉间的结缔组织,将它们分别牵向两侧,可见两者之间后方的迷走神经干,暂勿剖查。观察动、静脉和神经三者之间的位置关系。

修洁颈总动脉至其分支处,摸到甲状软骨板上缘,观察并记录颈总动脉分为颈内、外动脉的高度(一般平甲状软骨上缘或稍高)。观察颈总动脉末端和颈内动脉起端管腔膨大形成的颈动脉窦,寻认分布至颈动脉窦的神经(来自舌咽神经的颈动脉窦支)。解剖时勿损伤颈外动脉内侧面发出的咽升动脉。观察颈内静脉的属支面静脉、舌静脉和甲状腺上、中静脉,必要时可以清除。

　　沿颈动脉鞘寻找颈深淋巴结群,该淋巴结群以肩胛舌骨肌中间腱为界分为上、下两组。沿颈内静脉周围寻找颈深淋巴结,于舌骨大角附近清理汇入颈内静脉的面静脉,在汇合处可见到颈内静脉二腹肌淋巴结(临床上又称角淋巴结),在肩胛舌骨肌跨过颈内静脉处可看到颈内静脉肩胛舌骨肌淋巴结。

　　将颈动脉鞘内各结构牵向前,在其后方可见椎前筋膜,纵行切开此筋膜,可以找到颈交感干,向上、下清理,剖出颈上节和颈中节。

　　5. 解剖颈动脉三角　清除舌骨下区深筋膜浅层,先将胸锁乳突肌恢复原位,确认此三角的范围由胸锁乳突肌、二腹肌后腹和肩胛舌骨肌上腹围成。

　　(1)观察颈总动脉的分支:颈总动脉分为颈内动脉和颈外动脉,观察二者的位置关系。用手指触摸辨认颈总动脉末端和颈内动脉起始处的颈动脉窦。在颈内、外动脉分叉处的后方,寻认颈动脉小球以及进入小球的神经(颈动脉窦支),向上修洁颈内和颈外动脉。

　　(2)解剖颈外动脉的分支及邻近的神经:从颈外动脉的起始部,向上依次寻找出甲状腺上动脉、舌动脉和面动脉。甲状腺上动脉走向前下,分布于喉和甲状腺;舌动脉在舌骨大角上方向前上,经二腹肌后腹深面进入下颌下三角,暂不追踪。面动脉通过二腹肌后腹与茎突舌骨肌深面入下颌下三角,暂不追踪。修洁二腹肌下缘,在颈内、外动脉的浅面解剖出横行于二腹肌后腹下缘附近的舌下神经,该神经在舌骨大角上方行于下颌舌骨肌与舌骨舌肌之间,暂不追踪。修洁颈外动脉及其分支时,不要损伤舌咽和迷走神经的咽支。修洁颈内动脉,直到二腹肌后腹下缘为止。

　　6. 解剖肌三角　肌三角的内侧界是颈前正中线,外下界为胸锁乳突肌前缘,外上界为肩胛舌骨肌上腹。

　　(1)解剖甲状腺:在环状软骨水平横断胸骨舌骨肌,向两端翻起观察深面的胸骨甲状肌。在环状软骨下方自胸骨甲状肌中份横断并翻向两端,清除颈深筋膜中层的筋膜,暴露甲状腺。观察甲状腺的形态和位置,检查有无锥状叶。观察环状软骨、甲状软骨以及二者间的环甲膜和环甲肌。

　　(2)解剖甲状腺中静脉及甲状腺上静脉:将甲状腺侧叶向内侧推,在侧叶的中份或中、下三分之一交界处可见一短而横行的甲状腺中静脉(有时可缺如)直接汇入颈内静脉。在甲状腺峡下方、气管前面剖出甲状腺最下动脉和甲状腺下静脉。动脉不一定有,静脉可左右成对并形成许多吻合,称甲状腺奇静脉丛,也可成一单干汇入左头臂静脉。

　　(3)解剖甲状腺侧叶上极的血管和神经:将胸骨甲状肌向上翻起,在该肌于甲状软骨板止点的深面,仔细解剖甲状腺侧叶上极及甲状腺上动、静脉。动脉在侧叶上极分为二或三支。在甲状腺上动脉后上方小心剖出较细的喉上神经喉外支,追踪神经至环甲肌。在舌骨与甲状软骨之间寻找喉上神经的喉内支,该神经较粗,行经颈内、外动脉的深面,与甲状腺上动脉分出的喉上动脉一起穿甲状舌骨膜至喉。

　　(4)解剖甲状腺下动脉和喉返神经:将甲状腺侧叶下端向正中推,用镊子靠近气管的后外侧分出喉返神经。该神经系迷走神经的分支,沿甲状腺深面上行,位于气管与食管之间的纵沟内,在咽下缩肌下缘处改称为喉下神经。在颈总动脉的深面找出弓状走行的甲状腺下动脉及其分支,追踪至甲状颈干。观察甲状腺下动脉与喉返神经的互相交叉关系。

　　(5)解剖甲状腺被膜:在暴露甲状腺和邻近器官时,观察颈深筋膜中层包裹甲状腺形成的甲状腺鞘,即甲状腺假被膜。切开假被膜进入囊鞘间隙,再切开甲状腺的外膜(甲状腺真被膜或称纤维囊),即可暴露甲状腺实质。

　　(6)观察甲状旁腺:在甲状腺侧叶后面上、下部的腺实质或结缔组织中,寻认上、下甲状旁腺。

第八节　颈外侧区解剖操作

一、皮肤切口

具体切口见第七节"颈前区和胸锁乳突肌区解剖操作"。

二、解剖程序

从正中切口的下端提起皮片,逐渐向外侧翻起,清除颈外侧区浅筋膜,在枕三角内清除封套筋膜。

1. 解剖副神经　在胸锁乳突肌后缘上、中 1/3 交界处,向外下方斜行至斜方肌前缘中、下 1/3 交界处的范围内,确定副神经的标志。在颈深筋膜浅层的深面寻找副神经外支和第 3、4 颈神经至斜方肌的分支,并注意观察沿副神经外支排列的副神经周围淋巴结。副神经在斜方肌前缘中、下 1/3 交界处进入其深面。

2. 解剖颈丛　将颈内静脉和颈总动脉拉向内侧,清理颈丛各神经根,再依次游离出枕小神经、耳大神经、颈横神经和锁骨上神经。颈丛深面为肩胛提肌和中斜角肌,颈丛下方为前斜角肌。追踪颈丛发出的膈神经,该神经从前斜角肌上份的外侧缘,向内下沿前斜角肌表面下降进入胸腔。

3. 解剖臂丛的分支　打开椎前筋膜,寻找与副神经略平行的肩胛背神经。此外还有支配冈上、下肌的肩胛上神经,以及由第 1 肋外侧跨越前锯肌上缘进入腋窝的胸长神经,分离的时候注意这些神经的来源,切勿损伤。

第九节　颈根部解剖操作

一、皮肤切口

具体切口见第七节"颈前区和胸锁乳突肌区解剖操作"。

二、解剖程序

1. 先离断胸锁关节,然后在锁骨的中、外 1/3 交界处用锯子横断锁骨,取下其内 2/3 段。观察椎动脉三角的范围:内侧界为颈长肌外侧缘,外侧界为前斜角肌内侧缘,下界为锁骨下动脉第 1 段,后壁为第 7 颈椎横突、第 1 肋骨颈和第 8 颈神经前支。再查认椎动脉三角内的结构,如椎动、静脉和胸膜顶,并在椎动脉的后方,第 1 肋颈附近找到颈交感干的颈下神经节。

2. 在左颈根部,于颈内静脉末端后方或在静脉角处,仔细寻找胸导管颈部,该段胸导管经颈动脉鞘后方转折向前下,跨越左锁骨下动脉前方注入静脉角,其管壁呈串珠状。在右颈根部的静脉角附近,仔细辨认右淋巴导管,其管长约 1cm。

在寻找胸导管末段和右淋巴导管的同时,注意辨认左、右颈干,锁骨下干和支气管纵隔干。

3. 在颈根部切开颈动脉鞘,修洁颈内静脉和颈总动脉,将颈内静脉和颈总动脉分别向内、外两侧拉开,即可在两者之间的后方找出迷走神经。

注意右迷走神经经颈内静脉之后和锁骨下动脉第1段之前进入胸腔,并寻认由其发出勾绕锁骨下动脉走向后上的右喉返神经。左迷走神经在左颈总动脉和左锁骨下动脉之间进入胸腔。

4. 修洁锁骨下静脉,静脉的前方为锁骨,注意两者之间有锁骨下肌相隔;下方紧贴第1肋;后方与前斜角肌下端、膈神经和胸膜顶相邻;后上方为锁骨下动脉及臂丛。继而沿锁骨下静脉向内追踪其至胸膜顶的前方,观察其与颈内静脉合成头臂静脉以及形成的静脉角。

5. 解剖膈神经 追踪膈神经,可见其位于前斜角肌前面,椎前筋膜深面,向内下方斜降下行,经胸膜顶的前内侧,迷走神经外侧,穿锁骨下动、静脉之间进入胸腔。

6. 解剖锁骨下动脉的分支 在头臂静脉起始处将其结扎并切断,然后将锁骨下静脉及颈内静脉翻向上,显露经过斜角肌间隙的锁骨下动脉。在锁骨下动脉后方探查胸膜顶。

在前斜角肌内侧,修洁锁骨下动脉第1段及其分支。在该段动脉的上缘,由内侧向外侧依次寻找椎动脉和甲状颈干。在下缘与椎动脉起点相对处找出胸廓内动脉,可见其下行进入胸腔。在动脉后方寻找由其后壁发出的肋颈干。

学习小结

```
                      固有颈部(颈部)
        ┌───────────────┼──────────────────┐
      颈前区        胸锁乳突肌区范          颈外侧区
                    围、内容
   ┌──────┴──────┐              ┌──────────┐     ┌──────────┐
 舌骨上区      舌骨下区      颈根部境          枕三角境
                            界、内容          界、内容

 颏下三角境界、内容    颈动脉三角境界、内容              锁骨上三角
                                              境界、内容
 下颌下三角境界、内容   肌三角境界、内容
```

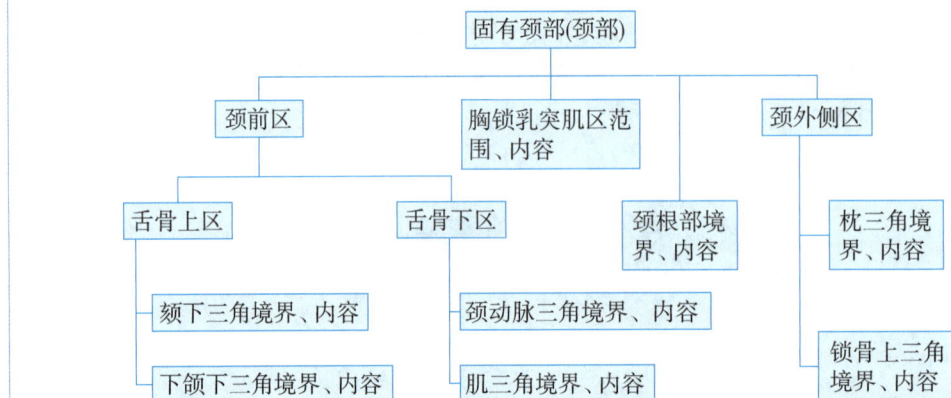

●(赵 伟 高伟芳 游言文)

复习思考题

1. 简述颈部的分区与各区的组成部分。
2. 简述颈筋膜分层和颈筋膜间隙。
3. 简述甲状腺的位置与毗邻、甲状腺的动脉和喉的神经及其临床意义。
4. 试述颈襻的组成、位置和分支分布。
5. 简述颈动脉鞘及其内容。
6. 病例:患者,男性,43 岁。自述时常感觉呼吸困难、吞咽困难。查体:甲状腺左侧有一个坚硬肿块,随吞咽上下移动。实验室检查:B超显示甲状腺左叶有一结节。穿刺活检发现甲状腺癌细胞。治疗:行甲状腺次全切除术,术后患者出现声音嘶哑。

问题：

(1) 什么是甲状腺次全切除术？

(2) 为什么甲状腺结节肿块随吞咽上下移动？

(3) 为什么会影响呼吸、吞咽和发音？

(4) 甲状腺切除术中应注意避免损伤哪些结构？为什么？

◇◇◇ 第三章 ◇◇◇

上　肢

> ## 学习目标
>
> 　　学习上肢的体表标志;层次结构;血管、神经的行程及分支分布;筋膜鞘及其间隙的内容。这些知识与临床手术操作、骨折复位、血管穿刺、神经封闭、针灸取穴选择有密切的关系,为将来学习临床课程奠定基础。

第一节　概　　述

　　上肢借肩部与颈、胸、背部相连。与下肢比较,上肢骨骼轻巧,关节囊薄而松弛,运动关节的肌肉细长,数目多,所以上肢运动灵活、活动范围大。

一、境界与分区

　　上肢上方以锁骨上缘外侧 1/3 及肩峰至第 7 颈椎棘突的连线与颈部分界;内侧以三角肌前、后缘上份及腋前、后襞下缘中点的连线与胸、背部分界。上肢可分为肩、臂、肘、前臂、腕和手部六部分。

二、表面结构

(一) 体表标志

　　1. 肩部　肩峰是肩部的最高点,其前内可触及锁骨,向后内可摸到肩胛冈,前外可触及肱骨大结节。肱骨小结节位于肩胛骨喙突尖端稍下方。喙突位于锁骨外、中 1/3 交界处下方,深压可触及。腋前襞深部主要由胸大肌下缘构成。腋后襞深部主要是由大圆肌和背阔肌下缘构成。

　　2. 臂部　肱二头肌于臂前区形成一个隆起,屈肘时更明显。其两侧各有一条纵沟分别为肱二头肌内、外侧沟。

　　3. 肘部　肱骨内、外上髁是肘部内、外侧皮下可摸到的最突出的骨性标志。肘后区最显著的隆起是尺骨鹰嘴。内上髁与尺骨鹰嘴之间可摸到尺神经沟。

　　4. 腕部　尺骨茎突是尺骨头后内侧向下的突起。桡骨茎突为桡骨下端外侧可摸到的骨突。尺侧腕屈肌腱、桡侧腕屈肌腱、掌长肌腱于屈腕时在前臂下部可见。居腕前中线者为掌长肌腱,其深面桡侧有正中神经。掌长肌腱的桡侧为桡侧腕屈肌腱,该腱与桡骨茎突之间有桡动脉,是常用的诊脉部位。掌长肌腱尺侧有尺侧腕屈肌腱。腕横纹有 3 条:腕近侧纹平尺骨头;腕中纹不恒定,约平尺、桡骨茎突;腕远侧纹平屈肌支持带的近侧缘,其中点正对掌长肌腱隆起,是正中神经入掌处。

5. 手部 手掌两侧有两个肌性隆起,尺侧的称为小鱼际,桡侧的称为鱼际,两隆起间的凹陷区称为掌心。鼻烟窝位于腕和手背桡侧,当伸拇指时,呈尖向拇指的三角形凹陷,其桡侧为拇短伸肌腱,尺侧为拇长伸肌腱,近侧为桡骨茎突,窝底为手舟骨及大多角骨,窝内有桡动脉通过,并可触及搏动。

(二)体表标志间的关系

正常情况下,肘部和肩部的一些体表标志之间,能够形成比较固定的关系,如果固定的关系改变,提示这些部位发生了病理变化。在肘部,屈肘呈直角时,尺骨鹰嘴尖端与肱骨内、外上髁形成一个等腰三角形;肘关节伸直时,三点成一直线。在肩部,肩峰、肱骨大结节和喙突之间形成一个等腰三角形。当肘、肩关节脱位时,上述关系发生改变,检查时注意与健侧作对比。

(三)上肢的轴线与提携角

上肢的轴线是经肱骨头中心—肱骨小头—尺骨头的连线。经过肱骨长轴的线称为臂轴,经过尺骨长轴的线称为前臂轴。臂轴和前臂轴的延长线构成向外开放的165°~170°夹角,其补角为10°~15°,称**提携角**(carrying angle)。若此补角大于15°称为肘外翻,小于0°称为肘内翻,0°~10°称为直肘。骨折后,如骨折愈合不良,可导致提携角增大或减小(图3-1)。

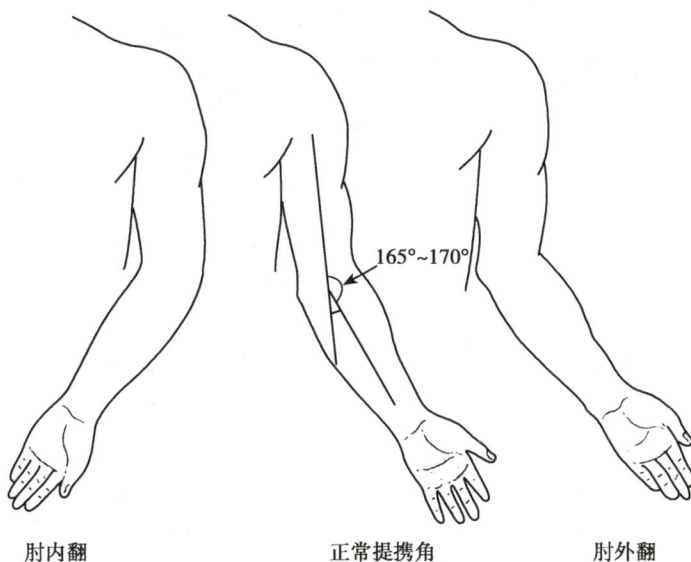

图 3-1 提携角

第二节 肩 部

肩部分为腋区、三角肌区和肩胛区。腋区也可认为是胸部与上肢的过渡区。

一、腋区

腋区(axillary region)位于肩关节下方,臂上段与胸前外侧壁上部之间的区域。当上肢外展时,胸前外侧壁与臂上部之间形成呈穹窿向上的皮肤凹陷,称为**腋窝**(axillary fossa)。

（一）腋窝的构成

腋窝由顶、底和 4 个壁构成（图 3-2）。

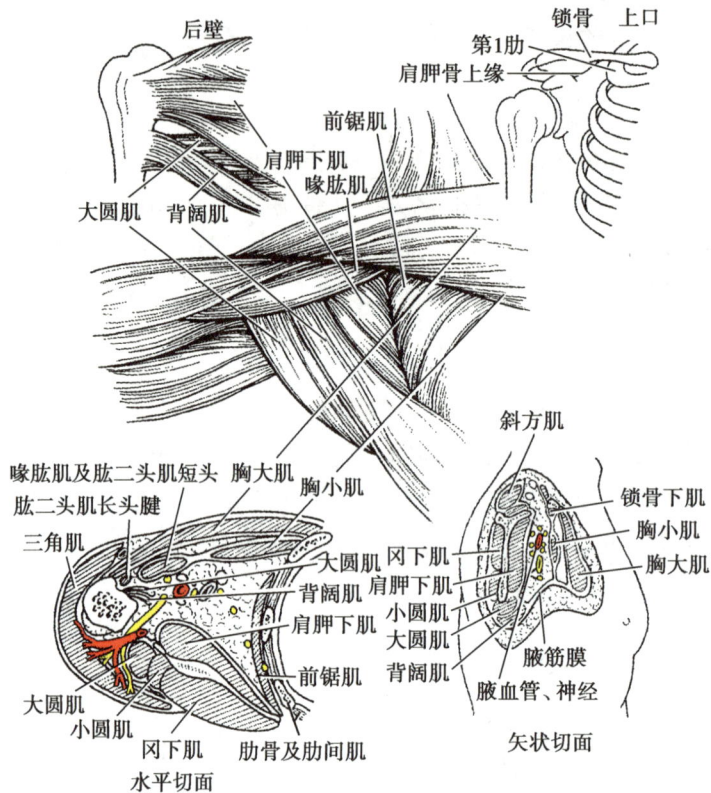

图 3-2 腋窝的构成

1. 顶 是腋窝向上通颈根部的上口，由锁骨中 1/3 段、第 1 肋外缘和肩胛骨上缘围成。有臂丛、锁骨下血管等通过。

2. 底 由皮肤、浅筋膜和腋筋膜构成。腋窝的皮肤较薄，成年人有腋毛，皮肤内有皮脂腺和汗腺。部分人的汗腺分泌的汗液有臭味，称腋臭。

3. 四壁 有前、后壁和内、外侧壁。

（1）前壁：由胸大肌、胸小肌、锁骨下肌和锁胸筋膜构成。**锁胸筋膜**（clavipectoral fascia）是位于锁骨下肌、胸小肌和喙突之间的胸部深筋膜，有头静脉、胸肩峰血管和胸外侧神经穿过（图 3-3）。

（2）后壁：由背阔肌、大圆肌、肩胛下肌和肩胛骨构成。后壁上有**三边孔**（trilateral foramen）和**四边孔**（quadrilateral foramen）。两孔的上界均为小圆肌和肩胛下肌，下界均为大圆肌和背阔肌；肱三头肌长头是三边孔的外侧界、四边孔的内侧界；四边孔的外界是肱骨外科颈。三边孔内有旋肩胛动、静脉通过，四边孔内有腋神经和旋肱后动、静脉通过（图 3-4）。

（3）内侧壁：由前锯肌、上 4 位肋骨及肋间肌构成。

（4）外侧壁：由肱骨结节间沟、肱二头肌长、短头和喙肱肌构成。

（二）腋窝的内容

主要有腋动脉及其分支、腋静脉及其属支、臂丛锁骨下部及其分支、腋淋巴结和疏松结缔组织等（图 3-5）。

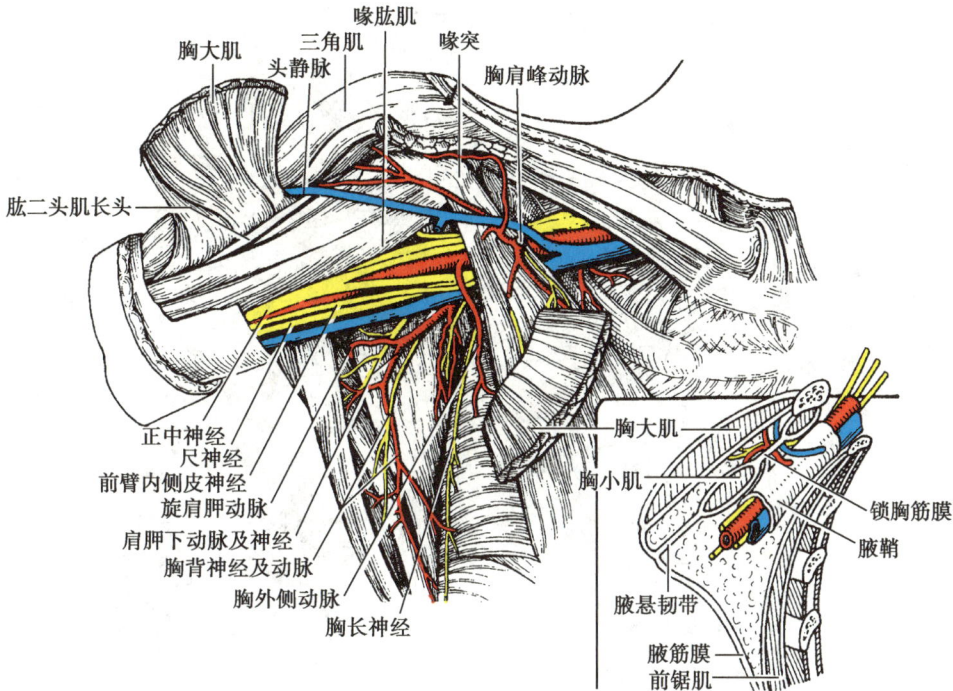

图 3-3　腋窝前壁和内容

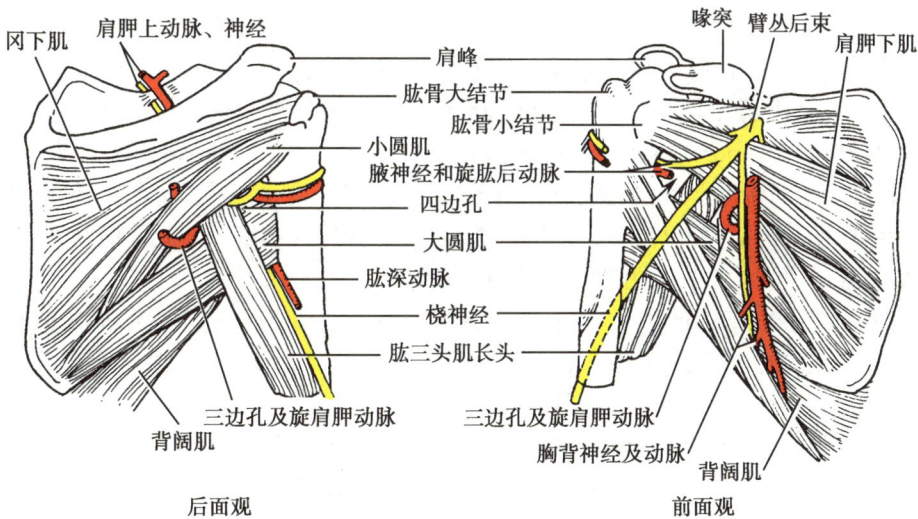

后面观　　　　　　　　　　前面观

图 3-4　三边孔、四边孔及通过的结构

1. **腋动脉**（axillary artery）　以胸小肌为界分为三段（图 3-3，图 3-5）。

（1）第一段：位于第 1 肋外缘与胸小肌上缘之间。前方有胸大肌、锁胸筋膜。后方有臂丛内侧束、胸长神经。外侧为臂丛外侧束和后束。内侧有腋静脉和腋窝尖淋巴结。该段发出胸上动脉，分布于第 1、2 肋间隙前部。

（2）第二段：位于胸小肌后方。前方有胸小肌、胸大肌；后方有臂丛后束和肩胛下肌；外侧有臂丛外侧束；内侧有臂丛内侧束和腋静脉。此段动脉发出**胸肩峰动脉**（thoracoacromial artery）和**胸外侧动脉**（lateral thoracic artery）。胸肩峰动脉的分支营养胸大肌、胸小肌、三角肌和肩峰等处。胸外侧动脉分支营养前锯肌、胸大肌、胸小肌和女性乳房。

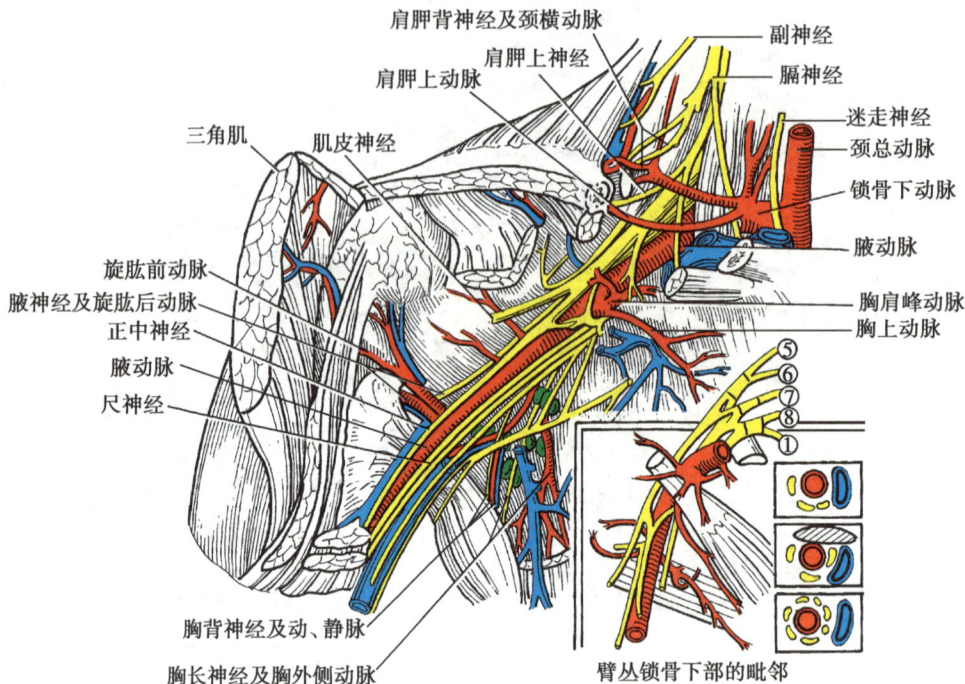

图 3-5 腋窝的内容及臂丛组成

（3）第三段：位于胸小肌下缘和大圆肌下缘之间。前方有胸大肌，与正中神经内侧根和旋肱前血管相邻；后方有桡神经、腋神经、旋肱后血管等。外侧有正中神经外侧根、正中神经、肌皮神经、肱二头肌短头和喙肱肌。内侧有尺神经、前臂内侧皮神经和腋静脉。第三段的主要分支有**肩胛下动脉**（subscapular artery）、**旋肱前动脉**（anterior humeral circumflex artery）和**旋肱后动脉**（posterior humeral circumflex artery）。肩胛下动脉沿肩胛下肌下缘向后下方走行，分为旋肩胛动脉和胸背动脉。前者穿三边孔至冈下窝，后者与胸背神经伴行入背阔肌。旋肱后动脉与腋神经伴行，向后穿四边孔，经肱骨外科颈后方与旋肱前动脉吻合。旋肱前动脉较细，绕过肱骨外科颈前方，与旋肱后动脉吻合。

2. **腋静脉**（axillary vein） 位于腋动脉的内侧，两者之间有臂丛内侧束、胸内侧神经、尺神经和前臂内侧皮神经，其内侧有臂内侧皮神经。腋静脉血管壁与腋鞘和锁胸筋膜相连，损伤后血管呈开放状态，易导致空气栓塞。

3. **臂丛**（brachial plexus） 该处属臂丛的锁骨下部，包绕在腋动脉周围，形成外侧束、内侧束和后束。外侧束发出胸外侧神经和肌皮神经，肌皮神经向外下方穿过喙肱肌。内侧束发出胸内侧神经、前臂内侧皮神经、臂内侧皮神经和尺神经；内、外侧束分别发出内、外侧根在腋动脉的前方或外侧合成一条正中神经；后束的分支有桡神经、腋神经、肩胛下神经和胸背神经；腋神经穿四边孔进入三角肌区。此外，还有起自臂丛锁骨上部的胸长神经沿前锯肌表面下降，并分布于该肌。

4. **腋淋巴结**（axillary lymph node） 位于腋动、静脉周围的疏松结缔组织中，可分为5群（图3-6）。

（1）外侧淋巴结：沿腋静脉远侧端排列，收纳上肢的浅、深淋巴。其输出管注入中央淋巴结和尖淋巴结。手和前臂等处感染时首先侵及该群。

（2）胸肌淋巴结（前群淋巴结）：位于胸小肌下缘，沿胸外侧血管排列，收纳胸前外侧壁、脐以上腹壁、乳房外侧部和中央部的淋巴。其输出管注入中央淋巴结或尖淋巴结。

48

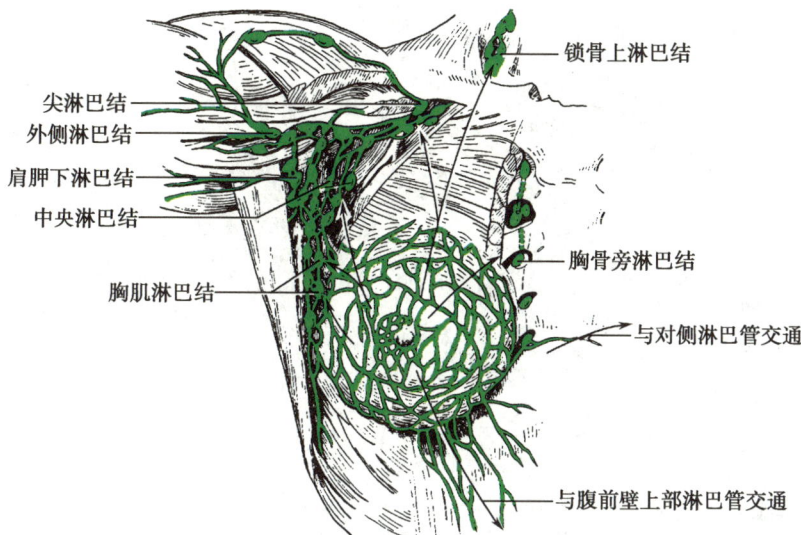

图 3-6 腋窝淋巴结

(3)肩胛下淋巴结(后群淋巴结):位于腋窝后壁,沿肩胛下血管排列,收纳肩胛区、胸后壁和背部的淋巴。其输出管注入中央淋巴结和尖淋巴结。

(4)中央淋巴结:是最大的一群腋淋巴结。位于腋窝内神经、血管之间的脂肪组织中,收纳上述3群淋巴结的输出管,其输出管注尖淋巴结。

(5)尖淋巴结(锁骨下群):沿腋静脉近侧端排列,收纳中央淋巴结和其他各群淋巴结输出管及乳房上部的淋巴结输出管。其输出管大部分汇合成锁骨下干,少数注入锁骨上淋巴结。左锁骨下干注入胸导管,右锁骨下干注入右淋巴导管。

5. **腋鞘**(axillary sheath) 亦称颈腋管,由颈筋膜深层(椎前筋膜)延续至腋窝,包裹腋动、静脉和臂丛锁骨下部所形成的筋膜鞘。临床上作臂丛阻滞麻醉时,将药液注入此鞘内,注意勿伤及神经和血管。

6. 腋窝蜂窝组织 为腋鞘周围的疏松结缔组织,随腋鞘、血管和神经可达邻近各区。腋窝内感染时,向上可至颈根部,向下可到臂前、后区,经三边孔和四边孔可达肩胛区和三角肌区,向前可至胸大、小肌之间的胸肌间隙。

二、三角肌区及肩胛区

(一)三角肌区

三角肌区(deltoid region)是指三角肌所在的区域。

1. 浅层结构 皮肤与浅筋膜连接较致密,腋神经的皮支,即臂外侧上皮神经从三角肌后缘浅出,分布于三角肌表面的皮肤。

2. 深层结构 三角肌从前、后和外侧包绕肩关节。该肌的深面与肱骨大结节之间有一黏液囊,称三角肌下囊。旋肱前、后动脉经肱骨外科颈前、后方在肱骨外侧相互吻合,分支分布于三角肌、肱骨和肩关节等。

3. **腋神经**(axillary nerve) 伴随旋肱后动脉穿四边孔,在三角肌的深面分为前、后两支。前支的肌支支配三角肌前中部,后支的肌支支配三角肌后部和小圆肌。其皮支分布于三角肌表面的皮肤。肱骨外科颈骨折时,可损伤腋神经,导致三角肌瘫痪,肩不能外展,出现“方肩”畸形(图3-7)。

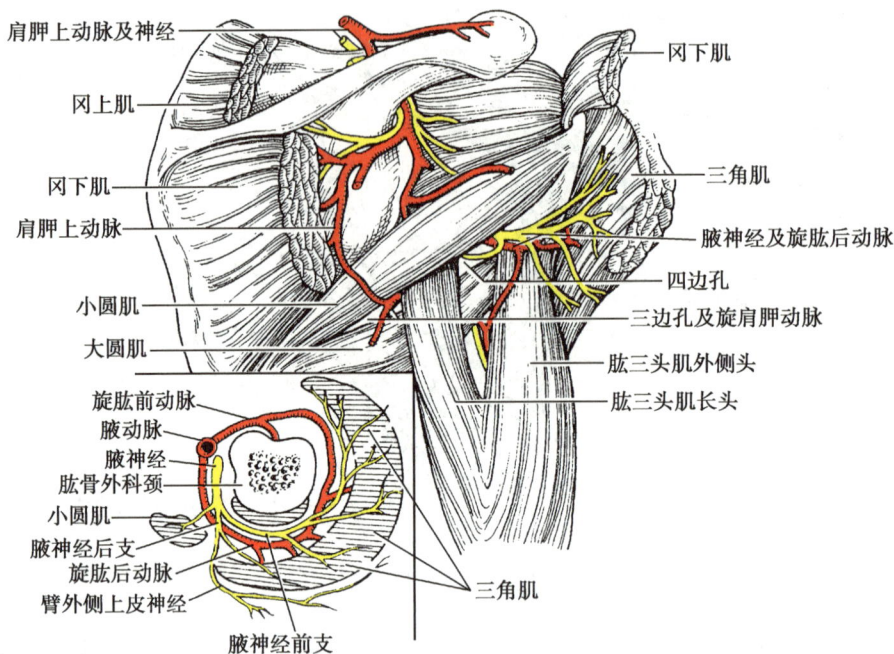

图 3-7 三角肌区、肩胛区结构

(二) 肩胛区

肩胛区(scapular region)是指肩胛骨后面的区域。

1. 浅层结构 皮肤较厚,浅筋膜致密,内有颈丛的锁骨上神经分布。

2. 深层结构 浅层肌为斜方肌,深层肌有冈上肌、冈下肌、小圆肌和大圆肌。肩胛骨上缘的肩胛切迹上方有肩胛上横韧带相连,肩胛上血管经肩胛上横韧带浅面,肩胛上神经穿韧带深面进入肩胛区,分布于冈上肌、冈下肌(图 3-7)。

(三) 肩袖(rotator cuff)

冈上肌、冈下肌、小圆肌和肩胛下肌的肌腱相互连成腱板,包绕着肩关节的前、后和上方,并与肩关节囊相连,加强对肩关节的稳定作用,称肩袖,又称肌腱袖,肩关节脱位或扭伤,常导致肌腱袖损伤(图 3-8)。

三、肩胛动脉网

肩胛(周)动脉网位于肩胛骨的周围,由来源于锁骨下动脉的肩胛上动脉、颈横动脉的肩胛背动脉及腋动脉的旋肩胛动脉的分支吻合形成。该动脉网是肩部重要的侧支循环途径,当腋动脉血流受阻时,其可维持上肢的血供(图 3-9)。

常用腧穴解剖

1. 天宗 定位:正坐,自然垂臂,冈下窝中央凹陷处,平对第 4 胸椎。进针层次:皮肤→浅筋膜→深筋膜→斜方肌→冈下肌。该区有第 4 胸神经后支和肩胛上神经分支分布。

2. 肩贞 定位:正坐,自然垂臂,在肩关节后下方,臂内收时,腋后纹顶点上 1 寸。进针层次:皮肤→浅筋膜→深筋膜→三角肌后部→肱三头肌长头→大圆肌→背阔肌腱。该区浅层有第 2 肋间神经外侧皮支和臂外侧上皮神经分布,深层有桡神经。

3. 肩髃 定位:臂外展或向前平伸时,肩峰前下方凹陷处。进针层次:皮肤→浅

筋膜→深筋膜→三角肌→三角肌下囊→冈上肌腱。该区浅层有臂外侧上皮神经、锁骨上神经,深层有旋肱后动、静脉和腋神经的分支。

　　4. 肩髎　定位:肩髃后方,臂外展,肩峰后下方凹陷处。进针层次:皮肤→浅筋膜→深筋膜→肱三头肌→小圆肌→大圆肌→背阔肌腱。该区有腋神经、旋肱后动、静脉等结构。

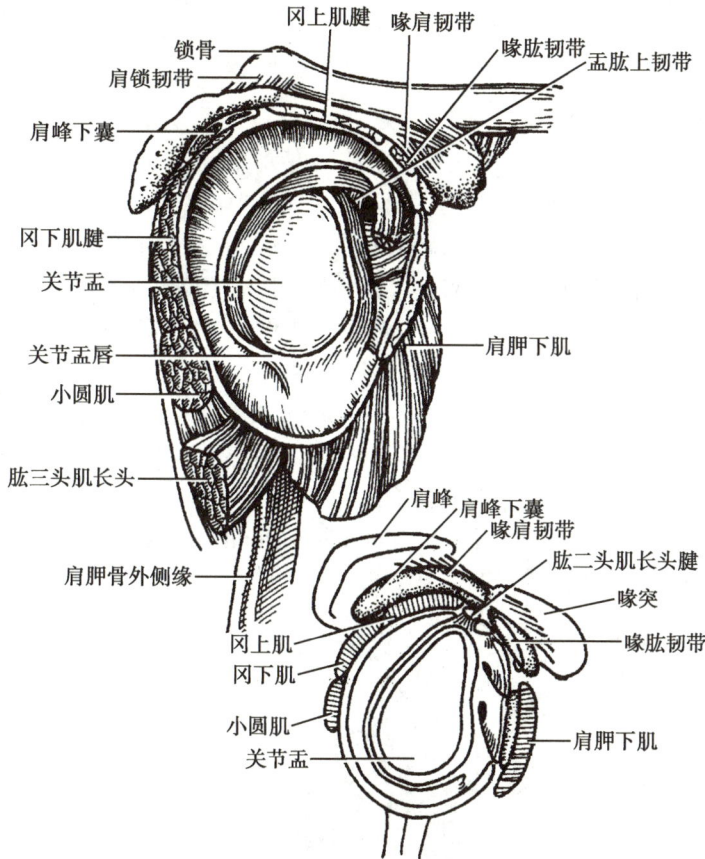

图 3-8　肩袖

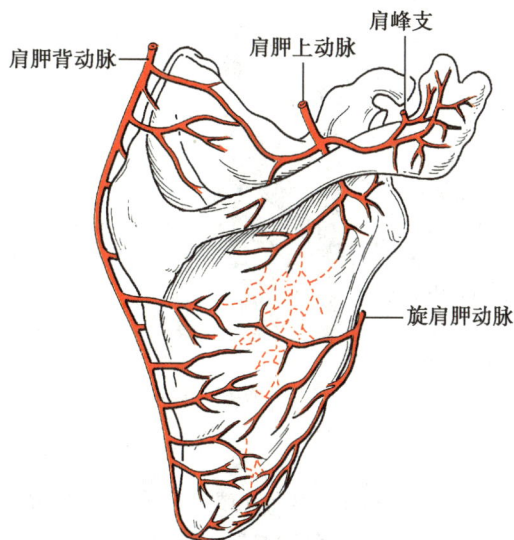

图 3-9　肩胛(周)动脉网

第三节 臂 部

臂部位于肩部和肘部之间,以臂部屈肌和伸肌之间形成的臂内侧、外侧肌间隔及肱骨,分为臂前区和臂后区。

一、臂前区

(一) 浅层结构

1. 皮肤与浅筋膜 臂前区的皮肤较薄且移动度大,浅筋膜薄而疏松。

2. 浅静脉 主要有头静脉和贵要静脉。

(1) **头静脉**(cephalic vein):起自手背静脉网的桡侧,到达臂前区后,头静脉沿肱二头肌外侧沟上行,最后经三角肌与胸大肌间沟,穿锁胸筋膜注入腋静脉或锁骨下静脉。

(2) **贵要静脉**(basilic vein):起自手背静脉网的尺侧,向上走行于肱二头肌内侧沟的下半,在臂中点平面穿入深筋膜,注入肱静脉或腋静脉。

3. 皮神经 **臂外侧上皮神经**(superior lateral brachial cutaneous nerve)和**臂外侧下皮神经**(inferior lateral brachial cutaneous nerve)分布于臂外侧上、下部皮肤。**肋间臂神经**(intercostobrachial nerve)与**臂内侧皮神经**(medial brachial cutaneous nerve)分别分布于臂内侧上、下部的皮肤。**前臂内侧皮神经**(medial antebrachial cutaneous nerve)在臂下部与贵要静脉伴行分布于前臂内侧的皮肤(图 3-10)。

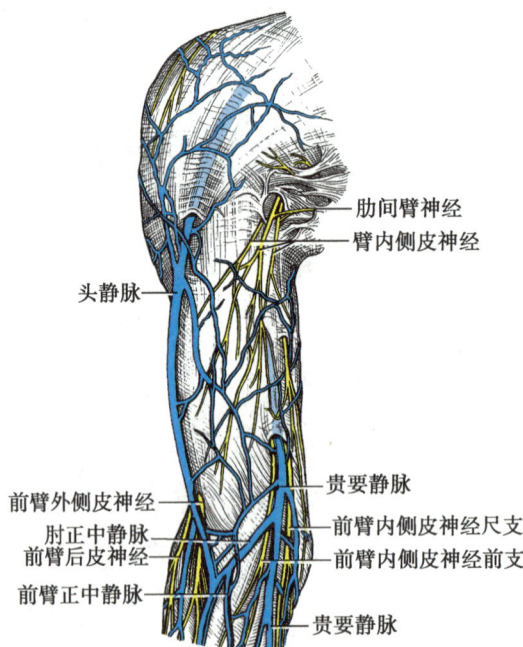

图 3-10 臂前区浅层结构

(二) 深层结构

1. 深筋膜与臂前骨筋膜鞘 臂前区深筋膜较薄,向上与三角肌筋膜、腋筋膜和胸肌筋膜相延续,向下续于肘前区筋膜。臂前区深筋膜在臂部屈、伸肌之间形成臂内、外侧肌间隔,附着于肱骨,围成臂前区骨筋膜鞘,包绕肱二头肌、喙肱肌和肱肌以及臂前区的肱血管、肌皮神经、正中神经和尺神经等结构(图3-11)。

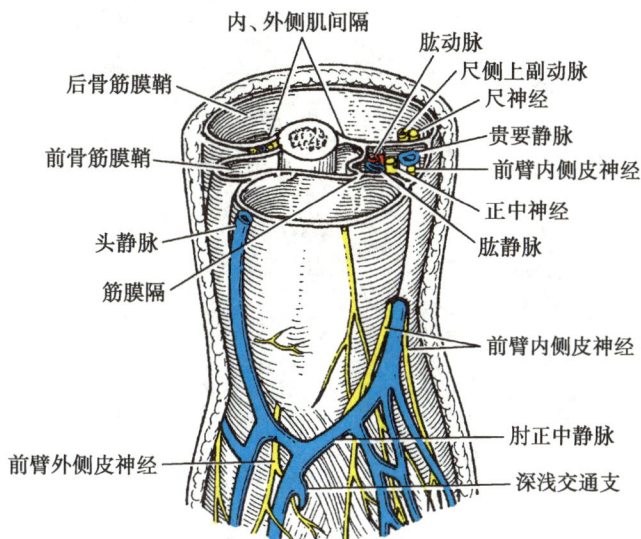

图 3-11 臂部骨筋膜鞘

2. 血管　为腋动脉的延续和肱动脉的分支。

(1)**肱动脉**(brachial artery):在大圆肌下缘续于腋动脉,沿肱二头肌内侧沟下行至肘窝深部,与正中神经伴行,约在桡骨颈平面分为桡动脉和尺动脉。肱动脉在臂上份位于肱骨内侧。因此,用手压迫止血时,在臂上份压向外侧。肱动脉在臂部的分支有:

1)**肱深动脉**(deep brachial artery):在大圆肌腱稍下方起自肱动脉上端,与桡神经伴行于桡神经沟内,行向下外入肱骨肌管至臂后区,分支营养肱三头肌和肱肌。

2)**尺侧上副动脉**(superior ulnar collateral artery):在臂中份稍上方,约平肱肌起点处,发自肱动脉,与尺神经伴行,穿臂内侧肌间隔,至臂后区。

3)**尺侧下副动脉**(inferior ulnar collateral artery):约在肱骨内上髁上方5cm处起自肱动脉,经肱肌前面行向内侧,分为前、后两支,参与构成肘关节动脉网(图3-12)。

(2)**肱静脉**(brachial vein):两条肱静脉在肱动脉两侧伴行。贵要静脉至臂中点稍下方穿深筋膜汇入内侧一条肱静脉,或伴随肱动脉上行至大圆肌下缘处与肱静脉汇合成腋静脉。

3. 神经　臂前区的神经来自臂丛。

(1)**正中神经**(median nerve):于肱二头肌内侧沟伴肱血管下行,在臂上部位于肱动脉的外侧,臂中部越过动脉前方行于肱动脉内,下行至肘窝,向下穿旋前圆肌进入前臂。该神经在臂部无分支。

(2)**尺神经**(ulnar nerve):在臂上部位于肱动脉内侧,在臂中部与尺侧上副动脉伴行,穿臂内侧肌间隔入臂后区。该神经在臂部无分支。

(3)**桡神经**(radial nerve):在臂上部行于肱动脉后方,然后伴随肱深动脉沿桡神经沟走行,穿肱骨肌管向外下方至臂后区。

(4)**肌皮神经**(musculocutaneous nerve):穿喙肱肌至肱二头肌与肱肌之间,行向外下方,发出肌支支配上述三肌。其终支在肘窝外上方、肱二头肌外侧沟下份浅出,移行为前臂外侧皮神经(图3-12)。

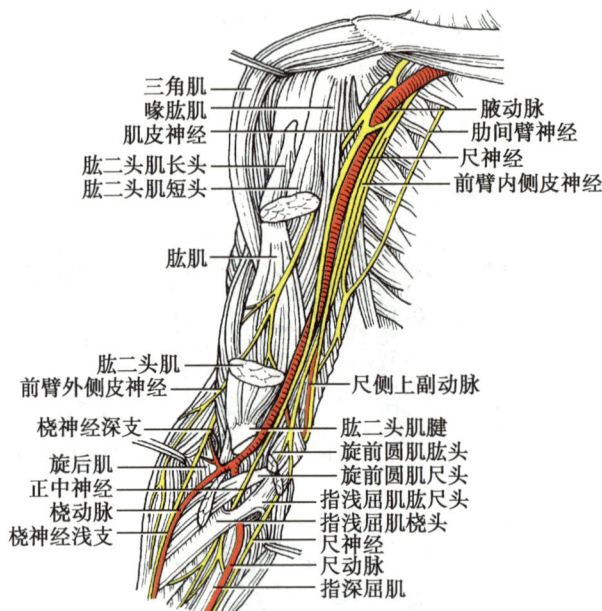

图 3-12 臂前区深层结构

二、臂后区

(一) 浅层结构

1. 皮肤与浅筋膜 臂后区皮肤较厚,浅筋膜较致密。

2. 浅静脉 大多从臂内、外侧转向前面,注入贵要静脉或头静脉。

3. 皮神经 臂外侧上皮神经是腋神经的皮支,分布于三角肌区和臂外侧上部的皮肤。臂外侧下皮神经起自桡神经,分布于臂外侧下部的皮肤。**臂后皮神经**(posterior brachial cutaneous nerve)是桡神经的皮支,分布于臂后区中部皮肤。**前臂后皮神经**(posterior antebrachial cutaneous nerve),亦称前臂背侧皮神经,也是桡神经的皮支,约平臂中、下 1/3 交界处穿出深筋膜,分布于前臂后区的皮肤。

(二) 深层结构

1. 深筋膜与臂后骨筋膜鞘 臂后区深筋膜厚而坚韧,借臂内、外侧肌间隔与肱骨共同围成臂后区骨筋膜鞘,包绕肱三头肌。该肌的内侧头、外侧头、长头与肱骨桡神经沟形成一个绕肱骨中份后面的管道,称为**肱骨肌管**(humeromuscular tunnel),又称桡神经管,内有桡神经及肱深血管通过。

2. 血管神经束 桡神经血管束由桡神经和肱深血管组成,位于肱骨肌管内。

(1)桡神经:在大圆肌下缘与肱骨相交处斜向下外,在肱骨干后方与肱深动脉及两条伴行静脉经肱骨肌管,行至臂中、下 1/3 交界处与肱深动脉前支桡侧副动脉共同穿臂外侧肌间隔至肘窝外侧。由于桡神经穿肱骨肌管时,紧贴骨面,故肱骨中段骨折时,易伤及桡神经,致前臂伸肌瘫痪,引起腕下垂。

(2)肱深动脉:在肱骨肌管内分为前、后两支。前支称**桡侧副动脉**(radial collateral artery),与桡神经伴行穿外侧肌间隔至臂前区;后支称**中副动脉**(middle collateral artery),在臂后区下行。二者均参与肘关节动脉网的组成(图 3-13)。

(3)肱深静脉:有两条,伴行于肱深动脉的两侧。

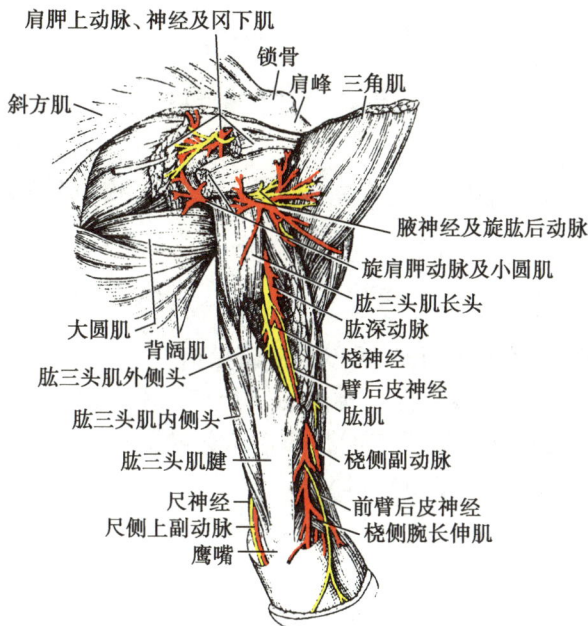

图 3-13　臂后区深层结构

（4）尺神经：与尺侧上副动脉伴行，在臂中份以下行于臂内侧肌间隔后方、肱三头肌内侧头前面，经尺神经沟入前臂。

知识链接

肱骨各段骨折

肱骨中段骨折：因为肱骨肌管处紧贴肱骨干，所以在肱骨中段骨折时，容易并发桡神经损伤。另外，在该处不适当地使用止血带或全身麻醉时将臂部紧压于手术台边缘过久，常可损伤桡神经，而导致伸肌群瘫痪，引起腕下垂，其支配的皮肤区域也可出现感觉障碍。

肱骨下段骨折：肱骨内上髁骨折时，可损伤尺神经，其支配的小鱼际肌和骨间肌瘫痪并萎缩，各指不能内收，第 2~5 指不能外展，第 4、5 指掌关节过伸，指间关节过屈，其形状如爪，故称"爪形手"。

常用腧穴解剖

1. 天府　定位：肱二头肌桡侧缘，腋前纹头下 3 寸处。进针层次：皮肤→浅筋膜→深筋膜→肱肌。该区有臂外侧皮神经、头静脉、肱动脉、肱静脉的属支和肌皮神经等结构。

2. 手五里　定位：臂外侧，曲池与肩髃连线上，曲池上 3 寸处。进针层次：皮肤→浅筋膜→深筋膜→肱肌。该区有臂外侧下皮神经和桡神经等结构。

3. 天泉　定位：臂内侧，肱二头肌的长、短头之间，腋前纹头下 2 寸。进针层次：皮肤→浅筋膜→深筋膜→肱二头肌→喙肱肌腱。该区有臂内侧皮神经、肌皮神经及肱动、静脉等结构。

第四节 肘 部

肘部介于臂和前臂之间,以肱骨内、外上髁的冠状面为界,可将肘部分为肘前区和肘后区。

一、肘前区

(一) 浅层结构

1. 皮肤与浅筋膜 肘前区皮肤软薄,浅筋膜疏松。

2. 浅静脉 头静脉与前臂外侧皮神经行于肱二头肌腱外侧;贵要静脉与前臂内侧皮神经行于肱二头肌腱内侧。肘正中静脉通常从头静脉斜向上内连于贵要静脉。部分可见**前臂正中静脉**(median antebrachial vein),常分为两支,分别汇入头静脉和贵要静脉(图 3-14)。

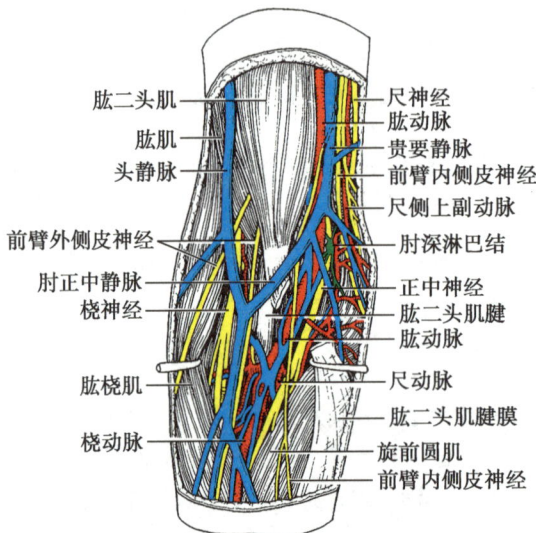

图 3-14 肘前区及前臂前区的浅层结构

3. 皮神经 前臂内侧皮神经与贵要静脉伴行,前臂外侧皮神经在肱二头肌腱的外侧穿出深筋膜与头静脉伴行。

4. 肘浅淋巴结 位于肱骨内上髁上方,贵要静脉附近,又称滑车上淋巴结,收纳手与前臂尺侧半的浅淋巴。

(二) 深层结构

1. 深筋膜 为臂筋膜向下延续,在肱二头肌腱内侧,向下内融入前臂筋膜的部分,称为**肱二头肌腱膜**(bicipital aponeurosis),其深面有肱血管和正中神经通过。该腱膜与肱二头肌腱交角处的上缘,是触摸肱动脉搏动和测量血压的听诊部位。

2. **肘窝**(cubital fossa) 是肘前区尖端朝向远侧,底位于近侧的一三角形凹陷。

(1)境界:上界为肱骨内、外上髁的连线;下外侧界为肱桡肌;下内侧界为旋前圆肌。肘窝浅面层次依次为皮肤、浅筋膜、深筋膜和肱二头肌腱膜;深面由肱肌与旋后肌组成,再后方为肘关节囊。

(2)内容:肱二头肌腱是肘窝内的中心标志,其外侧有前臂外侧皮神经、桡神经;内侧有肱动脉及伴行静脉、桡动脉、尺动脉、正中神经。正中神经越过尺动脉前方,穿旋前圆肌两头之间进入前臂指浅屈肌深面。肘深淋巴结位于肱动脉分叉处,有2~3个。

二、肘后区

(一)浅层结构

肘后区皮肤较前区厚,松弛,移动度大。浅筋膜不发达,在皮肤与尺骨鹰嘴之间常有鹰嘴皮下囊,但其与关节腔不相通。

(二)深层结构

1. 深筋膜 肘后区深筋膜与肱骨下端及尺骨上端的骨膜紧密结合。

2. 肱三头肌腱 附着于尺骨鹰嘴,肌腱的外侧有起于肱骨外上髁的前臂伸肌群。

3. 肘肌 位于肘关节后面外侧部,起自肱骨外上髁和桡侧副韧带,止于尺骨上端背面和肘关节囊,收缩时协助伸肘。

4. 尺神经 走行于肱骨内上髁后下方的尺神经沟内,其外侧紧邻尺骨鹰嘴,故肘关节脱位或肱骨内上髁骨折时,均可伤及尺神经。

5. 肘后三角(posterior cubital triangle) 正常肘关节在屈肘90°时,肱骨内、外上髁与尺骨鹰嘴尖三点连线构成一尖向远端的等腰三角形,称肘后三角。当肘关节伸直时,上述三点成一直线。在肘关节脱位或肱骨内、外上髁骨折时,三者的等腰三角形或直线关系即发生改变。

6. 肘外侧三角(lateral cubital triangle) 当屈肘90°时,肱骨外上髁、桡骨头与尺骨鹰嘴尖端三点形成一个等腰三角形,其中心点是肘关节穿刺的进针部位。

7. 肘后窝(posterior cubital fossa) 伸肘时,肱骨小头、桡骨头和尺骨鹰嘴之间形成一个小的凹陷称肘后窝,其深面为肱桡关节,并可触及桡骨头,也是肘关节穿刺点。当肘关节积液时,此窝可消失。

三、肘关节动脉网

肘关节动脉网(arterial net of elbow joint)分布于肘关节周围,由肱动脉、桡动脉及尺动脉的九条分支在肘关节前后吻合而成:①尺侧下副动脉的前支与尺侧返动脉前支吻合;②尺侧上副动脉、尺侧下副动脉后支与尺侧返动脉后支吻合;③桡侧副动脉与桡侧返动脉吻合;④中副动脉与骨间后动脉的骨间返动脉吻合。肘关节动脉网构成了肘关节周围丰富的侧支循环,保证了前臂和手的血供(图3-15)。

常用腧穴解剖

1. 尺泽 定位:仰掌,微屈肘,肘横纹上,肱二头肌腱桡侧凹陷处。进针层次:皮肤→浅筋膜→深筋膜→肱桡肌→桡神经→肱肌。该区有前臂外侧皮神经、头静脉、桡神经等结构。

2. 小海 定位:肘微屈,尺骨鹰嘴与肱骨内上髁之间凹陷处。进针层次:皮肤→浅筋膜→深筋膜→尺神经沟。该区有尺神经及构成肘关节动脉网的分支等结构。

3. 曲泽 定位:肘横纹上,肱二头肌腱的尺侧缘。进针层次:皮肤→浅筋膜→深筋膜→正中神经→肱肌。该区有肘正中静脉、肱动脉、肱静脉、正中神经主干等结构。

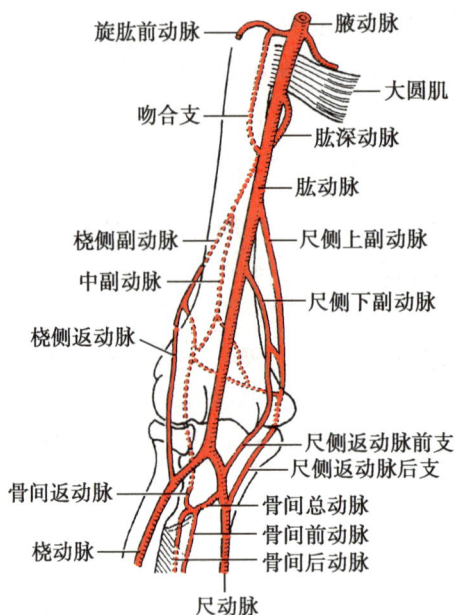

图 3-15 肘关节动脉网

第五节 前 臂 部

前臂部介于肘部与手部之间,分为前臂前区和前臂后区。

一、前臂前区

位于尺、桡骨和前臂骨间膜以前的部分,主要包括前臂肌前群和血管、神经等。

(一) 浅层结构

前臂前区皮肤薄,浅筋膜中有较丰富的浅静脉和皮神经。①头静脉位于前臂桡侧,在前臂中上部从背面转至前面,之后上行;②贵要静脉位于前臂尺侧,在肘窝稍下方由背面转向前面;③前臂外侧皮神经为肌皮神经的皮支,沿前臂外侧下行,并分布于前臂外侧皮肤;④前臂内侧皮神经在前臂分成前、后两支,分别分布于前臂前内侧和后内侧的皮肤。

(二) 深层结构

1. 深筋膜 上连臂前区的深筋膜,远端在腕前部增厚,形成厚而坚韧的腕掌侧韧带及其远侧深面的屈肌支持带。

(1) 前臂内侧肌间隔:前臂的深筋膜伸入至前臂前、后肌群内侧缘之间,附着于尺骨鹰嘴和尺骨后缘形成前臂内侧肌间隔。

(2) 前臂外侧肌间隔:前臂的深筋膜伸入至在前臂前、后肌群外侧缘之间,附着于桡骨形成前臂外侧肌间隔。

(3) 前骨筋膜鞘:由前臂前区的深筋膜,内、外侧肌间隔,尺骨,桡骨及前臂骨间膜共同围成。鞘内有前臂前群肌、血管神经束等结构(图 3-16)。

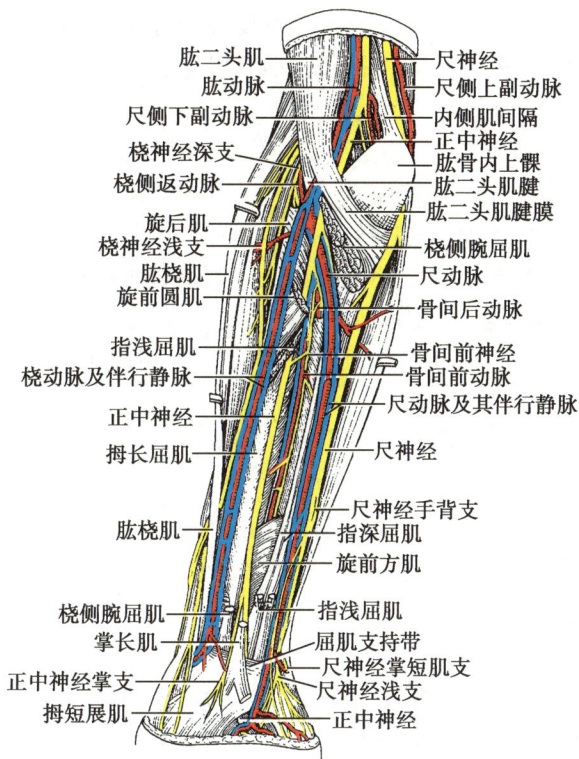

图 3-16　前臂前区深层结构

2. 前臂前群肌　有9块,分4层。第一层5块,从桡侧向尺侧依次为肱桡肌、旋前圆肌、桡侧腕屈肌、掌长肌和尺侧腕屈肌;第二层只有指浅屈肌;第三层有两块,桡侧的拇长屈肌、尺侧的指深屈肌;第四层为旋前方肌。

3. 血管神经束　前臂前区有4个血管神经束。

(1)桡血管神经束:由桡动脉、两条伴行的静脉和桡神经浅支组成。

1)桡动脉:桡动脉的两侧有桡静脉伴行。在前臂上部,桡动脉位于肱桡肌与旋前圆肌之间;在前臂下部,桡动脉位于肱桡肌腱和桡侧腕屈肌腱之间,位置表浅,仅有皮肤和浅、深筋膜覆盖,在此能摸到桡动脉的搏动,是中医诊脉的部位。

2)桡静脉:一般有两条,伴行于桡动脉两侧。

3)**桡神经浅支**(superficial branch of radial nerve):为桡神经的皮支,在肱桡肌的深面,桡动脉的外侧下行,在前臂近侧1/3段,血管、神经相距较远;中1/3段,两者靠近;在中、下1/3交界处,两者分开,桡神经浅支经肱桡肌腱深面转至前臂后区,下行至手背。

(2)尺血管神经束:由尺动、静脉及尺神经组成。

1)尺动脉:在旋前圆肌深面进入前臂前区。其上1/3段,走行于指浅屈肌深面,下2/3段位于尺侧腕屈肌与指深屈肌之间。尺动脉在起始处下方发出骨间总动脉,骨间总动脉又分出骨间前动脉和骨间后动脉。

2)尺静脉:一般有两条,与尺动脉伴行。

3)尺神经:经尺神经沟向下穿尺侧腕屈肌两头之间进入前臂前区。在前臂的上部,位于指深屈肌和尺侧腕屈肌之间,与尺动、静脉相距较远。在前臂的下部,位于尺侧腕屈肌的桡侧,与尺动、静脉伴行。其肌支支配尺侧腕屈肌和指深屈肌尺侧半。

(3)正中血管神经束:由正中神经及其伴行血管组成。

1)正中神经:经旋前圆肌的两头之间穿出下行进入指浅屈肌深面。在前臂中1/3段,正中神经位于指浅、深屈肌之间;下1/3段,位置表浅,位于桡侧腕屈肌腱和掌长肌腱之间,表面仅覆盖皮肤、浅筋膜和深筋膜。正中神经在前臂发出肌支支配旋前圆肌、桡侧腕屈肌、掌长肌、指浅屈肌和指深屈肌桡侧半的前臂前群肌。

2)正中动脉:由骨间前动脉发出,为细小的分支,可缺如,伴正中神经下行,行程中有同名静脉相伴行。

(4)骨间前血管神经束:由骨间前血管和神经组成。

1)骨间前神经:正中神经在穿旋前圆肌两头之间处分出该神经。骨间前神经沿前臂骨间膜前方下行至旋前方肌深面,支配该肌。

2)骨间前动脉:从骨间总动脉分出后,在前臂骨间膜前方下行,行程中伴有同名静脉。

二、前臂后区

(一)浅层结构

前臂后区皮肤较前区稍厚,在浅筋膜内有头静脉和贵要静脉的远侧段及其属支、前臂后皮神经和前臂内、外侧皮神经。

(二)深层结构

1. 深筋膜 前臂后区的深筋膜厚而坚韧,近侧部与肱三头肌腱膜相连,远侧至腕背侧增厚形成腕背侧支持带,又称伸肌支持带。

2. 前臂后群肌 分两层,每层各有5块。

(1)浅层:从桡侧向尺侧依次为桡侧腕长伸肌、桡侧腕短伸肌、指伸肌、小指伸肌和尺侧腕伸肌。

(2)深层:除旋后肌位于上外部外,其余4肌从桡侧向尺侧依次为拇长展肌、拇短伸肌、拇长伸肌和示指伸肌。

3. 骨间后血管神经束 由骨间后血管和神经组成,位于前臂肌后群浅、深层之间。

(1)桡神经深支:桡神经在肘窝外侧,桡骨外上髁前方分为浅、深两支。

(2)骨间后神经:桡神经深支穿入旋后肌,在桡骨头下方5~7cm处再穿出,改称为骨间后神经,下行于前臂肌后群浅、深两层肌之间。

桡神经深支支配前臂全部后群肌和前群的肱桡肌。

(3)骨间后动脉:是骨间总动脉的分支,该动脉穿前臂骨间膜上缘进入前臂后区浅、深层肌之间,与同名静脉和神经伴行,分支营养邻近各肌(图3-17)。

常用腧穴解剖

1. 曲池 定位:位于肘部,屈肘,肘横纹外侧端,尺泽与肱骨外上髁连线中点。进针层次:皮肤→浅筋膜→深筋膜→桡侧腕长、短伸肌→肱桡肌。此区在桡侧腕长伸肌起始部、肱桡肌的桡侧内有桡侧返动脉的分支、前臂后皮神经。

2. 外关 定位:位于前臂背侧,阳池与肘尖连线上,腕背横纹上2寸,尺骨与桡骨之间。进针层次:皮肤→浅筋膜→深筋膜→小指伸肌和指伸肌→拇长伸肌和示指伸肌。此区有骨间后动脉、骨间后静脉、前臂后皮神经和骨间后神经分布。

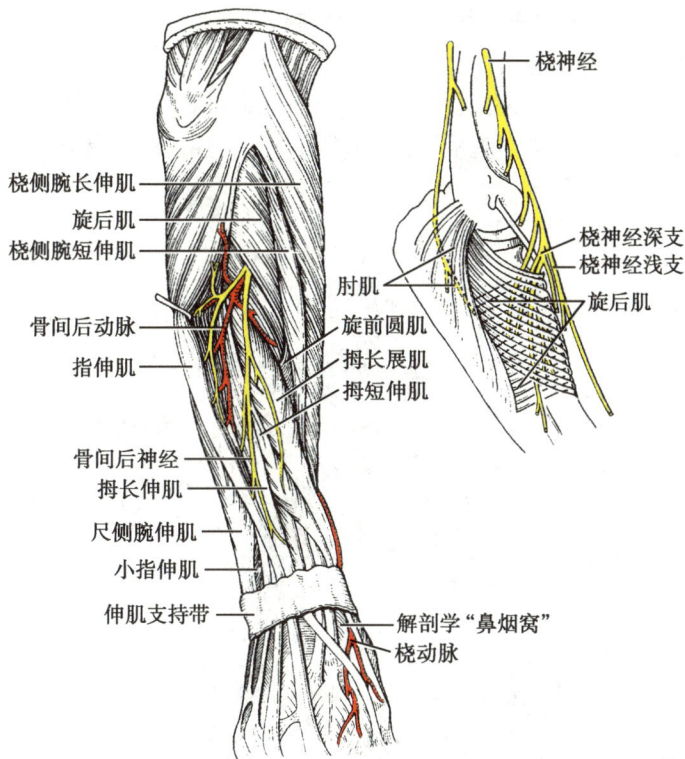

图 3-17　前臂后区深层结构

第六节　腕　和　手

腕(wrist)介于前臂和手之间,其上界为尺、桡骨茎突近侧的环线,下界相当于屈肌支持带的下缘水平。

手(hand)分为手掌、手背和手指 3 部分。

一、腕

腕分为腕前区与腕后区。

(一)腕前区

1. 浅层结构　皮肤及浅筋膜薄而松弛,浅筋膜内有前臂内、外侧皮神经的分支,浅静脉和浅淋巴管。

2. 深层结构　包括深筋膜形成的结构以及通过腕的肌腱、神经、血管。

(1)**腕掌侧韧带**(palmar carpal ligament):前臂深筋膜向下延续,在腕前区增厚形成腕掌侧韧带,对前臂屈肌腱有固定、保护和支持等作用。

(2)**屈肌支持带**(flexor retinaculum):位于腕掌侧韧带的远侧深面,由厚而坚韧的结缔组织构成,尺侧附着豌豆骨和钩骨,桡侧附着手舟骨和大多角骨。

(3)**腕尺侧管**(ulnar carpal canal):为腕掌侧韧带的内侧端与屈肌支持带之间的间隙,内有尺神经和尺动、静脉通过。尺神经在此处位置表浅,易受损伤。

(4)**腕管**(carpal canal):由屈肌支持带与腕骨沟共同围成。其内有指浅、深屈肌腱及屈肌总腱鞘、拇长屈肌腱及其腱鞘和正中神经通过。在腕管内,指浅、深屈肌腱被屈肌总腱鞘包裹,拇长屈肌腱被拇长屈肌腱鞘包绕。正中神经在腕管内变得较为扁平,紧贴屈肌支持带外侧深面,故腕骨骨折时可压迫正中神经,导致腕管综合征。

(5)**腕桡侧管**(radial carpal canal):屈肌支持带桡侧端分为两层,分别附着于舟骨结节和大多角骨结节,二者形成的间隙称为腕桡侧管,其内有桡侧腕屈肌腱及其腱鞘通过(图 3-18)。

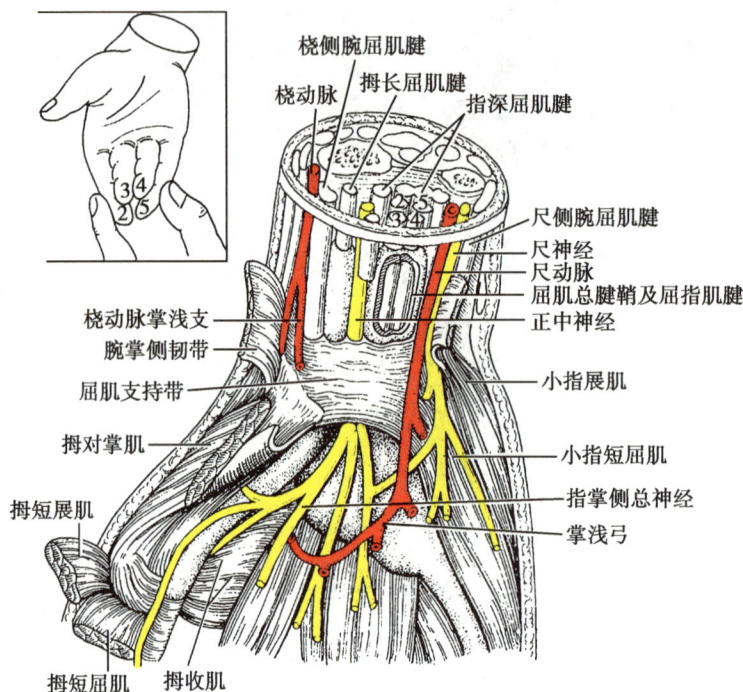

图 3-18 腕前区深层结构

(6)桡动脉及静脉:桡动脉在平桡骨茎突水平发出掌浅支,向下进入手掌。桡动脉本干则绕过桡骨茎突的下方,经腕背侧韧带和拇长屈肌腱之间达腕后区。

(7)掌长肌腱:细而表浅,在腕上部贴正中神经表面下行,至屈肌支持带上缘分开,掌长肌腱经该支持带的浅面下行续为掌腱膜。

(二)腕后区

1. 浅层结构 皮肤较腕前区厚,浅筋膜较薄,内有浅静脉及皮神经。①头静脉和贵要静脉分别起始于腕后区桡侧和尺侧的浅筋膜内;②桡神经浅支在此处与头静脉伴行,越过腕背侧韧带的浅面,在"鼻烟窝"附近分为 4~5 支指背神经;③尺神经手背支在此处由尺神经分出,经尺侧腕屈肌腱和尺骨之间转入腕背部,分支至手背皮肤。

2. 深层结构 **伸肌支持带**(extensor retinaculum)由腕背部深筋膜增厚形成,内侧附于尺骨茎突和三角骨,外侧附于桡骨远端外侧缘。支持带向深部发出 5 个纤维隔,形成 6 个骨纤维性管道,9 块前臂后肌群的肌腱及腱鞘在管内通过。

腕部的伸肌腱从桡侧向尺侧排列,依次通过各骨纤维管的肌腱为:①拇长展肌腱和拇短伸肌腱及腱鞘;②桡侧腕长、短伸肌腱及腱鞘;③拇长伸肌腱及腱鞘;④指伸肌腱与示指伸肌腱及腱鞘;⑤小指伸肌腱及腱鞘;⑥尺侧腕伸肌腱及腱鞘(图 3-19)。

二、手掌

手掌(palm of hand)是腕和手指间的区域。

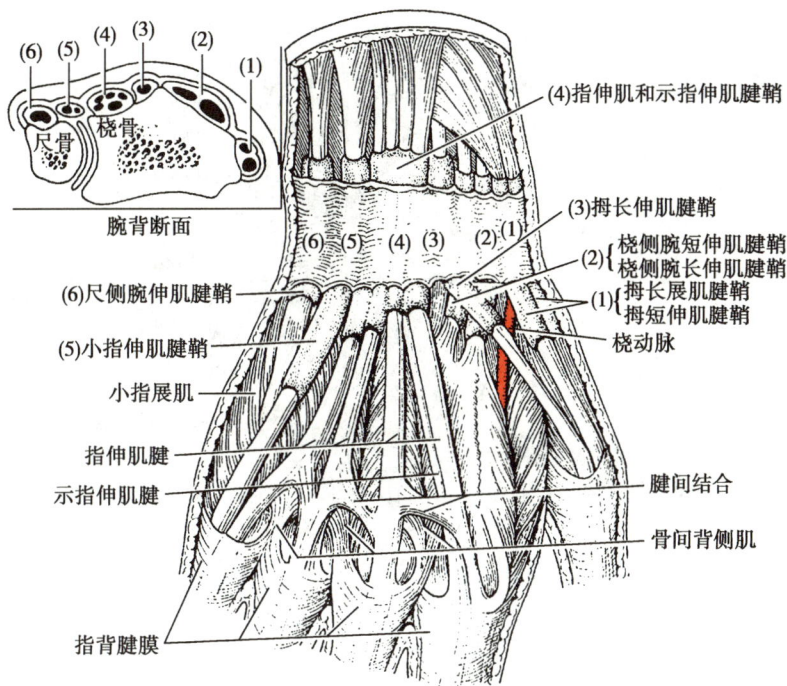

图 3-19　腕后区及手背深层结构

(一) 浅层结构

皮肤厚而坚韧,缺乏弹性,无毛囊、无皮脂腺,有丰富的汗腺。浅筋膜在鱼际处较疏松,在掌心部非常致密。

1. 尺神经掌支　沿尺神经前方经腕掌侧韧带浅面下降至手掌,分布于小鱼际皮肤。

2. 正中神经掌支　在屈肌支持带上缘处由正中神经分出,经屈肌支持带的浅面穿出深筋膜,分布于手掌中部及鱼际的皮肤。

3. 第 1 指背神经　由桡神经的浅支分出,支配鱼际外侧的皮肤。

(二) 深层结构

1. 深筋膜　分浅、深两层。

(1) 浅层:覆盖在鱼际肌、小鱼际肌和指屈肌腱浅面的致密结缔组织膜。

1) **掌腱膜**(palmar aponeurosis):掌长肌腱下行经过屈肌支持带浅面后,腱纤维散开并与手掌深筋膜浅层中部紧密相连,称为掌腱膜。掌腱膜的远侧又分成 4 条纤维束达第 2~5 指末节指骨底(图 3-20)。

2) **鱼际筋膜**(thenar fascia):被覆于鱼际肌表面的掌部深筋膜浅层。

3) **小鱼际筋膜**(hypothenar fascia):被覆于小鱼际肌表面的掌部深筋膜浅层。

(2) 深层:手掌深筋膜的深层,包括骨间掌侧筋膜和拇收肌筋膜。

1) 骨间掌侧筋膜:覆盖于骨间掌侧肌和掌骨的浅面,在指深屈肌腱的深方。

2) 拇收肌筋膜:骨间掌侧筋膜在第 3 掌骨前面向桡侧分出,覆盖于拇收肌表面。

2. 骨筋膜鞘　在掌腱膜的外侧缘发出一纤维隔,经鱼际肌和示指屈肌腱之间伸入深部,附着于第 1 掌骨,此纤维隔称为掌外侧肌间隔。从掌腱膜的内侧缘发出一纤维隔,经小鱼际和小指屈肌腱之间伸入深部,附着于第 5 掌骨,此纤维隔称为掌内侧肌间隔。这 2 个肌间隔将手掌分成 3 个骨筋膜鞘,即外侧骨筋膜鞘、中间骨筋膜鞘(掌中间鞘)和内侧骨筋膜鞘。

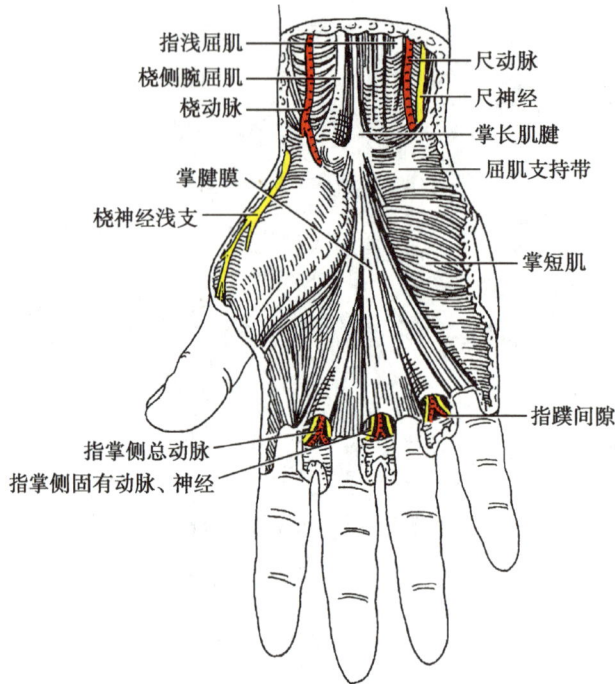

图 3-20　掌腱膜

（1）外侧骨筋膜鞘（鱼际鞘）：由鱼际筋膜、掌外侧肌间隔和第 1 掌骨围成。内含拇短展肌、拇短屈肌、拇对掌肌、拇长屈肌腱及其腱鞘，以及至拇指的血管、神经等。

（2）中间骨筋膜鞘（掌中间鞘）：由掌腱膜、掌内侧肌间隔、掌外侧肌间隔、骨间掌侧筋膜及拇收肌筋膜围成。其内有指浅、指深屈肌腱及屈肌总腱鞘、蚓状肌、掌浅弓、指血管和神经等。

（3）内侧骨筋膜鞘（小鱼际鞘）：由小鱼际筋膜、掌内侧肌间隔和第 5 掌骨围成。其内有小指展肌、小指短屈肌、小指对掌肌和至小指的血管、神经等（图 3-21）。

3. 筋膜间隙　位于中间骨筋膜鞘（掌中间鞘）深部，包括外侧的鱼际间隙和内侧的掌中间隙。

（1）**掌中间隙**（midpalmar space）：位于中间骨筋膜鞘（掌中间鞘）尺侧半的深部。前界为第 3~5 指屈肌腱、第 2~4 蚓状肌；后界为掌中隔后部、第 3 掌骨、第 4 掌骨、骨间肌及其前面的骨间掌侧筋膜；内侧界为内侧肌间隔；外侧界为掌中隔。掌中隔是连接掌腱膜外侧缘与骨间掌侧筋膜之间的纤维隔。掌中间隙的近端达屈肌总腱鞘的深面，可经腕管与前臂屈肌后间隙相交通。

（2）**鱼际间隙**（thenar space）：位于中间骨筋膜鞘（掌中间鞘）桡侧半深部。前界为掌中隔前部、示指屈肌腱和第 1 蚓状肌；后界为拇收肌筋膜；外侧界为外侧肌间隔；内侧界为掌中隔后部。

4. 手肌　分 3 群，外侧群包括拇短展肌、拇短屈肌、拇对掌肌和拇收肌。中间群包括蚓状肌、骨间掌侧肌和骨间背侧肌。内侧群包括小指展肌、小指短屈肌和小指对掌肌。

5. 血管　手的血液供应来自桡、尺动脉的分支，彼此吻合成掌浅弓和掌深弓。

（1）**掌浅弓**（superficial palmar arch）：由尺动脉末端和桡动脉的掌浅支吻合而成。位于掌腱膜深方，指屈肌腱及屈肌总腱鞘、蚓状肌的浅面。掌浅弓凸向远端，发出分支至手指。3 条指掌侧总动脉由掌浅弓凸侧发出，分别沿第 2~4 蚓状肌浅面行向指蹼间隙，在此分为 2 支指掌侧固有动脉，沿相邻两指的相对缘行走。掌浅弓凸侧的尺侧缘发出小指尺掌侧动脉，沿小鱼际肌表面下降，行于小指尺侧缘（图 3-22）。

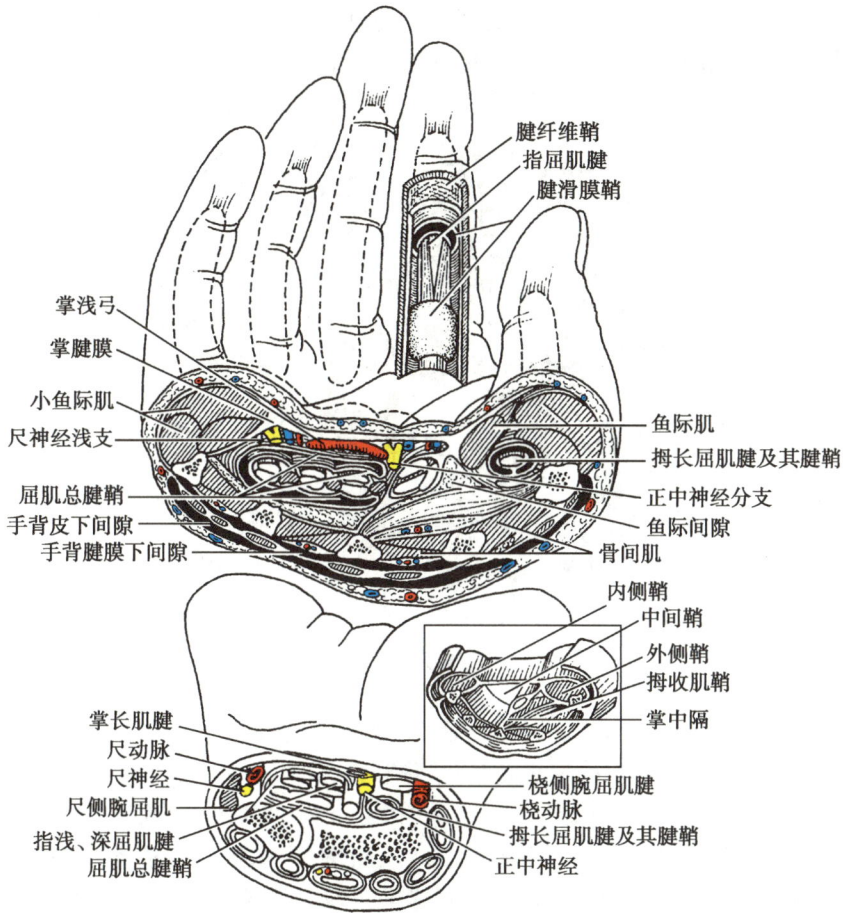

图 3-21 手部骨筋膜鞘及内容

图中标注：
腱纤维鞘
指屈肌腱
腱滑膜鞘
掌浅弓
掌腱膜
小鱼际肌
尺神经浅支
屈肌总腱鞘
手背皮下间隙
手背腱膜下间隙
鱼际肌
拇长屈肌腱及其腱鞘
正中神经分支
鱼际间隙
骨间肌
内侧鞘
中间鞘
外侧鞘
拇收肌鞘
掌中隔
掌长肌腱
尺动脉
尺神经
尺侧腕屈肌
指浅、深屈肌腱
屈肌总腱鞘
桡侧腕屈肌腱
桡动脉
拇长屈肌腱及其腱鞘
正中神经

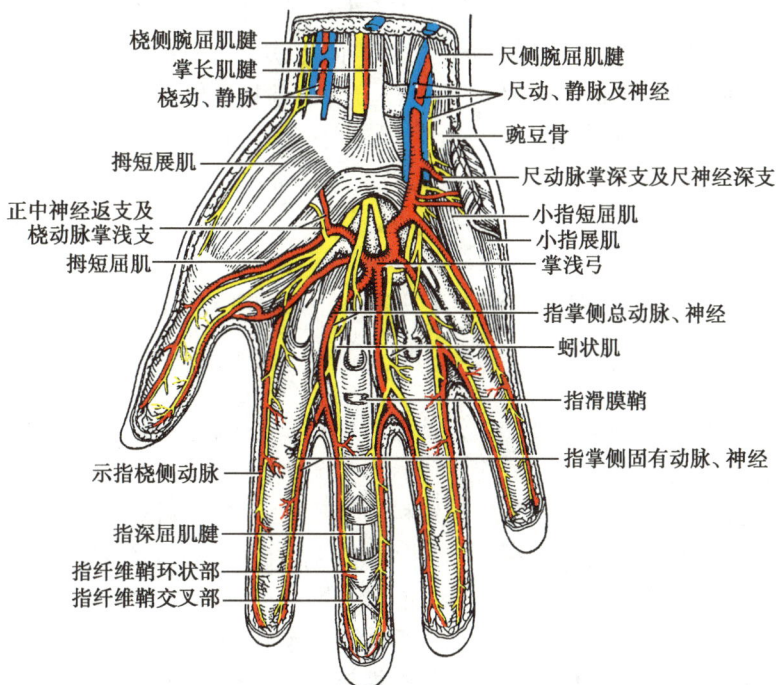

图 3-22 手肌、掌浅弓和正中神经及其分支

图中标注：
桡侧腕屈肌腱
掌长肌腱
桡动、静脉
拇短展肌
正中神经返支及桡动脉掌浅支
拇短屈肌
示指桡侧动脉
指深屈肌腱
指纤维鞘环状部
指纤维鞘交叉部
尺侧腕屈肌腱
尺动、静脉及神经
豌豆骨
尺动脉掌深支及尺神经深支
小指短屈肌
小指展肌
掌浅弓
指掌侧总动脉、神经
蚓状肌
指滑膜鞘
指掌侧固有动脉、神经

65

(2)**掌深弓**（deep palmar arch）：由桡动脉末端和尺动脉的掌深支吻合而成。该弓位于骨间掌侧肌与骨间掌侧筋膜之间。掌深弓的凸侧发出掌心动脉，沿骨间掌侧肌下行至掌指关节处分别与相应的指掌侧总动脉吻合（图3-23）。

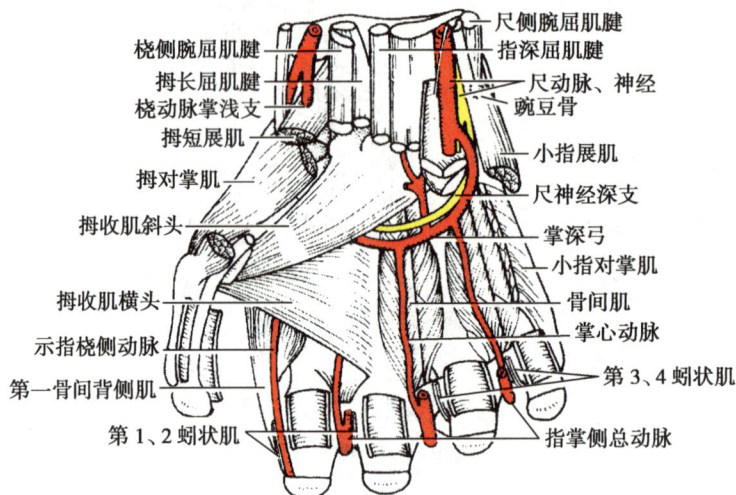

图 3-23　掌深弓和尺神经

6. 神经　手掌面有尺神经、正中神经及其分支分布。

(1)尺神经：主干经屈肌支持带浅面、腕掌侧韧带深面、尺动脉的尺侧下行至豌豆骨的外下方分为浅、深两支。尺神经浅支行于尺动脉内侧达掌短肌深面，分为指掌侧固有神经和指掌侧总神经。指掌侧固有神经分布于小指掌面尺侧缘；指掌侧总神经至指蹼间隙处又分为两条指掌侧固有神经，分布于小指、环指相对缘的皮肤。尺神经深支与尺动脉掌深支伴行，穿经小鱼际肌起始处后，发出分支至小鱼际肌、骨间肌及第3、4蚓状肌和拇收肌。

(2)正中神经：经腕管进入手掌后分为内、外两支，位于掌腱膜的深面、屈肌腱浅面。外侧支先分出一返支，再分成3条指掌侧固有神经，分别行走在拇指两侧、示指桡侧。分支支配拇短屈肌、拇短展肌和拇对掌肌及相应掌面皮肤。正中神经返支在手部位置表浅，易受损伤，损伤时拇指功能部分丧失。内侧支分为两条指掌侧总神经，与同名血管伴行至指蹼间隙处，在同名动脉分支的近侧各分为两支指掌侧固有神经，分布于第2~4指相对缘皮肤。

三、手背

手背（dorsum of hand）皮肤和皮下组织较薄，因此伸指肌腱在皮肤表面的隆起清晰可见。

(一) 浅层结构

皮肤薄而柔软，内有毛囊和皮脂腺。浅筋膜薄而疏松，使皮肤的移动性较大，其内有浅静脉网、浅淋巴管和皮神经。

1. 手背静脉网　浅筋膜内的浅静脉互相吻合形成手背静脉网。手背静脉网的桡侧半与拇指的静脉汇集形成头静脉，尺侧半与小指的静脉汇集形成贵要静脉。

2. 浅淋巴管　手背丰富的淋巴管连成淋巴管网。手掌远端的浅淋巴管在指蹼间隙处流向手背淋巴管网。因此，当手部有感染时，手背肿胀较手掌明显。

3. 桡神经浅支　分布于手背桡侧半皮肤，拇指、示指和中指近节相对缘的皮肤。

4. 尺神经手背支　分布于手背尺侧半皮肤，小指、环指和中指相对缘的皮肤。

（二）深层结构

1. 手背腱膜 由指伸肌腱与手背深筋膜的浅层结合形成。

2. 骨间背侧筋膜 为覆盖在第 2~5 掌骨和第 2~4 骨间背侧肌浅面的手背筋膜深层。

3. 筋膜间隙 为浅筋膜、手背腱膜和骨间背侧筋膜之间形成的两个筋膜间隙。手背皮下间隙为浅筋膜与手背腱膜之间的间隙；腱膜下间隙为手背腱膜与骨间背侧筋膜之间的间隙。

4. 指伸肌腱 手背 4 条指伸肌腱分别走向第 2~5 指，在接近掌骨头处，各腱之间被 3 束斜行的腱纤维束连接，该腱纤维束称为腱间结合（图 3-19）。

四、手指

手指借掌指关节与手掌相连，运动灵活。手指分掌侧和背侧两部分。

（一）浅层结构

1. 皮肤 掌侧的皮肤厚于背侧，富有汗腺。

2. 浅筋膜 手指掌面的浅筋膜较厚，其内的疏松结缔组织常聚积成球状，其间有许多纤维隔，将皮肤连于指屈肌腱鞘。外伤感染时，常导致腱鞘炎。

3. 指髓间隙（指髓） 位于各指远节指骨远侧段掌侧面的骨膜与皮肤之间。间隙两侧、掌面和各指末端都是致密的皮肤；近侧有纤维隔连于指远纹皮下和指深屈肌腱的末端，将指髓封闭成一个密闭的间隙。当指端感染肿胀时，局部压力升高，压迫神经末梢和血管，引起剧烈疼痛。此时，应及时行指端侧方切开引流术，只有切断纤维隔，才能引流通畅（图 3-24）。

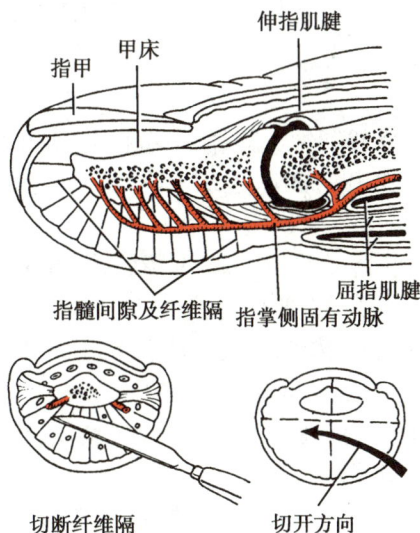

图 3-24 指端结构和切开引流术

4. 手指的血管和神经 各手指均有两条指掌侧固有动脉和两条指背动脉，分别与同名神经伴行于手指两侧。

（二）深层结构

1. 指浅、深屈肌腱 拇指有一条屈肌腱，其余各指均有浅、深两条肌腱。在近节指骨处，指浅屈肌腱位于指深屈肌腱的掌侧，然后分成两股，从两侧包绕指深屈肌腱，附着于中节指骨的两侧缘，其中间形成腱裂孔。指深屈肌腱穿过腱裂孔，止于远节指骨底。

2. 指腱鞘 为包绕指浅、深屈肌腱的鞘管，由腱纤维鞘和腱滑膜鞘两部分构成。

3. 指伸肌腱 越过掌骨头后向两侧扩展，包绕掌骨头和近节指骨背面，形成指背腱膜，又称腱帽。

笔记栏

常用腧穴解剖

1. 合谷 定位：合谷穴位于手背部位，第 2 掌骨桡侧的中点。进针层次：皮肤→浅筋膜→深筋膜→第一骨间背侧肌→拇收肌横头。此区有手背静脉网、桡神经浅支的掌背侧神经、正中神经的指掌侧固有神经。

2. 劳宫 定位：在手掌心，当第 2、3 掌骨之间偏于第 3 掌骨，握拳屈指时中指尖处。进针层次：皮肤→浅筋膜→掌腱膜→指浅屈肌腱→指深屈肌腱→第一骨间掌侧肌和第二骨间背侧肌。此区有指掌侧总动脉、指掌侧固有动脉、正中神经掌支、指掌侧固有神经、尺神经的掌深支、掌浅弓及其分支。

第七节 肩部解剖操作

一、腋区

(一) 皮肤切口

人体标本仰卧位，上肢外展 90°。沿腋前襞转到臂内侧做纵行切口达臂中点处，在此切口下端做一横切口，向四周翻开皮肤。

(二) 层次解剖

1. 在锁骨中点下方附近寻找锁骨上神经，沿腋前线寻找胸腹壁静脉和肋间外侧皮神经。在胸大肌、三角肌间沟内找出头静脉，追踪头静脉到锁骨下窝，它在该处穿过锁胸筋膜而注入腋静脉。

2. 在保留静脉和皮神经的情况下，清除皮下脂肪，前方至腋前线，后方至腋后线，此时腋窝境界暴露较清楚，体会腋窝顶、底、四壁构成。

3. 将臂外展 90°，细心清除腋窝内的腋筋膜、脂肪组织，一边清除一边观察其内的淋巴结。

4. 从胸大肌起点处(保留 2cm)切断胸大肌，向止点翻起，并注意不要损伤与该肌有关的胸肩峰动脉，胸内、外侧神经。翻开胸大肌后，可见锁胸筋膜、胸小肌，切开锁胸筋膜，便可见锁骨下肌(第一肋与锁骨之间梭形小肌)。

5. 在前锯肌表面寻找胸外侧动、静脉，胸长神经及沿其排列的胸肌淋巴结。

6. 在胸小肌起点处剥离胸小肌，向外上方翻起，注意不要损伤支配该肌的胸内侧神经和胸肩峰动脉，并在胸小肌上方先剥开包裹腋动静脉、臂丛周围的腋鞘，在解剖过程中体会腋鞘的概念。

7. 当腋动脉和臂丛已全部暴露，首先清理腋动脉，该动脉自第一肋处接锁骨下动脉至大圆肌下缘续为肱动脉。

解剖以下分支：

(1)胸最上动脉：在锁骨下方发出，经胸小肌深面分布于第 1、2 肋间隙。

(2)胸肩峰动脉：在胸小肌上缘发出，然后分三支。胸肌支至胸大、小肌，三角肌支至三角肌，肩峰支至肩峰。

(3)胸外侧动脉：在胸小肌下缘发出，沿前锯肌表面下行至前锯肌。

(4)肩胛下动脉：在肩胛下肌下缘发出，分两支。胸背动脉至背阔肌和前锯肌；旋肩胛动脉向后穿三边孔分布于肩部肌。

(5)旋肱后动脉:在肩胛下动脉下方发出,穿四边孔,绕肱骨外科颈行向后外至三角肌和肩关节。

(6)旋肱前动脉:在旋肱后动脉附近发出,经外科颈前方向外行至邻近肌,并与旋肱后动脉吻合。

8. 沿腋静脉解剖出外侧淋巴结,中央淋巴结位于腋血管附近结缔组织中。在腋动脉周围分离出臂丛的外侧束、内侧束和后束。解剖出肌皮神经、正中神经和尺神经。钝性分离,观察与胸背动脉伴行的胸背神经,与胸外侧动脉伴行的胸长神经。

二、三角肌区及肩胛区

(一) 皮肤切口

从第 7 颈椎棘突向外侧切至肩峰与胸前壁切口相接。在平肩胛骨下角平面,从后正中线向外侧切至腋后线。

(二) 层次解剖

1. 清除皮下脂肪,观察斜方肌、背阔肌、三角肌。将斜方肌止点剥离翻向内侧,观察其深部的菱形肌和肩胛提肌。

2. 观察冈上肌、冈下肌和小圆肌。

3. 在四边孔内找出腋神经和旋肱后动脉,在三边孔内找出旋肩胛动脉。

第八节　臂部解剖操作

一、臂前区

(一) 皮肤切口

在肱骨内、外上髁连线的下方约 3~4 横指处作一横切口,在该切口中点向上作一纵行切口,上行直达臂上部的切口处,皮肤向内、外翻开。注意切口不得过深以免切断头静脉、贵要静脉及皮神经。

(二) 层次解剖

1. 在肱二头肌外侧沟找出头静脉和前臂外侧皮神经,在肱二头肌内侧沟下半找出贵要静脉及前臂内侧皮神经。保留找出的结构,清除浅筋膜。观察位于肱二头肌两侧的内、外侧肌间隔。

2. 在肱二头肌内侧沟解剖出尺神经、正中神经。正中神经可由臂丛向下追踪,此神经在臂部无分支,注意观察与血管的关系。尺神经自臂丛向内下方行于肱动脉的后内侧,绕过尺神经沟至前臂。

3. 解剖清理肱动脉,肱动脉在大圆肌下缘接腋动脉,向下与正中神经伴行,至桡骨颈处分为桡动脉和尺动脉。该动脉在上臂的分支有:①肱深动脉,在大圆肌下缘发出,向下后方与桡神经伴行;②尺侧上副动脉,在臂中部发出,和尺神经伴行,至肱骨内上髁参加肘关节动脉网;③尺侧下副动脉,在内上髁上方发出,水平向内行,参加肘关节动脉网。

4. 解剖辨认肱二头肌、喙肱肌、肱肌。肱二头肌长头起于肩胛骨盂上结节,短头起自喙突,向下两头会合止于桡骨粗隆。喙肱肌起自喙突,向下止于肱骨体中部。肱肌起自肱骨下部的前面,止于尺骨粗隆。

二、臂后区

(一) 皮肤切口

在肘关节后上方做一横行切口,并沿臂后部中线做纵行切口,将皮肤剥离向上翻至肩胛区。

(二) 层次解剖

1. 在三角肌后缘中点下方找出臂外侧上皮神经,在三角肌粗隆处找出臂外侧下皮神经,在臂中、下 1/3 交界处找出前臂后皮神经,保留皮神经,清除浅筋膜。

2. 从前臂后皮神经向上追踪找到桡神经主干及伴行的肱动脉。触摸肱三头肌的三个头,长头起于盂下结节,外侧头起自桡神经沟外上的骨面,内侧头起自桡神经沟内下的骨面,三头会合以短腱止于尺骨鹰嘴。清除浅筋膜找到该肌三个头,切断外侧头,勿伤桡神经。体会肱骨肌管(桡神经管)的结构。

3. 打开肱骨肌管后辨认以下结构:

(1)桡神经:发自臂丛后束行于腋动脉和肱动脉的后方至桡神经沟内,在肱骨外上髁上方于肱桡肌与肱肌之间分深、浅二支,同时注意寻找桡神经在臂部的分支。

(2)肱深动脉:在大圆肌下缘稍下方发自肱动脉,伴随桡神经行于肱骨肌管,由该动脉分出中副动脉和桡侧副动脉。

第九节 肘部解剖操作

一、肘前区

(一) 皮肤切口

具体切口见本章第八节臂部解剖操作中关于臂前区的内容。

(二) 层次解剖

1. 在肘窝内侧找到贵要静脉,肘窝外侧找到头静脉。二者之间相连的静脉是肘正中静脉,观察其吻合类型。在肱骨内上髁上方找到肘浅淋巴结(滑车上淋巴结)。

2. 保留上述结构清除浅筋膜。观察肘窝境界:上界为肱骨内、外上髁的连线,下外侧界为肱桡肌,下内侧界为旋前圆肌。

3. 修洁肱二头肌腱,观察其腱膜。

4. 在肱二头肌腱内侧找到肱动、静脉。肱动脉于肘窝中点远侧约 2cm 处分出桡动脉与尺动脉,解剖出它的返支。

5. 在肱动脉内侧找出正中神经,追踪正中神经至穿旋前圆肌处。

6. 在肱二头肌外侧找到前臂外侧皮神经,在肱肌和肱桡肌之间找出桡神经及其分为浅、深两支处。

二、肘后区

(一) 皮肤切口

沿臂后区切口纵行下至腕部。

(二) 层次解剖

1. 清除浅筋膜,找出肱三头肌腱。在肱骨内上髁与鹰嘴间找到尺神经。

2. 体会肘后三角、肘外侧三角、肘后窝的位置和意义。

第十节 前臂解剖操作

一、前臂前区

(一)皮肤切口

人体标本仰卧,上肢平置外展,手掌向上。因为上肢前面皮肤较薄,为了避免损伤浅静脉,切口必须浅些,特别是横切口。在前臂前区正中做一纵切口,从肘窝下角开始,沿前臂前面中线向远侧做一纵行切口直至腕前区;在腕前区做一横切口至前臂内、外侧缘与纵切口连接成倒 T 字形。将皮肤剥离,翻向两侧。剥离皮肤时应尽量将浅筋膜保留,以保护浅筋膜内的浅静脉和皮神经。

(二)层次解剖

1. 循着已找到的头静脉、贵要静脉、前臂外侧皮神经、前臂内侧皮神经向下追踪、分离,剔除浅筋膜,在前臂保留这些血管、神经。

2. 按原皮肤切口路线,切开深筋膜,暴露前臂肌。

3. 桡侧血管神经束 将肱桡肌拉向外侧,游离桡动脉和桡神经浅支,从肘窝直至腕部和手背。

4. 尺侧血管神经束 将尺侧腕屈肌拉向内侧,追踪尺动脉和尺神经。向上追踪尺神经至尺神经沟。向下追踪该神经至腕前区。在肘窝深部找到尺动脉起始部向下追踪,尺动脉与尺神经伴随下行,直至腕前区。

5. 在前臂中份将桡侧腕屈肌和掌长肌拉向外侧,显露其深面的指浅屈肌。

6. 将指浅屈肌翻向内侧,可见正中神经紧贴该肌深面下行。追踪正中神经及其发至邻近诸肌的分支。

7. 将指浅屈肌拉向内侧,显露前臂肌前群深层的拇长屈肌、指深屈肌。

8. 将指深屈肌向内侧拉开,拇长屈肌向外侧拉开,在二肌间寻找骨间前血管神经束,同时在前臂下部查看旋前圆肌。

二、前臂后区

(一)皮肤切口

切口见肘后区,在腕部做一个横行切口,将皮片向两侧翻开。

(二)解剖程序

1. 剔除浅筋膜,解剖深筋膜。观察指伸肌和尺侧腕伸肌起始处的深筋膜。

2. 分离、观察前臂后群肌浅层。最外侧者为桡侧腕长、短伸肌,两肌重叠在一起,其下段被深层穿出的拇长展肌和拇短、长伸肌绕过;中间大部为指伸肌和小指伸肌;最内侧者为尺侧腕伸肌,紧贴尺骨,在此肌近侧,可见一呈三角形的小肌,称肘肌。

3. 显露深层肌 将桡侧腕长、短伸肌拉向外侧,显露旋后肌、拇长展肌、拇短伸肌、拇长伸肌和示指伸肌。

4. 追踪骨间后血管神经束,在旋后肌中部找出穿出该肌的骨间后神经。向下追踪至前臂后群肌浅、深两层之间,可见其发出分支至邻近诸肌。在旋后肌下缘和拇长展肌起始部之间,骨间后神经穿出处的稍下方寻找并向下追踪骨间后动、静脉。

第十一节　手部解剖操作

一、腕后区和手背

(一) 皮肤切口

人体标本俯位,上肢外展 70°~90°,在手背和指背做下述切口。

1. 从腕后区正中至拇指甲根部做一斜切口。

2. 从腕后区正中至中指根部做一纵切口。

3. 沿示、中、环指背面中线做一纵切口。

(二) 层次解剖

解剖手腕和手背

(1)尺、桡神经的分支:在桡腕关节近端约 5cm 处的内侧找出尺神经发出的尺神经手背支。在前臂中、下 1/3 交界处外侧找出桡神经浅支,观察尺、桡神经分支在手背的分布情况。

(2)深筋膜:尽量保留已经解剖出来的皮神经。在腕后区观察深筋膜形成的伸肌支持带。

(3)在伸肌支持带的上缘做一横切口,除去其深筋膜。观察各伸肌腱及其腱鞘。

(4)"鼻烟窝":在腕后区,手背桡侧,修洁拇长展肌腱、拇短伸肌腱和拇长伸肌腱,观察解剖学"鼻烟窝"各个边界。

(5)修洁手背深筋膜(手背筋膜)的浅层、指伸肌腱、手背腱膜。

(6)修洁手背筋膜的深层和骨间背侧肌。

二、腕前区和手掌

(一) 皮肤切口

人体标本仰卧,上肢外展 70°~90°,在手掌和手指掌侧面做皮肤切口。

1. 从腕近纹正中至中指指端做一纵切口。

2. 从腕近纹正中至拇指指端做一斜切口。

3. 沿尺侧 4 指根部做一横切口。

(二) 层次解剖

1. 腕前区

(1)除去腕前区浅筋膜,显露深筋膜。

(2)观察腕前区深筋膜,切除腕掌侧韧带,显露位于其远侧深面的屈肌支持带,在尺侧端保护腕尺侧管及其内容。

2. 手掌浅层

(1)除去手掌中央部的浅筋膜,显露掌腱膜。

(2)除去鱼际和小鱼际的浅筋膜,显露两个部位的深筋膜。

(3)掌腱膜:从屈肌支持带上切断掌长肌腱,并向远侧剥离掌腱膜。

3. 中间骨筋膜鞘(掌中间鞘)

(1)尺动脉和掌浅弓:在豌豆骨桡侧切除屈肌支持带和尺侧端浅面的薄层深筋膜,打开腕尺侧管,修洁管内走行的尺动脉和尺静脉,向远侧追踪尺动脉及其参与形成的掌浅弓。追踪掌浅弓凸侧发出各支。

(2)腕尺侧管内的尺神经:尺神经行于尺血管尺侧至小鱼际肌近端、豌豆骨与钩骨之间处。

（3）沿腕前正中纵行切断屈肌支持带,剖开腕管,探查其中指浅、深屈肌腱、拇长屈肌腱及包绕各腱的屈肌总腱鞘和正中神经。

4. 鱼际肌及其邻近的血管神经

（1）鱼际肌:浅层靠外侧者为拇短展肌,内侧者为拇短屈肌。在拇短展肌和拇短屈肌中部横断二肌,显露深层的拇对掌肌以及其内侧的拇长屈肌腱,腱的内侧为拇收肌。

（2）查找桡动脉发出的掌浅支,向上追踪至前臂前区。观察掌浅弓的构成。

5. 小鱼际肌　除去小鱼际筋膜,显露各肌,浅层内侧者为小指展肌,外侧者为小指短屈肌。

6. 手掌的筋膜间隙

（1）用血管钳挑起示指屈肌腱和第1蚓状肌,观察其深面的疏松结缔组织间隙,即鱼际间隙;在第3、4和5指屈肌腱及第2、3和4蚓状肌深面者为掌中间隙。

（2）除去拇收肌表面的拇收肌筋膜,修洁拇收肌的横、斜二头及止端,追踪该肌两头间通过的桡动脉末段及其参与构成的掌深弓。

7. 掌深弓　向桡侧拉开各指屈肌腱及蚓状肌,除去疏松结缔组织和骨间掌侧筋膜,追踪尺动脉掌深支和桡动脉末端吻合形成的掌深弓,修洁掌深弓凸侧发出的3条掌心动脉。

学习小结

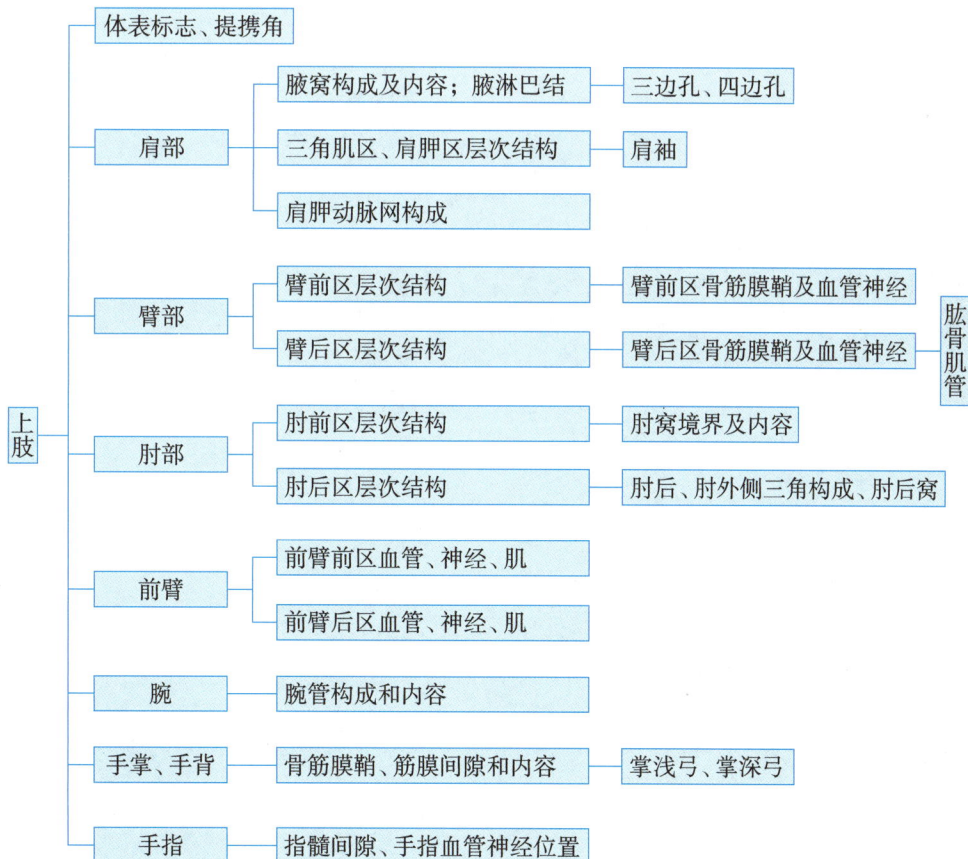

（王　星　陈　涛　王国泰　李新华）

ER-3-4

扫一扫
测一测

复习思考题

1. 何为提携角？
2. 叙述腋窝的构成及内容。
3. 简述三边孔和四边孔的境界及其通过内容。
4. 何为肩袖？
5. 叙述肘窝的构成及内容。

ER-4-1

PPT 课件

第四章

下　肢

学习目标

　　学习下肢的体表标志;层次结构;血管、神经的行程及分支分布;筋膜鞘及其间隙的内容。这些知识都与临床手术操作、骨折复位、血管穿刺、神经封闭、针灸取穴选择有着密切的联系,为将来进一步学习临床课程奠定基础。

第一节　概　　述

　　下肢具有支持体重、维持直立行走和运动的功能。下肢的骨骼粗大,关节面宽,关节的辅助结构多,肌肉发达。

一、境界与分区

　　下肢与躯干直接相连。前方以腹股沟韧带与腹部分界,外后方以髂嵴与腰部分界,内侧以阴股沟与会阴部分界。下肢可分为臀部、股部、膝部、小腿部、踝与足部。

二、表面结构

(一) 体表标志

　　1. 臀与股部　髂嵴位于皮下,易于触摸,其前端是髂前上棘,后端是髂后上棘。左、右髂嵴最高点的连线,平对第 4 腰椎棘突。在髂前上棘后上方 5~7cm 处有髂结节,其下方约 10cm 处有股骨大转子。屈髋时,在臀下部内侧可触及坐骨结节。腹前正中线下方是耻骨联合上缘,在其外侧约 2.5cm 处可触及耻骨结节。

　　2. 膝部　前方有髌骨及其下方的髌韧带,髌韧带的止点是胫骨粗隆。髌骨两侧可分别触及上方的股骨内、外侧髁和下方的胫骨内、外侧髁。股骨内、外侧髁侧面最突出部为股骨内、外上髁,股骨内上髁的后上方可触及收肌结节。平胫骨粗隆的外上方,可触及腓骨头。屈膝时,在膝关节后方,内侧可摸到半腱肌腱和半膜肌腱,外侧可摸到股二头肌腱。

　　3. 小腿部　前面为胫骨前缘,此缘的内侧即胫骨内侧面。小腿下 1/3 外侧皮下可触及腓骨。

　　4. 踝与足　在踝部两侧可触及和看到内、外踝,后方可触及跟腱,其下方为跟骨结节。足内侧缘中点稍后的舟骨粗隆和外侧缘中份的第 5 跖骨粗隆均可触及。

(二) 对比关系

　　下肢骨折或关节脱位时,骨性标志之间的正常位置可能发生变化,了解这些变化有助于临床诊治。

1. Nelaton 线　侧卧位,髋关节屈 90°~120°,由坐骨结节至髂前上棘的连线称 Nelaton 线。正常时此线经过股骨大转子尖。当髋关节脱位或股骨颈骨折时,大转子尖可移位于此线上方。

2. Kaplan 点　仰卧,下肢伸直并拢,两髂前上棘在同一水平面,由左、右大转子尖经同侧髂前上棘作延长线,两侧延长线的交点称 Kaplan 点。正常时此点在脐或脐上。当髋关节脱位或股骨颈骨折时,此点移至脐下并偏向健侧。

(三) 颈干角和膝外翻角

股骨颈与股骨体长轴之间向内的夹角称颈干角。成人正常 125°~130°(平均为 127°),大于 130° 为髋外翻,小于 125° 为髋内翻(图 4-1)。

股骨轴线与胫骨轴线于膝关节处相交成一向外开放的角,正常时约 170°,其补角称膝外翻角。男性者略小于女性。若此角<10° 为膝内翻,呈 O 形腿或"弓形腿",若此角>10° 为膝外翻,呈 X 形腿(图 4-2)。

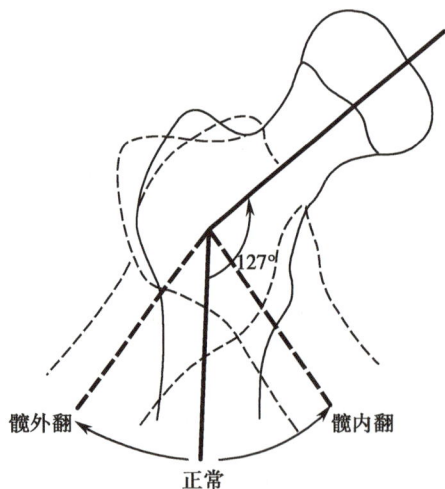

图 4-1　股骨颈干角

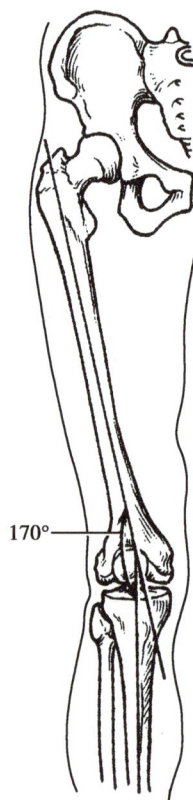

图 4-2　膝外翻角

第二节　臀　　部

一、境界

臀部为髋骨后外侧面的区域。上界为髂嵴,下界为臀沟,内侧界为骶、尾骨的外侧缘,外侧界为髂前上棘至大转子的连线。

76

二、浅层结构

臀部皮肤较厚,有丰富的皮脂腺和汗腺,有较好的弹性且耐摩擦。

浅筋膜发达,富有纤维组织和脂肪,后下部厚而致密,形成脂肪垫,承受坐位时的压力。在骶骨后面及髂后上棘附近则很薄,长期卧床时此处易受压形成压疮。

浅筋膜内的皮神经有:**臀上皮神经**(superior gluteal nerve)是第 1~3 腰神经后支的外侧支,在髂嵴上方竖脊肌的外侧缘穿出胸腰筋膜,越过髂嵴至臀上部皮肤。臀上皮神经跨越髂嵴处位置较固定,转体扭腰时易受到牵拉而损伤,产生腰腿痛。**臀内侧皮神经**(medial gluteal nerve)是第 1~3 骶神经的后支,在髂后上棘与尾骨尖连线中段穿出,分布于臀内侧部皮肤。**臀下皮神经**(inferior gluteal nerve)是股后神经的臀支,绕臀大肌下缘分布于臀下部皮肤。此外,臀部外侧的皮肤尚有髂腹下神经的外侧皮支分布(图 4-7)。

三、深层结构

(一)深筋膜

臀部的深筋膜又称**臀筋膜**(gluteal fascia),分浅、深两层包绕臀大肌,并发纤维伸入臀大肌的肌束内,故臀筋膜不易与肌分离。臀筋膜外上份较坚韧,附着于髂嵴,向外下移行于大腿的阔筋膜。臀筋膜损伤是腰腿痛的常见病因之一。

(二)肌层

臀肌有 3 层:浅层**臀大肌**(gluteus maximus),在臀大肌腱膜与大转子之间深面有**臀大肌转子囊**(trochanteric bursa of gluteus maximus),在臀大肌与坐骨结节之间深面有**臀大肌坐骨囊**(sciatic bursa of gluteus maximus),两者都是滑膜囊,可减少肌与骨面之间的摩擦。臀大肌深面为臀大肌下筋膜间隙,此间隙借血管神经束与盆筋膜间隙相通,故盆内、外感染可以相互蔓延。中层自上而下为**臀中肌**(gluteus medius)、**梨状肌**(piriformis)、上孖肌、闭孔内肌腱、下孖肌和**股方肌**(quadratus femoris)。深层有**臀小肌**(gluteus minimus)与**闭孔外肌**(obturator externus)。

(三)梨状肌上、下孔

梨状肌起自第 2~4 骶前孔的外侧,向外穿**坐骨大孔**(greater sciatic foramen)出盆腔至臀部,止于大转子尖端,将坐骨大孔分为梨状肌上、下孔。

1. 梨状肌上孔　穿经该孔的结构,由外侧向内侧依次为:**臀上神经**(superior gluteal nerve)、**臀上动脉**(superior gluteal artery)和**臀上静脉**(superior gluteal vein)。臀上神经分上、下两支支配臀中肌、臀小肌和阔筋膜张肌后部;臀上动脉分浅、深两支,浅支主要营养臀大肌,深支营养臀中、小肌和髋关节;臀上静脉与动脉伴行(图 4-3)。

2. 梨状肌下孔　穿经该孔的结构,由外侧向内侧依次为:**坐骨神经**(sciatic nerve),**股后皮神经**(posterior femoral cutaneous nerve),**臀下神经**(inferior gluteal nerve),**臀下动、静脉**(inferior gluteal artery and vein),**阴部内动、静脉**(internal pudendal artery and vein)和**阴部神经**(pudendal nerve)(图 4-3)。

坐骨神经经坐骨结节与大转子之间中点稍内侧(临床上常将此处作为坐骨神经压痛点的检查部位)垂直下降入股后区;股后皮神经伴随坐骨神经下行至股后部皮肤,并发出臀下皮神经至臀下部皮肤;臀下神经支配臀大肌。臀下动脉营养臀大肌和髋关节,并与臀上动脉吻合。臀下静脉与动脉伴行;阴部内动、静脉和阴部神经穿梨状肌下孔出盆腔,绕坐骨棘经坐骨小孔入坐骨直肠窝(坐骨肛门窝),分布于会阴及外生殖器。

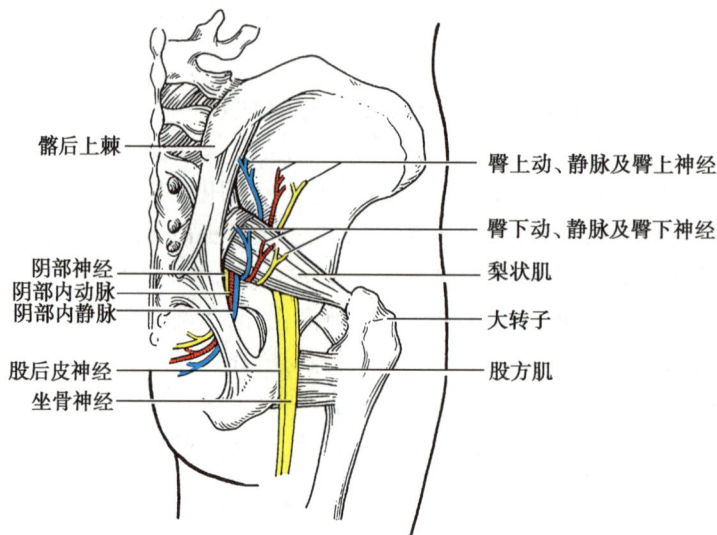

图 4-3　臀部血管神经

3. 坐骨神经与梨状肌的关系　坐骨神经出盆腔时与梨状肌的位置关系常有变异。多数以一主干经梨状肌下孔出盆腔,约占 66.3%;坐骨神经在盆腔内即分为胫神经和腓总神经,前者穿梨状肌下孔,后者从梨状肌中间穿出,约占 27.3%;其他变异型约占 6.4%。因为坐骨神经与梨状肌的关系十分密切,当梨状肌损伤、痉挛或出血肿胀时,易压迫坐骨神经而引起腰腿痛,称梨状肌损伤综合征(图 4-4)。

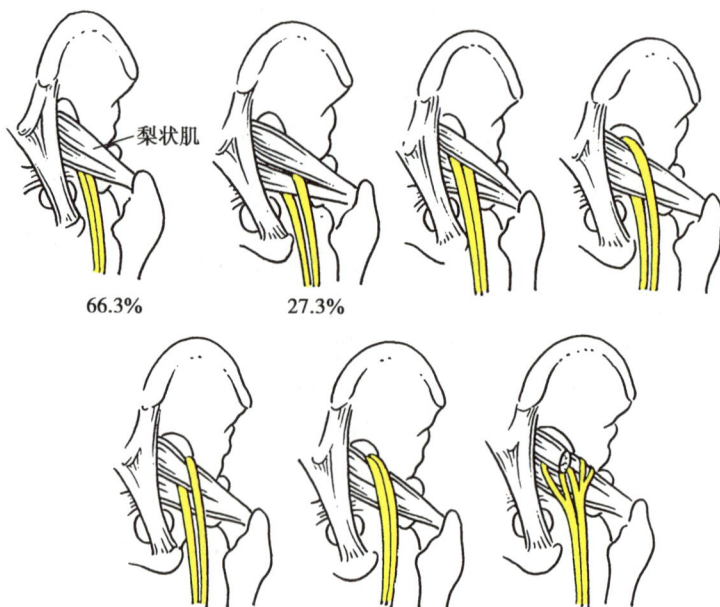

图 4-4　坐骨神经与梨状肌的关系

(四) 坐骨小孔

坐骨小孔(lesser sciatic foramen)由骶棘韧带、坐骨小切迹和骶结节韧带围成。阴部内动、静脉和阴部神经穿经此孔达坐骨直肠窝。

(五) 髋周围动脉网

髋周围动脉网在臀大肌深面,股方肌和大转子附近,由闭孔动脉,臀上、下动脉,旋股内、外侧动脉和股深动脉的第 1 穿动脉等形成丰富的动脉吻合网,通常称为"臀部十字吻合"。另外,在近髋关节的盆腔侧壁处,还有旋髂深动脉、髂腰动脉、第 4 腰动脉、骶外侧动脉和骶正中动脉等相互吻合支。髋周围动脉网可建立侧支循环,以保障髋关节的血液供应(图 4-5)。

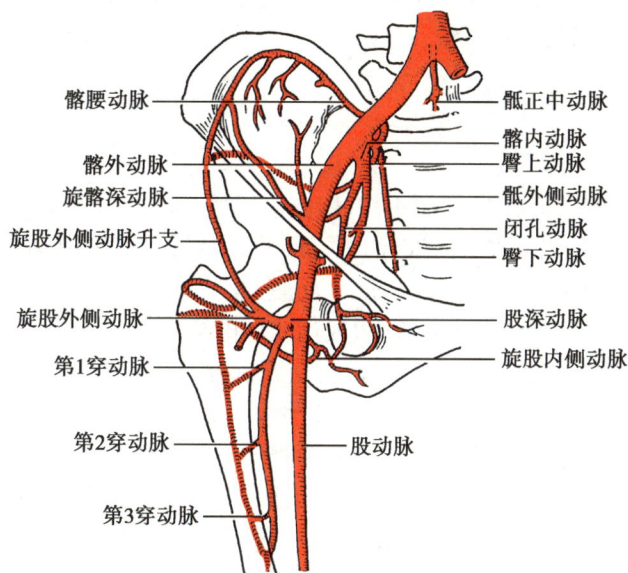

图 4-5　髋周围动脉网

知识链接

臀部肌内注射的常选部位

　　臀部的血管、神经多经梨状肌上、下孔出入盆腔至臀大肌深面的内侧和下部,故臀部肌内注射时,一般选择其外上象限进针较为安全。若在内上象限进针,有可能伤及臀上神经和血管,导致臀中、小肌麻痹而发生臀肌麻痹性跛行;若在臀下部进针易损伤坐骨神经,导致更为严重的下肢运动和感觉障碍。对婴幼儿进行臀部肌内注射时,以选择髂前上棘的外下方进针为宜。

常用腧穴解剖

　　环跳　定位:在股外侧部,侧卧屈股,当股骨大转子最凸点与骶管裂孔连线的外侧 1/3 与中 1/3 交点处。进针层次:皮肤→浅筋膜→臀大肌→坐骨神经或股后皮神经→股方肌。此区有坐骨神经、股后皮神经、臀下动脉、臀下静脉分支分布。

第三节　股　　部

股部上界前为腹股沟韧带,后为臀沟,内侧为股沟;下界为经髌骨上缘 2 横指处的环行线。经股骨内、外上髁各做一垂直线,将股部分为股前内侧区和股后区。

一、股前内侧区

(一) 浅层结构

1. 皮肤和浅筋膜　股部皮肤厚薄不均,内侧份较薄、移动性大,外侧份较厚、移动性小。

浅筋膜内脂肪较多,在近腹股沟处分为浅部的脂肪层和深部的膜性层,分别与腹前壁下部的脂肪层(Camper 筋膜)和膜性层(Scarpa 筋膜)相延续,膜性层在近腹股沟韧带约 1cm 处与阔筋膜相融合。浅筋膜内有浅血管、腹股沟浅淋巴结和皮神经。

2. **大隐静脉**(great saphenous vein)　起自足背静脉弓的内侧,经内踝前方,沿小腿内侧缘伴隐神经上行至膝部内后方,沿大腿内侧部上行,于耻骨结节下外方约 3cm 处,穿隐静脉裂孔汇入股静脉,其汇入点称隐点。大隐静脉根部有 5 条属支:腹壁浅静脉、旋髂浅静脉、股外侧浅静脉、股内侧浅静脉和阴部外静脉。属支的汇入点有多种类型(图 4-6)。各属支之间及与小隐静脉的属支之间均有丰富的吻合。大隐静脉曲张行高位结扎术时,必须结扎各属支,以防复发。

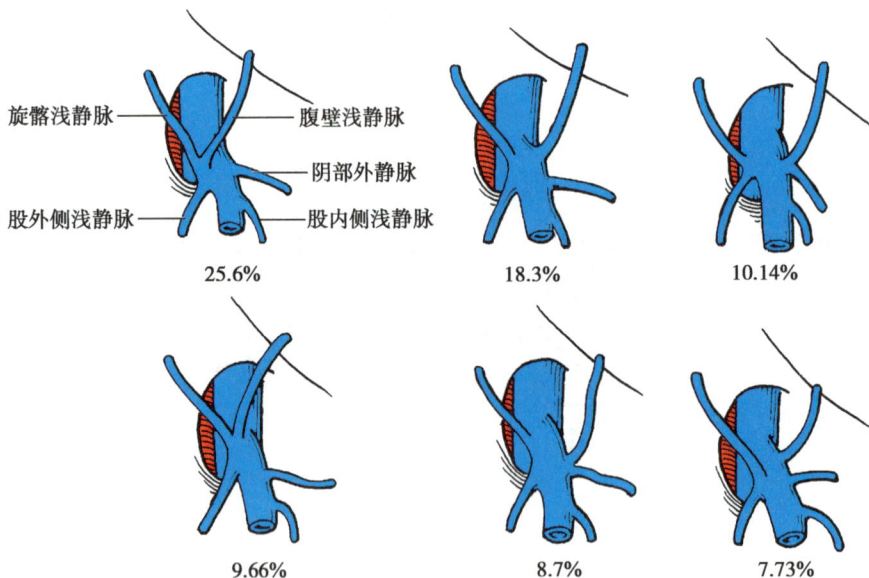

图 4-6　大隐静脉上段属支的类型

3. 浅动脉　主要有发自股动脉的**旋髂浅动脉**(superficial iliac circumflex artery),沿腹股沟韧带走向髂前上棘,分布于腹前壁下外侧部;**腹壁浅动脉**(superficial epigastric artery),在腹股沟韧带内侧半下方约 1cm 处穿阔筋膜向脐部行走,分布于腹前壁下部;**阴部外动脉**(external pudendal artery),分布到外生殖器皮肤。股部浅动脉的起始、行径、管径大小与临床的皮瓣移植有密切关系。

4. 皮神经　股前内侧区的皮神经有不同来源和分布,主要有发自腰丛的**股外侧皮神经**(lateral femoral cutaneous nerve),于髂前上棘下方 5~10cm 处穿出阔筋膜至皮下,分支分布于大腿外侧面皮肤和臀部外侧皮肤。股神经前皮支,在大腿前面中部穿过缝匠肌和深筋膜,分布于大腿前面中间部的皮肤。股神经内侧皮支,于大腿下 1/3 处穿缝匠肌内侧缘和深筋膜,分布于大腿内侧中、下部的皮肤。闭孔神经皮支,穿股薄肌或长收肌,分布于大腿内侧中、上部皮肤。另外还有来自髂腹股沟神经及生殖股神经的分支分布于股前区上部中、内侧皮肤(图 4-7)。

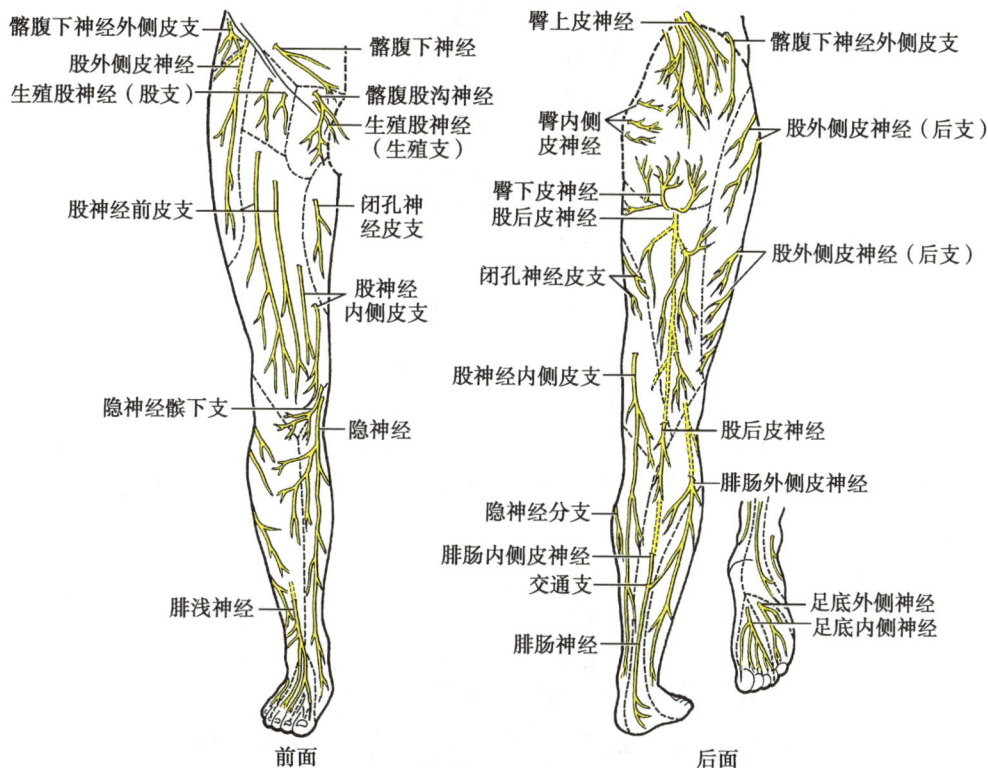

图 4-7 下肢皮神经

5. 浅淋巴结　　腹股沟浅淋巴结(superficial inguinal lymph node)可分上、下两群:上群又称斜群,有 2~6 个淋巴结,排列于腹股沟韧带下方,主要收纳腹前壁下部、外生殖器、会阴、臀部、肛管和子宫的部分淋巴;下群又称纵群,有 2~7 个淋巴结,沿大隐静脉末端纵行排列,主要收纳下肢的浅淋巴管、会阴和外生殖器的部分淋巴。腹股沟浅淋巴结的输出管注入腹股沟深淋巴结或髂外淋巴结(图 4-8)。

(二) 深层结构

1. 深筋膜　　大腿的深筋膜是全身最厚的筋膜,又称**阔筋膜**(fascia lata)。上方附着腹股沟韧带及髂嵴,与臀筋膜和会阴筋膜相续,下方与小腿的深筋膜和腘筋膜相连。阔筋膜形成的主要结构有髂胫束和隐静脉裂孔。

(1)**髂胫束**(iliotibial tract):在大腿外侧,阔筋膜明显增厚呈带状,称髂胫束。起自髂嵴前份,上部分两层,包裹阔筋膜张肌并与之紧密结合不易分离,下端附着在胫骨外侧髁、腓骨头和膝关节囊下部。临床上常用髂胫束作为体壁薄弱、缺损部位或膝关节交叉韧带的修补重建材料。

(2)**隐静脉裂孔**(saphenous hiatus):阔筋膜在耻骨结节下外方约 3cm 处形成一个卵圆形的缺口,称隐静脉裂孔(卵圆窝),表面覆盖一层多孔的疏松结缔组织膜,称**筛筋膜**(cribriform fascia),有大隐静脉及其属支穿入。隐静脉裂孔外缘锐利呈镰刀状,称镰状缘。

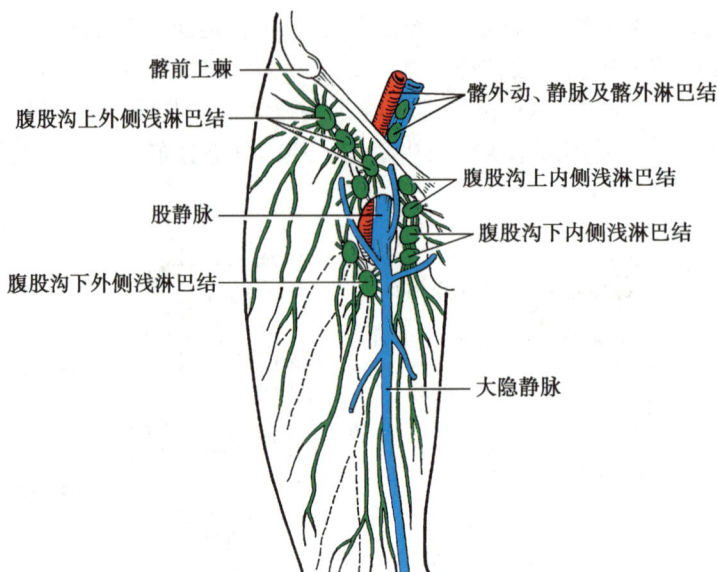

图 4-8 腹股沟浅淋巴结

2. **骨筋膜鞘** 阔筋膜向深部发出股内侧、股外侧和股后 3 个肌间隔,伸入肌群之间并附着于股骨粗线。肌间隔与骨膜和阔筋膜共同形成 3 个骨筋膜鞘(图 4-9),容纳相应的肌群、血管及神经。

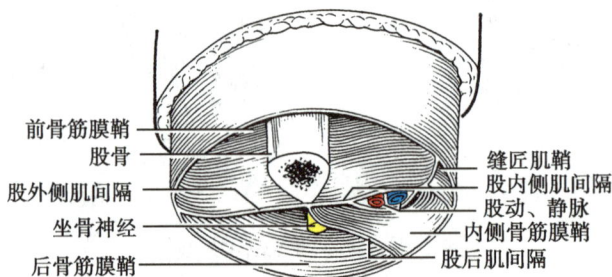

图 4-9 股骨中部骨筋膜鞘

(1)前骨筋膜鞘:包裹股前群肌、股动脉、股静脉、股神经及腹股沟深淋巴结。

(2)内侧骨筋膜鞘:包裹股内侧群肌、闭孔动脉、闭孔静脉及闭孔神经。

(3)后骨筋膜鞘:见股后区。

3. **肌腔隙与血管腔隙** 位于腹股沟韧带与髋骨之间的间隙,被**髂耻弓**(iliopectineal arch)分隔为外侧的肌腔隙和内侧的血管腔隙(图 4-10)。两腔隙是腹、盆腔与股前内侧区之间的重要通道。髂耻弓是连接腹股沟韧带和髋骨的髂耻隆起之间的韧带。

(1)**肌腔隙**(lacuna musculorum):前界为腹股沟韧带外侧部,后外侧界为髂骨,内侧界为髂耻弓。腔隙内有髂腰肌、股神经和股外侧皮神经通过。当腰椎结核形成脓肿时,脓液可沿腰大肌及其筋膜经此隙蔓延至大腿根部,并可刺激股神经产生症状。

(2)**血管腔隙**(lacuna vasorum):前界为腹股沟韧带内侧部,后界为耻骨肌和耻骨梳韧带,内侧界为腔隙韧带(陷窝韧带),外侧界为髂耻弓。腔隙内有股鞘包裹的股动脉、股静脉、股管,以及生殖股神经的股支和淋巴管。

4. **股三角**(femoral triangle) 位于股前内侧区上 1/3,是底朝上尖朝下的三角区,向下与收肌管相通。

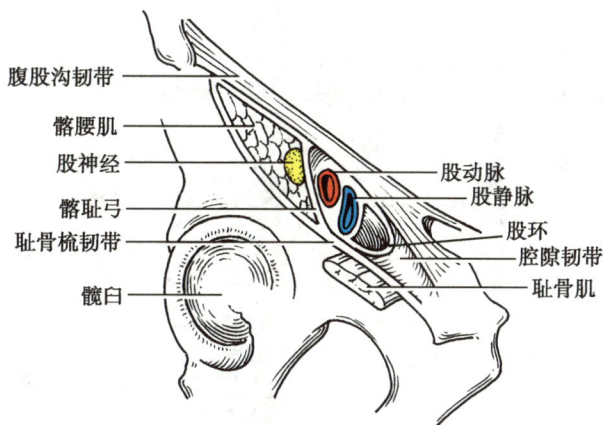

图 4-10 肌腔隙、血管腔隙

（1）境界：上界为腹股沟韧带，下外界为缝匠肌内侧缘，下内界为长收肌内侧缘。前壁为阔筋膜，后壁自外侧向内侧为髂腰肌、耻骨肌和长收肌及其筋膜。

（2）内容：股三角内结构由外侧向内侧依次为股神经、股鞘及其内容（股动脉、股静脉、股管）、腹股沟深淋巴结及脂肪组织等。股动脉位于腹股沟韧带中点的下方，其外侧为股神经，内侧为股静脉。临床上可在此压迫股动脉止血，进行插管造影，股动、静脉穿刺及股神经阻滞麻醉等（图 4-11）。

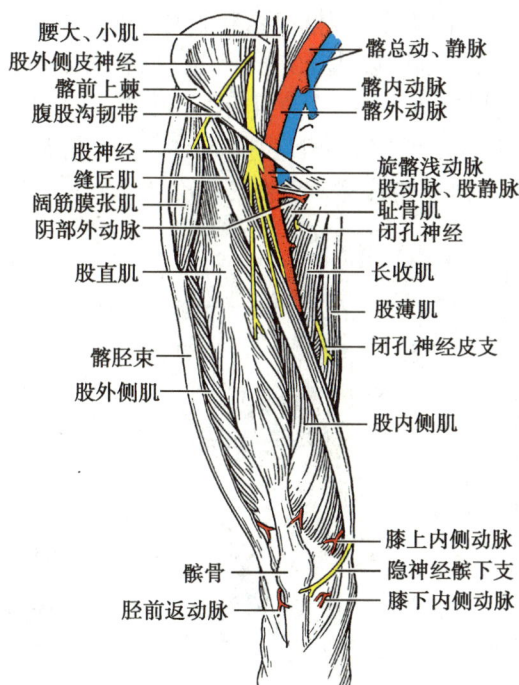

图 4-11 股前内侧区浅层肌及血管神经

1）**股鞘**（femoral sheath）：呈漏斗形，长约 3~4cm，是腹横筋膜与髂筋膜向下延续，包绕股动、静脉上段的筋膜鞘，向下与股血管的外膜融合为血管鞘。股鞘内有 2 条纵行的纤维隔将鞘分为 3 个腔，外侧腔有股动脉，中间腔有股静脉，内侧腔形成股管（图 4-12）。

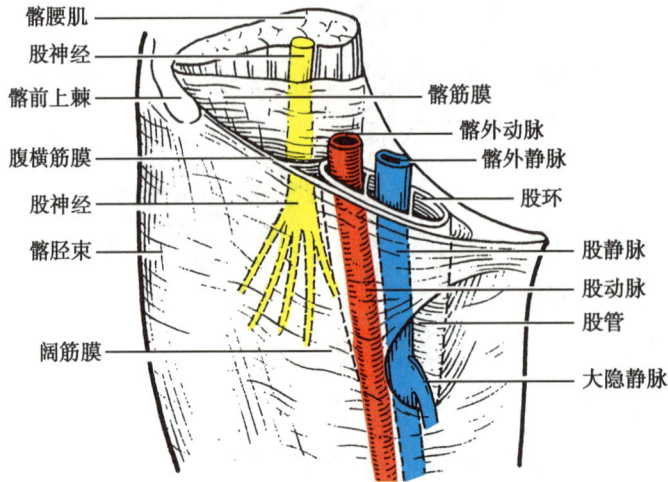

图 4-12　股鞘与股管

2）**股管**（femoral canal）：位于股鞘的内侧份，是一个漏斗状的筋膜间隙，长约 1~2cm。其前壁自上而下依次为腹股沟韧带、隐静脉裂孔镰状缘的上端和筛筋膜；后壁为耻骨梳韧带、耻骨肌及其筋膜；内侧壁为腔隙韧带及股鞘内侧壁；外侧壁为股静脉内侧的纤维隔。股管的上口称**股环**（femoral ring），呈卵圆形，其前界为腹股沟韧带，后界为耻骨梳韧带，内侧界为腔隙韧带，外侧界为股静脉内侧的纤维隔。股环上面覆盖有薄层疏松结缔组织，称**股环隔**（femoral septum），隔的上面有腹膜覆盖，呈一小凹，称股凹。股管下端为盲端，正对隐静脉裂孔的内上份。股管内有 1~2 个腹股沟深淋巴结和脂肪组织。当腹压增高时，腹腔脏器可被推向股凹，经股环入股管，在隐静脉裂孔处突出，形成股疝（图 4-13）。因女性骨盆宽阔，股环略宽大，故易发生股疝，尤以老年女性多见。由于股环的前、后、内侧界均为韧带性结构，不易伸展，因此股疝易发生嵌顿和绞窄。来自腹壁下动脉的闭孔支或变异的闭孔动脉行经腔隙韧带附近，故股疝修补手术时，应注意避免损伤该动脉。

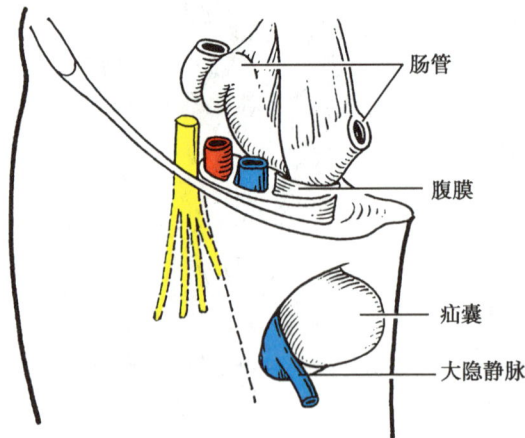

图 4-13　股疝

3）**股动脉**（femoral artery）：是髂外动脉的直接延续，经血管腔隙入股三角，下行至股三角尖处入收肌管至腘窝，移行为腘动脉。股动脉在起始处发出旋髂浅动脉、腹壁浅动脉及阴部外动脉，前二者为带蒂游离皮瓣移植的重要血管。股动脉于腹股沟韧带下方 3~5cm 处向后外侧发出粗大的**股深动脉**（deep femoral artery）。股深动脉向下内行经长收肌深面离开股三角,沿途发出旋股内、外侧动脉,数条穿动脉及肌支,它们均绕行至股后区,同时参与构成髋周围动脉网和膝关节动脉网(图 4-14)。

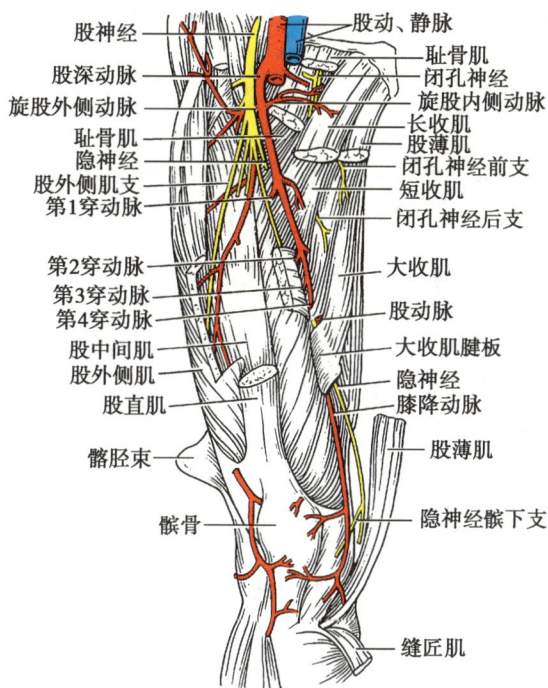

图 4-14　股前内侧区深层肌及血管神经

4)**股静脉**(femoral vein):是腘静脉向上的延续,始于收肌腱裂孔处,伴股动脉上行,经收肌管入股三角,向上穿血管腔隙移行为髂外静脉。在收肌管内,股静脉位于股动脉的后外侧。在股三角内,股静脉位于股动脉的内侧。股静脉除收纳大腿的深静脉外,在隐静脉裂孔处还收纳大隐静脉。

5)**腹股沟深淋巴结**(deep inguinal lymph node):位于股静脉上部附近及股管内,有 3~4个腹股沟深淋巴结,收纳下肢的深淋巴、会阴的淋巴和腹股沟浅淋巴结的输出管,其输出管注入髂外淋巴结。

6)**股神经**(femoral nerve):来自腰丛,经髂筋膜深面、肌腔隙的内侧进入股三角。股神经的主干粗短,随即发出许多肌支、皮支和关节支。肌支分布于股四头肌、耻骨肌和缝匠肌;关节支分布于髋、膝关节;皮支有股神经前皮支和内侧皮支。其中最长的皮神经为**隐神经**(saphenous nerve),下行入收肌管,继而穿收肌管的前壁与大隐静脉伴行,分布于膝、小腿内侧和足内侧缘的皮肤。

5. **收肌管**(adductor canal,又称 Hunter 管)　位于股前内侧中 1/3 段,长约 15cm,其断面呈三角形。前壁为张于股内侧肌与大收肌间的收肌腱板,浅面有缝匠肌覆盖;外侧壁为股内侧肌;后壁为大收肌与长收肌。收肌管的上口与股三角尖端相通,下口为**收肌腱裂孔**(adductor tendinous opening),与腘窝相通。股三角或腘窝的炎症可借此相互蔓延。管内通过的结构由前向后有:股神经发出的股内侧肌支和隐神经、股动脉、股静脉及淋巴管。股动脉于该管下段发出膝降动脉(又称膝最上动脉),参与组成膝关节动脉网。

6. 闭孔血管和神经　经闭膜管出入盆腔与股部。**闭孔动脉**(obturator artery)为髂内动脉的分支,与同名静脉、神经伴行,出盆后分为前、后两支,分别位于短收肌前、后方,前支营养内收肌群,后支营养髋关节及股方肌等。**闭孔静脉**(obturator vein)与同名动脉伴行,汇入

85

髂内静脉。**闭孔神经**(obturator nerve)发自腰丛,出盆后分为前、后两支。前支位于短收肌表面,分支分布到长收肌、股薄肌、短收肌、耻骨肌以及膝关节;后支位于短收肌后面,支配闭孔外肌和大收肌。闭孔神经的皮支由前支发出,分布于大腿内侧皮肤。

二、股后区

(一)浅层结构

皮肤薄,浅筋膜较厚。股后皮神经自臀大肌下缘中点处发出臀下皮神经后,主干沿股后区中线下行,位于阔筋膜与股二头肌之间,沿途发出分支分布到股后区皮肤。其末支至腘窝上角处穿深筋膜至皮下,分布于腘窝、小腿后区上部的皮肤。

(二)深层结构

1. 后骨筋膜鞘　由股后区阔筋膜、股外侧肌间隔、股后肌间隔与粗线处的骨膜共同围成。鞘内容纳股后肌群和坐骨神经等,此鞘上通臀大肌下间隙,向下通腘窝,炎症可沿此间隙内的血管神经束相互蔓延。

2. 坐骨神经(sciatic nerve)　发自骶丛,从梨状肌下孔出盆腔,在臀大肌深面下行,经坐骨结节与大转子之间至股后区,行于股二头肌长头和大收肌之间至腘窝上角,分为胫神经和腓总神经两终支。在臀大肌下缘与股二头肌长头外侧缘的夹角处,坐骨神经浅面仅有皮肤及浅筋膜覆盖,是检查坐骨神经压痛点的常用部位(图 4-15)。

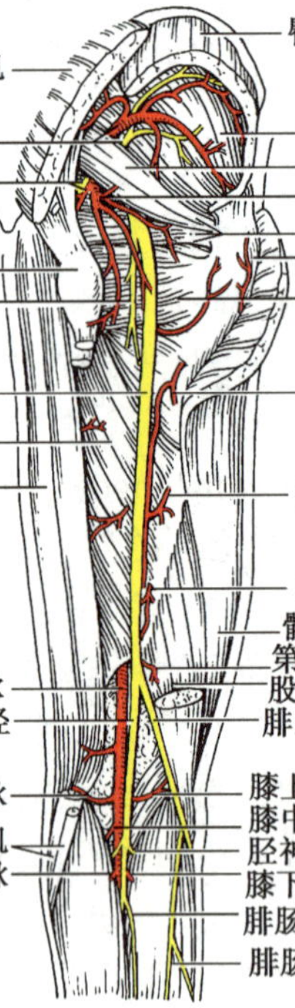

图 4-15　臀部与股后区的血管神经

ER-4-4

知识拓展
股骨骨折

知识链接

股骨骨折

股骨骨折是常见的外伤性疾病,其上段是老年人常发生骨折的部位。股骨颈骨折可发生在股骨头下方、中点附近或邻接转子处。骨折线可以在转子的下方或通过大、小转子之间。股骨颈骨折将完全切断来自股骨干的血液供应,同时股骨头韧带亦可能被撕断,因而不可避免地会发生股骨头缺血性坏死。骨折愈接近股骨头,来自股骨头韧带的血液供应就愈少,股骨头坏死的可能性就愈大。反之,通过转子间的骨折,骨折线由于在关节囊外,股骨头韧带没有被破坏,故这种骨折不会发生股骨头缺血性坏死。

股骨骨折多系暴力作用所致,由于暴力的直接作用和不同方向肌肉的牵引,骨折端常发生严重移位而导致各种各样的畸形。

常用腧穴解剖

1. 承扶 定位:在股后区正中线与臀大肌下缘的交点上(臀下横纹正中点)。进针层次:皮肤→浅筋膜→臀大肌→股后皮神经→股二头肌长头及半腱肌→坐骨神经。此区有坐骨神经、股后皮神经、臀下皮神经的分支分布。

2. 伏兔 定位:仰卧伸膝,在大腿前面,当髂前上棘与髌骨外上缘的连线上,距髌骨上缘6寸。进针层次:皮肤→浅筋膜→股直肌→旋股外侧动、静脉降支→股神经肌支→股中间肌。此区有股神经、股动静脉的分支分布。

第四节 膝 部

膝部是从髌骨上缘上方两横指到胫骨粗隆高度的范围,可分为膝前区和膝后区。

一、膝前区

(一)浅层结构

皮肤薄而松弛,皮下脂肪少,移动性大。在膝内侧,有隐神经自深筋膜穿出的髌下支;在膝外上和内上方有股外侧皮神经、股神经前皮支和内侧皮支的终末分布;在膝外下方有腓肠外侧皮神经分布。

(二)深层结构

膝前区深筋膜是阔筋膜的延续,膝外侧部有髂胫束,内侧部有缝匠肌腱和股薄肌腱、半腱肌腱。膝中间部为股四头肌腱,附着于髌骨底、前面及两侧缘,继而延续为**髌韧带**(patellar ligament),止于胫骨粗隆。在髌骨两侧股四头肌腱与阔筋膜一起,形成**髌支持带**(patellar retinaculum),附着于髌骨、髌韧带及胫骨内、外侧髁。在股四头肌腱与股骨之间有**髌上囊**(suprapatellar bursa),多与关节腔相通。髌韧带两侧的凹陷处,向后可触及膝关节间隙,此处相当于半月板的前端(图4-16)。

二、膝后区

膝后区主要为**腘窝**(popliteal fossa)的结构。

(一)浅层结构

皮肤松弛、薄弱,移动性较大。浅筋膜中有**小隐静脉**(small saphenous vein)的近侧端穿过深筋膜注入腘静脉,其周围有腘浅淋巴结。此区的皮神经为股后皮神经末支、隐神经及腓肠外侧皮神经的分支。

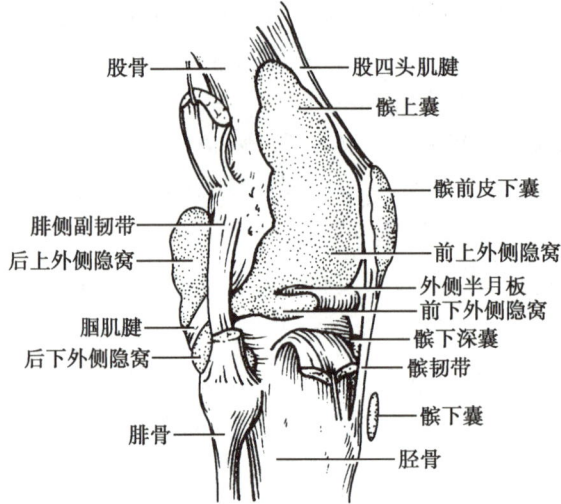

图 4-16 膝关节滑液囊

(二) 深层结构

1. **腘窝的境界** 腘窝为膝后区的菱形凹陷。外上界为股二头肌腱,内上界为半腱肌和半膜肌,下内和下外界分别为腓肠肌内、外侧头。腘窝顶(浅面)为腘筋膜,是大腿阔筋膜的延续,向下移行为小腿深筋膜。腘窝底自上而下为股骨腘面、膝关节囊后部、腘斜韧带、腘肌及其筋膜。

2. **腘窝内容** 腘窝中部由浅至深依次为:胫神经、腘静脉和腘动脉。腘窝外上界有腓总神经。在腘窝内血管周围有腘深淋巴结(图 4-17)。

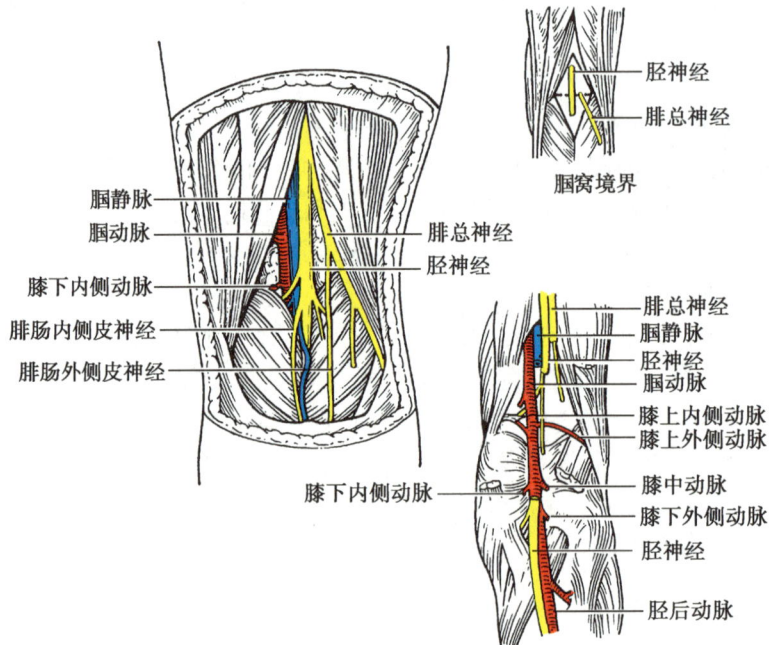

图 4-17 腘窝及其内容

(1)胫神经与腓总神经:**胫神经**(tibial nerve)位于腘窝的最浅面,多在腘窝上角由坐骨神经分出,沿腘窝中线下行,到腘肌下缘穿比目鱼肌腱弓,进入小腿后区。在腘窝内发出肌支、关节支至附近肌肉和膝关节,还发出**腓肠内侧皮神经**(medial sural cutaneous nerve)

伴小隐静脉下行。**腓总神经**（common peroneal nerve）是坐骨神经的另一终末支,多在腘窝上角处分出,沿股二头肌腱内侧缘行向外下,经腓肠肌外侧头表面至腓骨头下方,绕腓骨颈,在此处分为腓浅神经和腓深神经。腓总神经在腘窝发出关节支和**腓肠外侧皮神经**（lateral sural cutaneous nerve）,该神经下行与腓肠内侧皮神经合并成**腓肠神经**（sural nerve）。因腓总神经在腓骨颈处紧贴骨面,表面无肌组织覆盖,腓骨颈骨折或此部外伤时,易损伤腓总神经。

（2）**腘动脉**（popliteal artery）:是股动脉的延续,位置最深,与股骨腘面及膝关节囊后部紧贴,故股骨髁上骨折易损伤腘动脉。腘动脉在腘窝内有 5 条分支:膝上内侧动脉、膝上外侧动脉、膝中动脉、膝下内侧动脉和膝下外侧动脉。它们供血给膝关节并参与膝关节动脉网的组成。

（3）**腘静脉**（popliteal vein）:由胫前、后静脉在腘窝下角处汇合而成,有小隐静脉注入。在腘窝内行于胫神经和腘动脉之间,并与腘动脉包于同一筋膜鞘内。

（4）**腘深淋巴结**（deep popliteal lymph node）:位于腘血管周围,约 4~5 个。收纳小腿以下的深淋巴,小腿后、外侧和足外侧部的浅淋巴。其输出管注入腹股沟深淋巴结。

三、膝关节动脉网

膝关节动脉网由股动脉、股深动脉、腘动脉和胫前动脉的多个分支在膝关节周围吻合形成动脉网。主要有旋股外侧动脉降支、股深动脉的第 3 穿动脉、膝降动脉、膝上内侧动脉、膝上外侧动脉、膝中动脉、膝下内侧动脉、膝下外侧动脉和胫前返动脉。膝关节动脉网的存在保证了当腘动脉栓塞或损伤时,建立侧支循环以维持肢体远端的血供（图 4-18）。

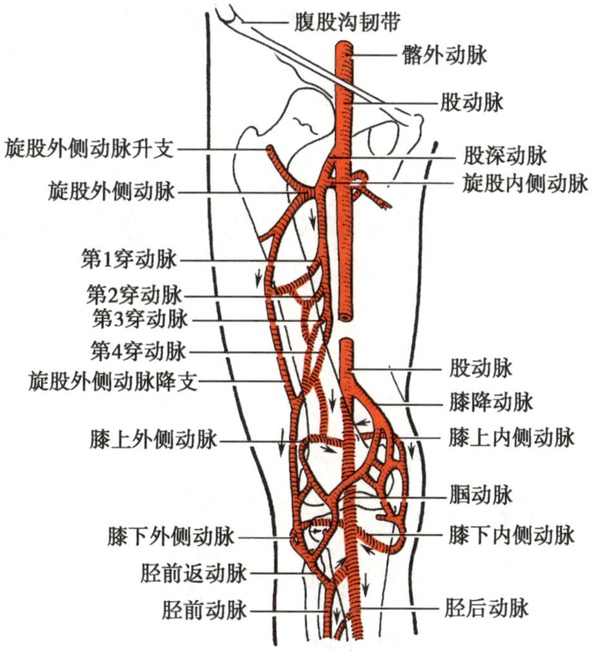

图 4-18 膝关节动脉网

常用腧穴解剖

1. 阴陵泉 定位:在膝下内侧,当胫骨内侧髁后下方凹陷处,平齐胫骨粗隆下缘,缝匠肌的附着部,与阳陵泉穴相对应。进针层次:皮肤→浅筋膜→半腱肌腱→腓肠肌内侧头→半膜肌腱。此区有隐神经、大隐静脉、膝降动脉分支等。

2. 阳陵泉　定位：在小腿外侧，膝关节半屈，腓骨头最高点前下方，胫腓关节处。进针层次：皮肤→浅筋膜→腓骨长肌→趾长伸肌→胫腓关节。此区有腓肠外侧皮神经、腓总神经、胫前返动脉、胫前返静脉。

第五节　小　腿　部

小腿上界为平胫骨粗隆的环形线，下界为内、外踝基部的环形连线。经内、外踝的垂线，可将小腿分为小腿前外侧区和小腿后区。

一、小腿前外侧区

(一) 浅层结构

皮肤较厚而紧，移动性小，多毛发，血供较差，特别是小腿前内侧面区域血供较差，感染或形成溃疡时难以愈合。浅筋膜疏松，轻度水肿时，在内踝上方易出现压痕。浅静脉及其属支，大隐静脉起于足背静脉弓的内侧，经内踝前方上行达小腿前内侧。大隐静脉及其属支在此区与小隐静脉、深静脉有广泛的交通和吻合。此区的皮神经主要有两条：隐神经伴大隐静脉行至足内侧缘，在小腿上部，隐神经居静脉后方，在小腿下部绕至静脉前方；**腓浅神经**（superficial peroneal nerve）由腓总神经分出，于小腿外侧中、下 1/3 交点处穿出深筋膜至皮下，随即分成内、外侧支，行至足背。

(二) 深层结构

小腿前外侧区深筋膜较致密。在胫侧与胫骨体内侧面的骨膜紧密融合，在腓侧发出前、后肌间隔，附着于腓骨骨膜。深筋膜、前肌间隔、后肌间隔、胫骨骨膜、腓骨骨膜及骨间膜，共同围成前骨筋膜鞘和外侧骨筋膜鞘，分别容纳小腿前、外侧肌群及相应血管和神经（图 4-19）。

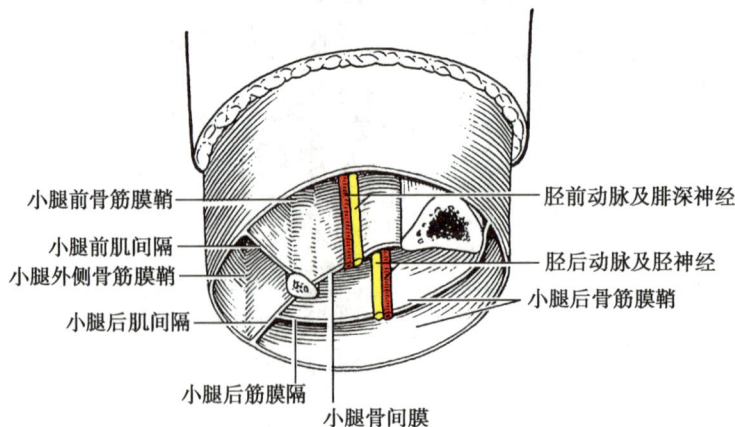

图 4-19　小腿中部骨筋膜鞘

1. 前骨筋膜鞘　容纳小腿前群肌肉、胫前血管和腓深神经。

(1)小腿浅群肌：主要有 3 块，为胫骨前肌、姆长伸肌和趾长伸肌。

（2）**胫前动脉**（anterior tibial artery）与**胫前静脉**（anterior tibial vein）：胫前动脉在腘肌下缘由腘动脉分出后即向前穿骨间膜，进入小腿前骨筋膜鞘，紧贴骨间膜前面，伴腓深神经下行。上 1/3 段位于胫骨前肌和趾长伸肌之间，下 2/3 段位于胫骨前肌和蹞长伸肌之间，主干下行至伸肌上支持带下缘移行为足背动脉。胫前动脉起始部发胫前返动脉加入膝关节动脉网，中部发肌支营养前群肌及胫、腓骨，下部在踝关节附近发内、外踝前动脉，参与构成踝关节动脉网（图 4-20）。有两支胫前静脉与同名动脉伴行。

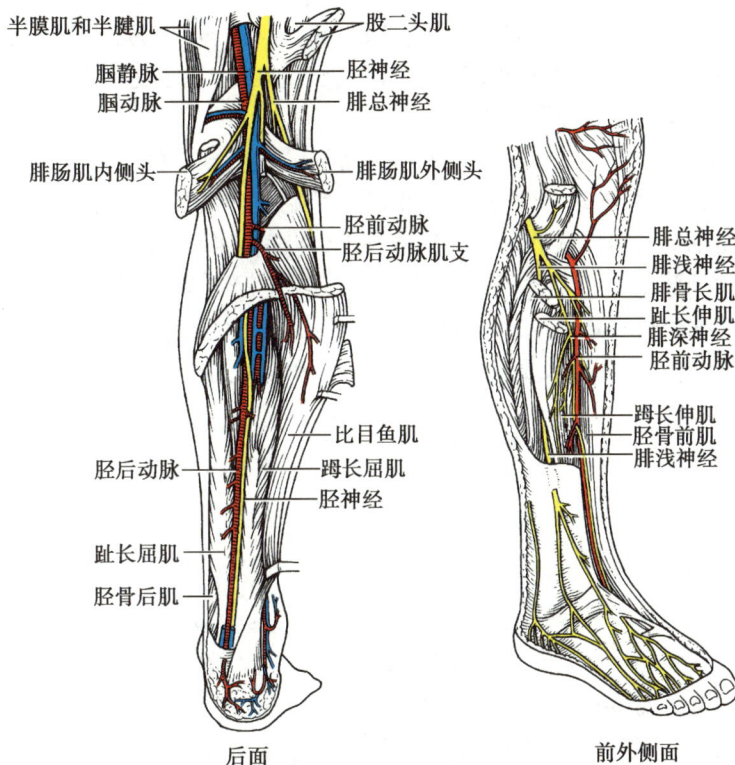

图 4-20　小腿的血管神经

（3）**腓深神经**（deep peroneal nerve）：在腓骨颈高度，发自腓总神经，穿腓骨长肌起始部及前肌间隔，进入前骨筋膜鞘与胫前血管伴行。发肌支支配小腿前群肌和足背肌。皮支仅分布于第 1、2 趾相对缘的皮肤。腓深神经损伤可致足下垂和不能伸趾。

2. 外侧骨筋膜鞘　包绕小腿外侧群肌肉、腓浅血管及腓浅神经等。

（1）小腿外侧群肌：包括腓骨长肌、腓骨短肌。

（2）腓浅神经：在腓骨颈高度，发自腓总神经，于腓骨长、短肌之间下行，发肌支支配此二肌。约在小腿外侧中、下 1/3 交点处，穿深筋膜至皮下，分布于小腿外侧及足背皮肤（第 1 趾蹼及第 1、2 趾相对缘皮肤除外）。腓浅神经损伤常导致足不能外翻。

二、小腿后区

（一）浅层结构

此区皮肤柔软，弹性好，血供丰富且体毛较少，是临床上常用的带血管蒂皮瓣移植的供皮区。

1. 小隐静脉　起自足背静脉弓的外侧端，伴腓肠神经绕外踝后方于小腿后区正中线上行至腘窝下角处，穿腘筋膜入腘窝后注入腘静脉。小隐静脉有 7~8 个静脉瓣，并有交通支与大隐静脉和深静脉相吻合。静脉瓣发育不良或深静脉回流受阻,可导致小隐静脉和大隐静脉淤血及曲张。

2. **腓肠神经**（sural nerve）　由腓肠内侧皮神经和腓肠外侧皮神经在小腿后区下部吻合而成,经外踝后方达足背外侧,分布于小腿后区下部及足背外侧的皮肤。

(二) 深层结构

深筋膜与胫、腓骨的骨膜、骨间膜及后肌间隔共同围成后骨筋膜鞘,鞘内有小腿后群肌肉及血管神经束。

1. 后骨筋膜鞘　小腿后骨筋膜鞘分浅、深两部。浅部容纳小腿三头肌,向下逐渐缩窄,仅包绕跟腱及周围脂肪。深部容纳小腿后群深层肌及腘肌,在小腿上部,由外侧向内侧依次为跚长屈肌、胫骨后肌和趾长屈肌。

2. 血管神经束　**胫后动脉**（posterior tibial artery）为腘动脉的直接延续,在小腿后区深、浅肌层之间下行,沿途分支营养邻近肌,主干经内踝后方进入足底。胫后动脉起始处发出**腓动脉**（peroneal artery）,越胫骨后肌表面,斜向外下,在跚长屈肌与腓骨之间下降至外踝后方,终于外踝支。腓动脉主要营养邻近肌和胫、腓骨。两支**胫后静脉**（posterior tibial vein）与同名动脉伴行。**胫神经**（tibial nerve）为腘窝内胫神经的延续,伴胫后血管行于小腿后群深、浅层肌之间,最后经内踝后方进入足底。该神经发出的肌支支配小腿后群肌,皮支为腓肠内侧皮神经。

ER-4-5

知识拓展
小腿神经
受损

📖 知识链接

小腿神经受损

1. 腓总神经损伤　腓总神经由于位置表浅并绕过腓骨颈,因此是下肢最易受损的神经。在腓骨颈骨折时,骨折断端可能会伤及该神经。在膝关节外伤或脱位时,因该神经受到严重牵拉而导致损伤。腓总神经损伤后会造成小腿前群肌和外侧群肌(踝关节背屈肌和足外翻肌)瘫痪,另外,小腿后群肌相对张力过高而导致患者呈现"马蹄内翻足"。患者行走时表现为患侧足下垂、拖拽足尖,呈现出高抬腿(跨阈)步态。同时在小腿前外侧和足背出现不同程度的感觉缺失。

2. 胫神经受压　胫神经自内踝和跟骨之间经由屈肌支持带深面离开小腿后筋膜间隙。当踝部(包括小腿后筋膜间隙的腱鞘)发生水肿和紧张时,可引起胫神经受压(踝管综合征),患者可产生足跟部疼痛。

3. 小腿筋膜间隙综合征　因小腿骨筋膜鞘几乎闭合而少弹性,当小腿严重挤压伤时,血液积聚在小腿骨筋膜鞘内,使鞘内压力急剧增高,阻碍肌肉的血液循环,发生缺血和水肿等恶性循环,从而导致肌坏死。被压迫区域的远端结构可能会因缺血而受到持续损伤(如受血供影响的肌运动功能丧失)。远端脉搏的缺失和受压区远端组织温度降低是动脉受压的明显征兆。为了降低筋膜间隙内的压力,需尽早实施筋膜切开术。

常用腧穴解剖

1. 足三里　定位:在小腿前外侧,当犊鼻穴(外膝眼)直下3寸,距胫骨前缘外侧一横指处。进针层次:皮肤→浅筋膜→胫骨前肌→小腿骨间膜→胫骨后肌。此区有腓肠外侧皮神经、胫前动脉、胫前静脉的分支或属支。

2. 三阴交　定位：在小腿内侧面的下部，内踝尖上 3 寸。进针层次：皮肤→浅筋膜→趾长屈肌→胫骨后肌→踇长屈肌。此区有隐神经的小腿内侧皮支、大隐静脉的属支、胫神经和胫后动、静脉。

3. 悬钟　定位：在小腿外侧面下部，外踝尖上 3 寸，近腓骨前缘处。进针层次：皮肤→浅筋膜→趾长伸肌→小腿骨间膜。此区有腓肠外侧皮神经、腓深神经的分支等。

第六节　踝　与　足

踝部上界平内、外踝基底的环线，下界为通过内、外踝尖的环线，其远侧为足部。踝部以内、外踝分为踝前区和踝后区。足部又可分为足背和足底。

一、踝前区与足背

(一) 浅层结构

踝前区与足背的皮肤薄，移动性大。浅筋膜较疏松，浅静脉及皮神经等穿行其内。下肢水肿时，以足背显现较早。浅静脉有足背静脉弓及其属支，静脉弓横居足背远侧，其内、外侧端分别汇合成大、小隐静脉。分布于足背内侧的皮神经为隐神经，外侧是腓肠神经终支足背外侧皮神经，两者之间有腓浅神经终支（足背内侧皮神经及足背中间神经）。第 1、2 趾相对面的背侧皮肤有腓深神经的终支。

(二) 深层结构

踝前区深筋膜为小腿深筋膜的延续，增厚形成支持带，并向深部发出纤维隔附着于骨面，形成骨纤维性管，此管具有约束肌腱和保护深部血管、神经的作用。

1. **伸肌上支持带**（superior extensor retinaculum）　又称小腿横韧带，由小腿下部的深筋膜增厚而成，呈宽带状位于踝关节上方，横向附着于胫、腓骨下端前缘。深面有两个间隙，内侧的间隙有胫骨前肌腱、胫前血管和腓深神经通过。外侧有踇长伸肌腱、趾长伸肌腱和第 3腓骨肌通过。

2. **伸肌下支持带**（inferior extensor retinaculum）　又称小腿十字韧带，位于伸肌上支持带远侧的足背区，呈横置的 Y 形。外侧束附着于跟骨外侧面的前份，内侧分为远、近两束，近侧束附着于内踝，远侧束向内下方与足底腱膜相续。伸肌下支持带向深部发出两个纤维隔，围成三个骨纤维性管。内侧管容纳胫骨前肌腱；中间管容纳踇长伸肌腱、足背动、静脉和腓深神经；外侧管容纳趾长伸肌腱和第 3 腓骨肌腱。各肌腱均有腱鞘包绕（图 4-21，图 4-22）。

3. **足背动脉**（dorsal artery of foot）　是胫前动脉的延续，在踝关节前方行于踇长伸肌腱和趾长伸肌腱之间处位置表浅，搏动易于触摸。主干向下行经踇短伸肌内侧及其深面，沿途发出以下分支。①跗外侧动脉：在距骨颈处起自足背动脉，向外侧行于足背至第 5 跖骨底与弓状动脉吻合；②跗内侧动脉：起自足背动脉起始部附近，有 1~3 支，管径较小，沿足内侧缘走向足底，分布于附近足骨和足内侧群肌；③弓状动脉：沿跖骨底背侧面向外行，与跗外侧动脉的分支吻合，由弓上发出 3 支跖背动脉，向前行至趾的基底部，再各分为两支细小的趾背动脉，分布于第 2~5 趾的相对缘；④足底深支：穿第 1 跖骨间隙至足底与足底外侧动脉吻合

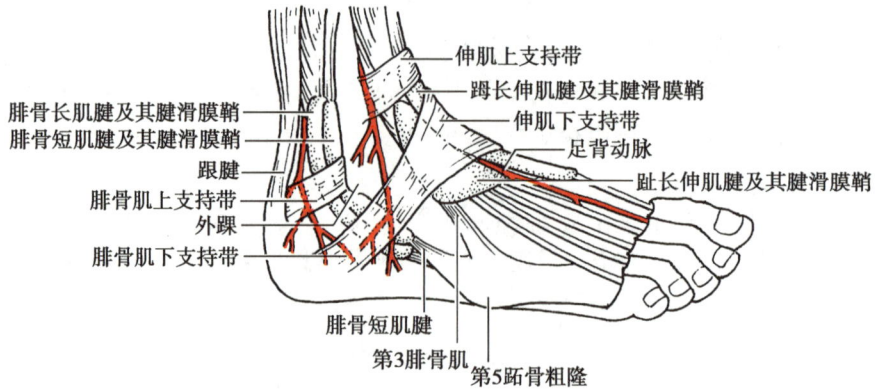

图 4-21　小腿肌支持带及腱鞘(外侧面)

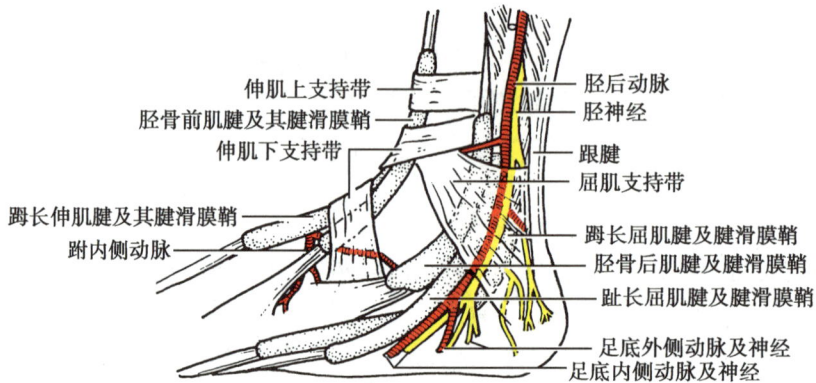

图 4-22　小腿肌支持带及腱鞘(内侧面)

组成足底弓;⑤第 1 跖背动脉:是足背动脉的终末支,分支至跗趾背面两侧缘与第 2 趾背面内侧缘(图 4-23)。

4. 腓深神经　位于足背动脉内侧,经伸肌下支持带深面,在跗长伸肌腱与跗短伸肌之间下行,分为内、外两终支。内侧支向远侧经第 1 骨间背侧肌表面,主要分布于第 1、2 趾相对面的背侧皮肤;外支行于跗短伸肌深面,分布于足背肌、跗跖关节及跖趾关节。

5. 足背筋膜间隙及其内容　足背筋膜分为浅、深两层。浅层为伸肌下支持带的延续,附着于足两侧缘的骨膜上。深层又称骨间背侧筋膜,覆盖于骨间背侧肌的背面,并与跖骨骨膜相移行。浅、深两层间围成足背筋膜间隙,内有趾长伸肌腱、趾短伸肌、腓深神经的分支和足背动、静脉等通过。

二、踝后区

(一) 浅层结构

踝后区的皮肤移动性大,浅筋膜较疏松,跟腱两侧脂肪多,足跟处的皮肤角化层较厚。在跟腱与皮肤之间有跟皮下囊,在跟腱止端与跟骨

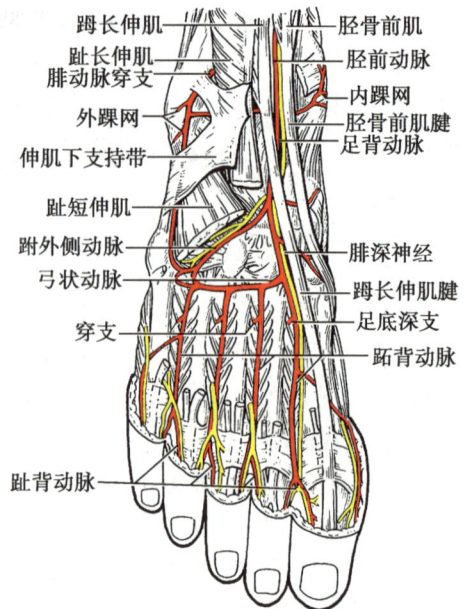

图 4-23　踝前区及足背

之间有跟腱囊。

（二）深层结构

1. **踝管**（malleolar canal） 内踝后下方与跟骨内侧面之间的深筋膜增厚形成**屈肌支持带**（flexor retinaculum），又称分裂韧带，它与内踝、跟骨内侧面之间共同构成踝管。支持带向深部发出三个纤维隔，将踝管又分隔成四个骨纤维性管。各管内的结构由前向后依次有：①胫骨后肌腱及其腱鞘；②趾长屈肌腱及其腱鞘；③胫后动、静脉及胫神经；④踇长屈肌腱及其腱鞘。上述各肌腱均被有腱鞘。踝管内有疏松结缔组织，是小腿后区通向足底的重要路径。小腿或足底感染时，可经踝管相互蔓延。踝后区的外伤、出血或肿胀均可压迫踝管的内容物，引起踝管综合征（图4-24）。

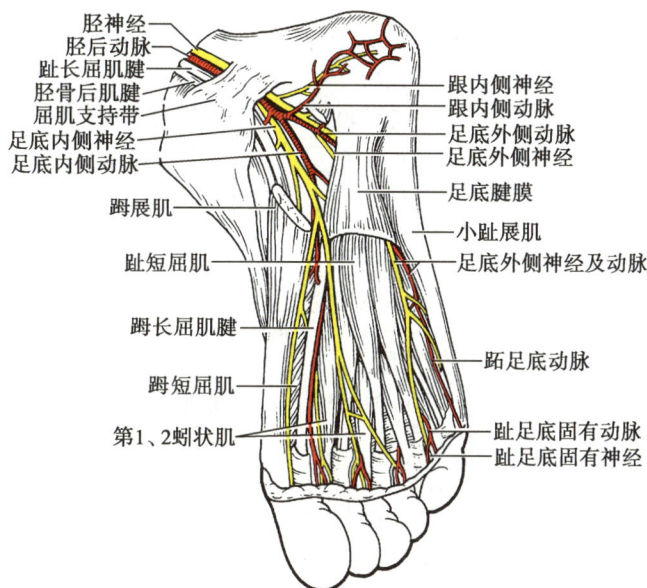

图 4-24 踝后区内侧面及足底

2. **腓骨肌上、下支持带**（superior and inferior peroneal retinaculum） 为外踝下外侧的深筋膜增厚而成。腓骨肌上支持带附着于外踝后缘与跟骨外侧面之间，有固定腓骨长、短肌腱于外踝后下方的作用。腓骨肌下支持带前上方续于伸肌下支持带，后下方附着于跟骨外侧面的前部，限制腓骨长、短肌腱于跟骨的外侧面。两个肌腱穿经支持带深面时，有一个总腱鞘包绕（图4-25）。

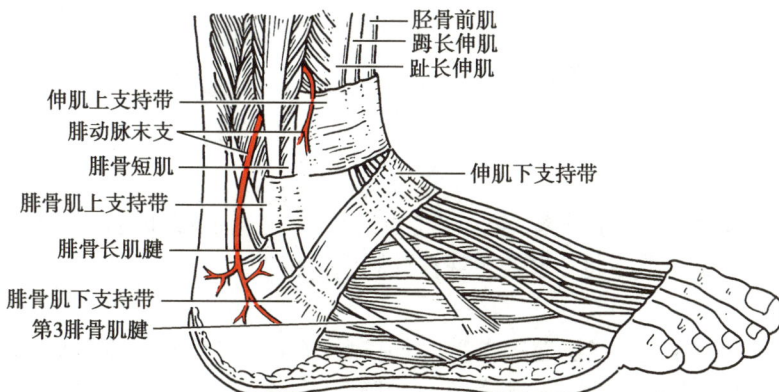

图 4-25 踝与足背外侧面

　　3. 内侧韧带（medial ligament）　位于踝关节内侧,呈三角形,又称三角韧带。起自内踝下缘,呈扇形向下,止于足舟骨、距骨和跟骨的前内侧面。

　　4. 外侧韧带（lateral ligament）　位于踝关节外侧,由三条韧带组成。附着于外踝前缘与距骨前外侧面之间的**距腓前韧带**（anterior talofibular ligament）;外踝后缘与距骨后突之间的**距腓后韧带**（posterior talofibular ligament）;外踝尖与跟骨外侧面中部之间的**跟腓韧带**（calcaneofibular ligament）。因外侧韧带较内侧韧带薄弱,故更易损伤(图 4-26,图 4-27)。

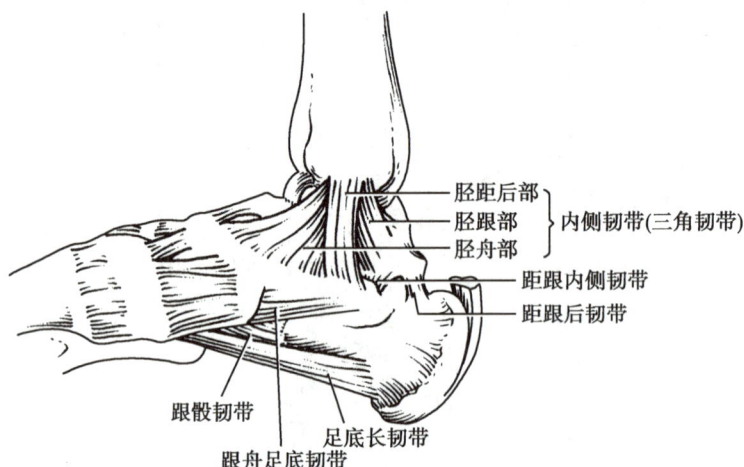

图 4-26　足的韧带(内侧面观)

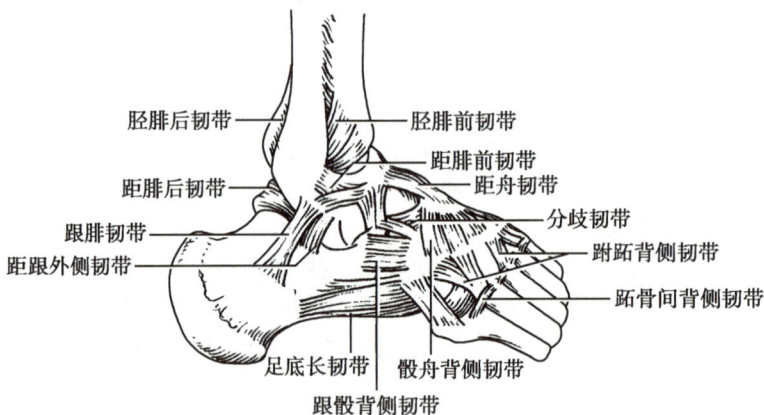

图 4-27　足的韧带(外侧面观)

三、足底

(一)浅层结构

　　足底皮肤坚厚致密,移动性差,重力支持点的足跟、趾基底部和足外侧缘等部位特别增厚。浅筋膜内致密的纤维束将皮肤与足底深筋膜紧密相连。

(二)深层结构

　　足底深筋膜可分两层,浅层覆盖在足底肌表面,中间部增厚称足底腱膜(又称跖腱膜),两侧较薄;深层覆盖在骨间肌的跖侧,与跖骨骨膜愈着,深层又称骨间跖侧筋膜。

　　1. 足底腱膜（plantar aponeurosis）　呈三角形,含较多纵行纤维,后端稍窄,附着于跟骨结节。足底腱膜具有保护足底血管、神经,加强足纵弓的作用。足底腱膜两侧缘向深部发出两个肌间隔,分别附着于第 1、5 跖骨,将足底分为三个骨筋膜鞘。

(1)内侧骨筋膜鞘:内有蹬展肌、蹬短屈肌、蹬长屈肌腱和血管、神经等。

(2)中间骨筋膜鞘:由足底腱膜与骨间跖侧筋膜围成,内有趾短屈肌、足底方肌、趾长屈肌腱、蚓状肌、蹬收肌和足底动脉弓及分支、足底外侧神经的深支等。

(3)外侧骨筋膜鞘:内有小趾展肌、小趾短屈肌和血管、神经等。

2. 足底的血管与神经 胫后动脉及胫神经穿踝管至足底后分为足底内、外侧动脉和足底内、外侧侧神经。**足底内侧动脉**(medial plantar artery)较细小,与同名静脉、神经经蹬展肌的深面前行,分布于邻近组织,其 3 个分支的末端与第 1~3 跖足底动脉吻合。**足底外侧动脉**(lateral plantar artery)较粗大,与同名静脉、神经行于趾短屈肌与小趾展肌之间的足底外侧沟内,分支分布于邻近组织,其终支向内侧行至第 1 跖骨间隙近端与足背动脉的足底深支吻合成足底弓。通常由弓上发出 4 支跖足底动脉,向前行至跖趾关节附近,各分成两支趾足底固有动脉分布于各趾。**足底内侧神经**(medial plantar nerve)支配邻近肌和关节、足底内侧半及内侧三个半足趾底面的皮肤。**足底外侧神经**(lateral plantar nerve)支配邻近肌和关节、足底外侧半及外侧一个半足趾底面的皮肤(图 4-24)。

(三) 足弓

足弓(arch of foot)是由跗骨与跖骨借韧带、关节连结而成,可分内、外侧纵弓及横弓(图 4-28)。

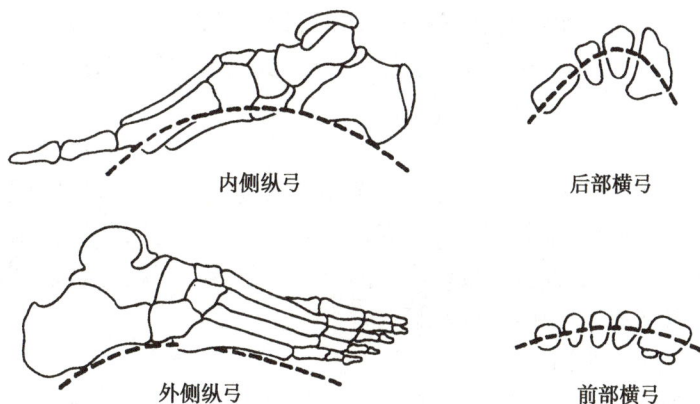

内侧纵弓　　后部横弓

外侧纵弓　　前部横弓

图 4-28　足弓

1. 内侧纵弓 由跟骨、距骨、足舟骨、第 1~3 楔骨和第 1~3 跖骨及其间的连结共同构成。主要由胫骨后肌腱、趾长屈肌腱、蹬长屈肌腱、足底方肌、足底腱膜及跟舟足底韧带等结构所维持。

2. 外侧纵弓 由跟骨、骰骨、第 4 跖骨、第 5 跖骨及其间的连结共同构成。主要由腓骨长肌腱、足底长韧带及跟骰足底韧带等结构所维持。

3. 横弓 由骰骨、第 1~3 楔骨、第 1~5 跖骨的基底部及其间的连结共同构成,又可分为横弓前部及横弓后部。主要由腓骨长肌腱、胫骨前肌腱及蹬收肌横头等结构所维持。

足弓是人体直立、行走及负重时的结构,其弹性能缓冲地面对身体所产生的震荡,同时还有保护足底血管、神经免受压迫的作用。当足弓的结构发育不良或受损时,可引起足弓塌陷,导致扁平足。

第七节 臀区解剖操作

一、皮肤切口

人体标本俯卧位,双下肢伸直并分开。皮肤切口与翻皮:①循髂嵴向前切至髂前上棘;②由骶骨中部向下切至尾骨尖;③自尾骨尖沿臀沟向外下方切至股外侧中部。从上述各切口将皮片翻向外侧,因髂嵴与骶骨外侧部等处浅筋膜较薄,所以切皮、翻皮时应避免过深,以防损伤皮神经。

二、解剖程序

(一) 在浅筋膜内剖查以下皮神经

1. 剖查髂腹下神经外侧皮支 在髂前上棘与髂结节之间,从髂嵴向下剖查分布于臀上外侧部的髂腹下神经外侧皮支。

2. 剖查臀上皮神经 在髂结节与髂后上棘之间,从髂嵴向下剖查分布于臀上部的臀上皮神经2~3支。注意观察它们穿胸腰筋膜向下越过髂嵴处经骨纤维管浅出的位置。

3. 剖查臀内侧皮神经 在髂后上棘与尾骨尖连线的中1/3段,剖查分布于臀内侧部的臀内侧皮神经2~3支。

4. 剖查臀下皮神经 在臀大肌下缘中部纵行切开浅筋膜,剖查来自股后皮神经主干并返行向上分布于臀下部的臀下皮神经2~3支。此组神经常有浅静脉伴行,为其寻认标志。

(二) 解剖深筋膜

在不损伤皮神经的原则下,由内侧向外侧清除浅筋膜,显露臀区的深筋膜,即臀筋膜。观察其向上附于髂嵴,向内侧附于骶、尾骨背面,向外侧参与髂胫束,向下与阔筋膜连续。臀筋膜仅在臀上外侧部、臀中肌表面较致密,它在臀大肌的上外缘分层包裹臀大肌并深入其内,将该肌分成许多肌束。切除臀筋膜,显露臀大肌。

1. 解剖臀大肌及臀肌下间隙

(1)剖查臀大肌:在臀大肌的外上缘与内下缘清除筋膜,将手指或镊子插入该肌深面做钝性分离。然后以左手抬起臀大肌,右手持刀,在靠近该肌起点处切断,翻向两侧。注意臀大肌一部分起于骶结节韧带,不要切断此韧带。在翻开臀大肌时,注意清理、观察分布于该肌的臀上动、静脉浅支,臀下动、静脉和神经及其分支。还应注意该肌与坐骨结节之间有臀大肌坐骨囊,该肌外下部腱膜与股骨大转子之间有臀大肌转子囊,翻肌时均被揭开。

(2)查看臀肌下间隙:此间隙在臀大肌深面,其内填充有脂肪、结缔组织。此间隙向前沿臀上、下血管神经束经梨状肌上、下孔与盆腔相通;向下内通过骶结节韧带深面与坐骨直肠窝相通;向下沿坐骨神经与股后区肌间隙相通,感染化脓时可互相蔓延。

2. 解剖梨状肌上孔和臀中、小肌 清除梨状肌上、下孔周围的筋膜,显露梨状肌,观察在该肌外上方的臀中肌。分离出阔筋膜张肌,将臀中肌自起点处切断,向下翻开,可见其深面的臀小肌及臀上动、静脉的深支和臀上神经,注意追寻它们的分支分布。臀上动、静脉的浅支分布于臀大肌,其深支和臀上神经分布于臀中、小肌。

3. 解剖梨状肌下孔 在梨状肌下缘修洁观察臀下动、静脉和神经的分支分布,还应寻

认以下结构:

(1)剖查阴部内动、静脉及阴部神经:它们越过骶棘韧带的浅面,穿骶结节韧带深面,进入坐骨直肠窝。

(2)剖查坐骨神经及股后皮神经:一般由梨状肌下孔穿出,但此处变异较多。注意观察坐骨神经与梨状肌的关系、类型以及梨状肌下孔的血管神经排列关系。

4. 剖查闭孔内肌腱和股方肌　在坐骨神经及股后皮神经深面,观察闭孔内肌腱和上、下孖肌以及其下方的股方肌。

上述结构解剖完毕后,可将主要血管、神经和肌恢复原位,在体表上测定其位置。臀上血管、神经出盆处在髂后上棘与股骨大转子尖连线的上、中 1/3 交界处;臀下血管神经出盆处在髂后上棘与坐骨结节连线的中点处。

第八节　股后区与膝后区解剖操作

一、皮肤切口

1. 自臀下切口的中点向下纵行切至膝后下部。

2. 在膝后下部平胫骨粗隆作一横切口,分别向两侧切至小腿内、外侧面(此切口宜浅),将皮片翻向两侧。

二、解剖程序

(一)解剖浅筋膜

1. 解剖股后区皮神经　自上而下清除股后区浅筋膜。在臀区解剖时已经剖出股后皮神经,它向远侧沿股后区中线行于深筋膜下,沿途分支穿出深筋膜,分布于股后皮肤,末段于膝后区浅出。在股后区下内侧部可见闭孔神经前支的皮支,股后区上外侧部还可见到股外侧皮神经后支。

2. 解剖膝后区浅筋膜　在腘窝下角附近剖查小隐静脉穿入深筋膜处。

(二)解剖深筋膜

在尽量保留皮神经和小隐静脉的原则下,修洁股后区深筋膜,即大腿阔筋膜的后部。股后区深筋膜向外侧逐渐增厚形成髂胫束,向内侧移行至股前区,向下延至膝后区,覆盖腘窝,此处称为腘筋膜。

探查腘筋膜自股二头肌外侧向前伸入肌群间形成的外侧肌间隔和在半膜肌内侧与大收肌之间形成的后肌间隔。

1. 解剖股后群肌和坐骨神经　沿股后中线将深筋膜纵向切开至腘窝下角,再横向切开,即可见沿股后中线下行的股后皮神经、位于内侧浅表的半腱肌及其深面的半膜肌,以及位于外侧的股二头肌。修洁肌间结缔组织,可见上述三肌均起于坐骨结节(股二头肌短头起于股骨粗线),向下分别到达膝关节两侧。在股后区深面,可见坐骨神经及股深动脉的穿动脉。坐骨神经干分支支配股后群肌,主干通常在股后区下 1/3 处分为胫神经与腓总神经。

2. 解剖腘窝

(1)查看腘窝境界:上内侧界即半腱肌腱(浅)和半膜肌腱(深),上外侧界为股二头肌腱;下内、外侧界分别为腓肠肌内、外侧头。

(2)剖查腓总神经：修洁股二头肌下部，在其内侧找出腓总神经及由它分出的腓肠外侧皮神经和腓神经交通支。腓总神经本干行向外下，绕腓骨颈至小腿前区，待后追查。

(3)剖查胫神经：胫神经沿腘窝中线下行，在窝内发出肌支至附近各肌，发出腓肠内侧皮神经与小隐静脉伴行。

(4)剖查腘动、静脉：在胫神经深面剖出腘静脉及其深面的腘动脉。注意在小隐静脉末端附近有腘浅淋巴结，在腘血管周围有腘深淋巴结。随腘血管向上追踪剥离至收肌腱裂孔处，见其连续于股静脉和股动脉。清理腘窝下界的腓肠肌内、外侧头，注意保留小隐静脉。

(5)剖查膝关节的血管：在腘血管前方和两侧，剖查膝上外侧动、静脉(至股骨外侧髁上方，股二头肌深面)；膝上内侧动、静脉(至股内侧髁上方，半腱肌、半膜肌与大收肌深面)；膝中动、静脉(向前至膝关节)；膝下外侧动、静脉(在膝关节下方，向外侧经腓侧副韧带深面向前)；膝下内侧动、静脉(在膝关节下方，向内侧经胫侧副韧带深面向前)。上、下内侧血管与膝中血管，各有胫神经的关节支伴行，上、下外侧血管有腓总神经的关节支伴行。

向左右牵开腘窝内的神经和血管，观察腘窝底的构成，自上而下为：股骨的腘平面，膝关节囊及腘肌。

第九节　股前内侧区解剖操作

一、皮肤切口

人体标本仰卧位，腿稍外展外旋。皮肤切口与翻皮：

1. 自髂前上棘与耻骨结节作一斜行切口。

2. 平胫骨粗隆由内侧向外侧作一横行切口。

3. 从切口 1 中点向下作一纵行切口至切口 2。上述各切口均宜浅切，翻皮时也不能过深，避免伤及浅血管和皮神经。

二、解剖程序

(一)解剖浅筋膜

在浅筋膜内剖查下列浅静脉、浅淋巴结和皮神经。

1. 大隐静脉　沿股骨内侧髁后缘向腹股沟韧带中点的内侧剖查大隐静脉，其上端到达隐静脉裂孔处穿筛筋膜汇入股静脉。汇入前收集腹壁浅、阴部外、旋髂浅静脉及股内、外侧浅静脉等属支，前三属支均有发自股动脉穿隐静脉裂孔附近浅出的同名动脉伴行。

2. 腹股沟浅淋巴结　在腹股沟韧带下方和大隐静脉上段的两侧排列有 8~10 个淋巴结，以隐股点为中心，可分上内、上外侧及下内、下外侧四组。

3. 皮神经

(1)股外侧皮神经：后支在髂前上棘下方约 5cm 处浅出；前支在髂前上棘下方约 10cm 处浅出。

(2)股神经的皮支：股神经前皮支在大腿前面穿缝匠肌浅出。股神经内侧皮支在大腿下 1/3 穿缝匠肌内侧缘浅出。

(3)闭孔神经皮支：于股内侧的中、下 1/3 交界处穿阔筋膜浅出，分布于股内侧皮肤。

（二）解剖深筋膜

股部的深筋膜称为大腿阔筋膜，是人体最厚的筋膜，呈筒状，包裹股部肌的表面，下端与小腿的深筋膜相续。此外，深筋膜还伸入肌群之间附着于骨面，形成肌间隔。阔筋膜的外侧部明显增厚，在髂嵴前部与胫骨外侧髁之间形成髂胫束。用镊子提起大隐静脉上端，在静脉的后方，可见一明显的环形边缘，此即隐静脉裂孔的下角。沿下角向外上方，用刀柄轻轻推移筋膜，即可显露镰状缘及向上内方延伸形成的上角。观察隐静脉裂孔全貌后，清除裂孔表面的筛筋膜。

（三）解剖股前肌群和股三角

1. 解剖股前肌群　沿髂胫束上端内侧作一纵行切口，即可见髂胫束上部两层之间的阔筋膜张肌。自髂前上棘沿缝匠肌内侧缘切开阔筋膜，显露缝匠肌。在股内侧剖出长收肌，注意保留至外生殖器的血管。然后清除股直肌、股内侧肌和股外侧肌的筋膜，并分离各肌。将股直肌向外侧拉开，查认供给此肌的神经及其深面的股中间肌。观察股四头肌向下合并包绕髌骨形成的髌韧带附着于胫骨粗隆的情况。

2. 解剖股三角　股三角由腹股沟韧带、缝匠肌内侧缘与长收肌内侧缘围成，在此三角内由外侧向内侧剖认以下结构。

（1）股神经：位于外侧，可见它分出的前皮支、隐神经始端及肌支。

（2）股鞘：鞘在腹股沟韧带中部下方由筋膜形成。纵行切开股鞘前壁，可见由两个纵行纤维隔将鞘腔分为三部，由外侧向内侧分别包着股动脉、股静脉及容有一个腹股沟深淋巴结的股管。去除股管的淋巴结后，用小指探入股管，验证它的上口仅借一层腹膜与腹腔分隔。股管上口即股环，其前界为腹股沟韧带，后界为耻骨梳韧带，内侧界为腔隙韧带，外侧界借纤维隔与股静脉为邻。

（3）腹股沟深淋巴结：位于股静脉上端内侧，有3~4个。用镊子轻轻提起，剖认其输入淋巴管和输出淋巴管。

（四）解剖股内侧群肌与收肌管

在股内侧最浅层，清理出股薄肌。在该肌的外上方进一步剖查长收肌。在长收肌外上方清理出耻骨肌。再观察长收肌深面的短收肌和长收肌后下方露出的大收肌。在剖认各肌的同时，查找支配它们的神经。耻骨肌的神经一般发自股神经，其余各肌由闭孔神经支配。

将缝匠肌下段切断，向上、下翻起，可见该肌下段深面的收肌腱板，它与缝匠肌共同构成收肌管的前壁。纵行切开收肌腱板，剖查管内结构（由前向后依次为隐神经、股动脉和股静脉），追查股血管穿收肌腱裂孔入腘窝，移行于腘血管。

（五）解剖股深动脉及其分支

在腹股沟韧带中点内侧下方约5cm处，在股动脉的后壁寻找股深动脉的起点。然后在近股骨粗线处切断长收肌止部，追查股深动脉及其分支。

1. 旋股外侧动脉　在髂腰肌与缝匠肌之间行向外下，分为升、降二支，追踪观察其行径。

2. 旋股内侧动脉　在髂腰肌与耻骨肌之间走向后内侧，此动脉也可发自股动脉。

3. 穿动脉　一般有3支，由股深动脉发出，穿短收肌与大收肌腱至股后区。

（六）解剖闭孔血管、神经束

在长收肌深面剖查闭孔血管神经束。闭孔神经在闭膜管内分为前、后两支，分别下行于短收肌前、后面。前支支配长、短收肌，其末端穿阔筋膜分布于股内侧区中下部皮肤；后支除发出肌支支配大收肌外尚有一细支穿大收肌至膝关节囊后部。闭孔动脉伴神经穿出闭膜管后分为前、后支，分布于股内侧肌群。

第十节　小腿解剖操作

一、小腿前区

(一) 皮肤切口

人体标本仰卧位,作如下切口:

1. 平胫骨粗隆水平作一横行切口。

2. 在内、外踝之间作一横行切口。

3. 从髌骨、胫骨前缘至内、外踝连线中点作一纵切口。

注意切口不要过深,分段剥离皮肤,并向两侧翻起,翻皮不能太厚,以免损伤皮神经和大隐静脉。

(二) 层次解剖

1. 浅筋膜

(1)浅静脉:解剖足背静脉网和大隐静脉及其属支,在内踝前方或股骨内侧髁内后缘处找到大隐静脉,修洁静脉表面的结缔组织(注意:在小腿处,隐神经与大隐静脉伴行,应保留)。

(2)皮神经:在皮神经穿出深筋膜部位寻认下列皮神经,并将其从浅筋膜中分离出来。①隐神经在膝内侧穿出,向下与大隐静脉伴行。②腓浅神经在小腿前外侧中、下 1/3 交界处穿出深筋膜。

2. 深筋膜　清除小腿残留的浅筋膜,并修洁深筋膜,辨认深筋膜增厚形成的韧带。①伸肌上支持带:在小腿下部,踝关节的上方,深筋膜横行纤维增厚形成,又称小腿横韧带;②伸肌下支持带:在踝关节的前下方靠近足背处深筋膜显著增厚,呈横位的 Y 形,又称小腿十字韧带。

沿胫骨外侧髁前方向下纵行切开深筋膜(保留伸肌上、下支持带),并翻向两侧或切除。可见小腿上部的深筋膜较厚,与深面肌肉紧密附着,不易分离。

3. 小腿前外侧区深层结构

(1)小腿前群肌:在小腿下 1/3 处,修洁小腿前群肌腱,再沿肌间隙向上分离肌腹。观察小腿前群肌,从内侧到外侧依次为胫骨前肌、踇长伸肌、趾长伸肌和其外侧的第三腓骨肌。沿正中线切开伸肌上支持带,观察其深面经过的肌腱均包以腱鞘。

(2)小腿外侧肌群:在小腿外侧将腓骨长、短肌腱分开,腓骨短肌在腓骨长肌的深面,注意保护在两肌之间的腓浅神经。

(3)小腿的血管、神经:用刀柄分开胫骨前肌和趾长伸肌上段,在小腿骨间膜前面可见一血管神经束,即胫前动、静脉与腓深神经。向下追踪可见它们行于胫骨前肌与踇长伸肌之间,一直追踪至足背。向上尽量分开胫骨前肌和趾长伸肌,在胫骨粗隆水平处切断胫骨前肌,切除胫骨前肌上份残端的肌纤维,沿胫前动脉向上找出胫前返动脉。

在腓骨头后方找出腓总神经,沿其走向切开腓骨长肌的起点,可见该神经绕腓骨颈外侧分成腓深神经和腓浅神经。腓浅神经向下行于腓骨长、短肌之间并分支支配二肌,然后在小腿前外侧中、下 1/3 交界处穿出深筋膜。腓深神经穿趾长伸肌起始处后,伴随胫前动、静脉下行。

二、小腿后区

(一) 皮肤切口

人体标本俯卧位,作如下切口:

1. 在腘窝下方作一横切口与股前区已作的胫骨粗隆水平切口衔接。

2. 在内、外踝水平经踝关节后方作一横切口与踝前区切口衔接。

3. 从腘窝下缘沿小腿后正中线作一纵行切口直达足跟,将小腿后区皮肤翻向两侧。

(二) 层次解剖

1. 浅筋膜和浅层结构　在外踝后下方的浅筋膜中找到小隐静脉和伴行的腓肠神经,向上追踪至其穿入腘筋膜处,并注意位于其附近的腘浅淋巴结。观察小隐静脉是否有穿支与深静脉交通,大、小隐静脉之间是否有吻合支。

在分离小隐静脉时,找出与它伴行的腓肠神经,向上分离可见向外侧上行(逆行)腓肠外侧皮神经的交通支,沿交通支追踪至腓总神经。在分叉处向上延续的为腓肠内侧皮神经,沿该神经向上追踪至胫神经分支处。在腘窝的外下方,分离出由腓总神经发出的腓肠外侧皮神经。

保留小隐静脉、腓肠内、外侧皮神经及腓肠神经,去除小腿后部的浅筋膜。

2. 深筋膜　观察腘窝的深筋膜,修洁组成腘窝境界的肌肉,同时修去小腿后区的深筋膜。注意保留小隐静脉及腓肠内、外侧皮神经。

3. 解剖深层结构

小腿后区

1)观察小腿后群浅层肌,在血管、神经进入处的下方切断腓肠肌的内侧头,并将其翻向外下方,此时可见一细长的跖肌腱行于腓肠肌和比目鱼肌之间,切勿认为是神经。向上分离可见跖肌的肌腹细小,位于腓肠肌外侧头的深面。

2)修洁比目鱼肌,仔细解剖穿过其上缘呈倒 U 形腱弓(比目鱼肌腱弓)的胫神经,胫后动、静脉。自腱弓内侧端向下内将比目鱼肌连于胫骨上内侧端的起点切断,并向下将比目鱼肌与胫骨内后缘分离,将比目鱼肌翻向外侧,可见该肌深面的小腿后肌间隔,它分隔小腿后群浅、深两层肌肉,观察后将此筋膜清除,以显露深层肌。

3)分离小腿后面深层的血管、神经束。胫后动、静脉和胫神经三者全程伴行,发出分支至小腿后群肌。沿腘动脉向下分离,可见在腘肌下缘腘动脉分为胫前动脉和胫后动脉。胫前动脉向前穿骨间膜至小腿前面,胫后动脉为腘动脉的直接延续,与胫神经伴行于浅、深两层肌之间下行,经跟腱内侧,屈肌支持带深面进入足底。胫后动脉的粗大分支为腓动脉,起于胫后动脉上部,在路长屈肌深面沿腓骨内侧下降。

4)观察小腿深层肌,腘肌位于胫骨上端后面,呈三角形,它的下方有三条长肌,位于外侧的踇长屈肌较粗大,内侧是较纤细的趾长屈肌,胫骨后肌居于两者之间。注意观察这三块肌在下行过程中位置关系的变化以及各肌的起、止点(多数肌的止点在足部,应于足底解剖时注意),并体会它们的作用。

第十一节　踝与足解剖操作

一、踝前区与足背

(一) 皮肤切口

1. 沿足趾跟部,趾蹼背侧作一横切口达足背内、外侧缘。

2. 循踝前区的中点与此切口的中点,纵切足背皮肤,直达第 3 趾尖。

将皮肤翻向两侧。注意踝部、足背部的皮肤切口要浅,剥皮要薄,切勿损伤浅筋膜内的浅静脉和皮神经。

(二) 层次解剖

1. 解剖浅筋膜　找出足背静脉弓,沿其内侧端清理出大隐静脉起始段及伴行的隐神经。从外侧端清理出小隐静脉起始段及伴行的腓肠神经终支足背外侧皮神经。在足背中间部位修洁和保留腓浅神经的两终支足背内侧皮神经和足背中间皮神经。在第1、2趾蹼处切开浅筋膜,寻找腓深神经的终末支。

2. 解剖深筋膜　清除所有浅筋膜,暴露踝与足背的深筋膜。观察踝关节上部深筋膜的横行纤维增厚,即为伸肌上支持带(小腿横韧带)。踝关节下部深筋膜的横行纤维也增厚,呈横行的Y形,即伸肌下支持带(小腿十字韧带)。

3. 解剖深层结构

(1)沿𧿹长伸肌腱的内侧切开伸下支持带,注意观察其深部经过的肌腱包以腱滑膜鞘。

(2)清理胫骨前肌腱、𧿹长伸肌腱、趾长伸肌腱和第三腓骨肌腱,并找出其深面的𧿹短伸肌和趾短伸肌。在足趾根部切断𧿹长、短伸肌腱,翻向近侧。在踝关节前面找出腓深神经及伴行的足背动脉和足背静脉,追踪该动脉至第1跖间隙近侧端,寻找发出的足底深支和跖背动脉。

二、踝管与外踝后区

(一) 皮肤切口

具体切口见踝前区与足背。

(二) 层次解剖

1. 解剖踝管及其内容　在内踝与跟骨之间切开屈肌支持带,打开踝管,观察支持带向深面发出的纤维隔和形成的四个骨纤维管。解剖踝管内结构,从前向后依次为:①胫骨后肌腱;②趾长屈肌腱;③胫后动、静脉及胫神经;④𧿹长屈肌腱。

2. 解剖外踝后区　分离穿深筋膜进入足背外侧的腓肠神经终末支足背外侧神经。观察腓骨肌上、下支持带,腓骨肌上支持带固定腓骨长、短肌腱于外踝后下方,腓骨肌下支持带限制腓骨长、短肌腱于跟骨的外侧面。

三、足底

(一) 皮肤切口

俯卧位时在踝前垫一木枕,使足底朝上。

1. 沿趾跟从足底外侧切至足底内侧。

2. 从足跟中点至中趾的趾端纵行切开。

剥离足底皮肤,可见皮肤及浅筋膜很厚,以足跟、𧿹趾跟及足底外侧更明显。

(二) 层次解剖

1. 解剖足底浅、深筋膜　在足底腱膜的内、外侧缘,可见到足底内侧神经皮支和足底外侧神经皮支。仔细修洁浅筋膜(保留浅血管和神经),显露深筋膜。深筋膜中部增厚称为足底腱膜(跖腱膜)。

2. 解剖足底浅层肌及血管神经　在跟结节前方3cm处切断足底腱膜,刀刃向腱膜面将其剥离,向远侧翻起,可见深面的趾短屈肌。趾短屈肌内侧有足底内侧动、静脉和足底内侧神经。趾短屈肌外侧有足底外侧动、静脉和足底外侧神经。

3. 解剖足底中层肌及血管神经　在跟结节前方切断趾短屈肌,向远侧翻起,查看深面结构有:①足底方肌;②趾长屈肌腱和4条蚓状肌;③𧿹长屈肌腱在趾长屈肌腱深面并与其交叉。

4. 解剖足底深层肌及血管神经　在跟结节前方切断足底方肌、鉧长屈肌腱,向远侧翻起。暴露鉧短屈肌、鉧收肌和小趾短屈肌。切断鉧收肌斜头及横头,翻向远侧,观察:①足底外侧动脉向前至第5跖骨底附近弯向内侧至第1跖骨间隙处与足背动脉的足底深支吻合形成足底动脉弓及伴行的足底外侧神经;②3块骨间足底肌和4块骨间背侧肌;③腓骨长肌腱和胫骨后肌腱,前者从足外侧缘至足底,斜向前内行,止于第一跖骨底和第一楔骨,后者从足内侧缘至足底,止于舟骨粗隆、楔骨。

📖 学习小结

```
                ┌─ 体表标志、颈干角、Nelaton线、Kaplan点
                │
                │         ┌─ 臀上皮神经组成、路径
                │         │
                ├─ 臀部 ──┼─ 梨状肌上孔、梨状肌下孔构成和通过结构
                │         │
                │         └─ 髋周围动脉网的构成
                │                                        ┌─ 肌腔隙、血管腔隙构成和内容
                │         ┌─ 股前内侧区层次结构、大隐静脉属支 ┤
                │         │                                └─ 股三角、股鞘、股管、收肌管构成和内容
下肢 ───────────┼─ 股部 ──┤
                │         └─ 股后区层次结构 ── 后骨筋膜鞘、坐骨神经
                │
                │         ┌─ 膝前区层次结构 ── 髌支持带、髌上囊
                │         │
                ├─ 膝部 ──┼─ 膝后区 ── 腘窝构成及内容
                │         │
                │         └─ 膝关节动脉网构成
                │
                │           ┌─ 小腿前外侧区浅层血管、神经 ── 前、外侧骨筋膜鞘的内容
                ├─ 小腿部 ──┤
                │           └─ 小腿后区浅层血管、神经 ── 后骨筋膜鞘的内容
                │
                ├─ 踝 ── 血管、神经位置 ── 支持带概念、踝管构成及内容
                │
                └─ 足底血管、神经 ── 足弓的构成
```

（郭峰 蒋葵 赵微 袁立明 李新华）

复习思考题

1. 简述 Kaplan 点及其意义。
2. 简述梨状肌下孔穿行的结构、走行及分布。
3. 简述梨状肌综合征。
4. 简述胫前动脉的走行。
5. 简述腓肠神经的走行及分布。
6. 说明踝管的组成及经过踝管的结构。
7. 试述足弓的构成、分类及作用。

ER-5-1

PPT 课件

第五章

胸　部

📝 **学习目标**

　　通过本章胸部内容的学习,为临床工作中胸部疾病的诊断、胸科手术切口选择、胸腔穿刺、针灸取穴奠定理论基础。

第一节　概　述

　　胸部(thorax)位于颈部与腹部之间,其上部两侧与上肢相连。胸部由胸壁、胸腔和胸腔内器官组成。胸壁参与呼吸运动,胸腔内有呼吸系统和循环系统的主要器官。

一、境界与分区

(一)境界

　　胸部的上界为胸廓上口与颈部分界,下界为胸廓下口与腹部分界。两侧上部以三角肌前、后缘与上肢分界。由于膈呈穹窿状向上隆凸,腹腔脏器隔着膈突向胸腔,因此胸部表面的界限比胸腔的真正范围要大。

(二)分区

　　1. 胸壁　每侧胸壁分为胸前区、胸外侧区和胸背区。胸前区介于前正中线与腋前线之间,胸外侧区介于腋前线与腋后线之间,胸背区介于腋后线与后正中线之间。

　　2. 胸腔　胸腔分为三部,即中部的纵隔和容纳肺、胸膜和胸膜腔的左、右两部等。

二、体表标志

　　1. **颈静脉切迹**(jugular notch)　为胸骨柄上缘的切迹,成人男性平对第 2 胸椎体下缘,女性平对第 3 胸椎体下缘。

　　2. **胸骨角**(sternal angle)　经胸骨角的横断面与主动脉弓起止端、气管杈、左主支气管与食管交叉处、第 4 胸椎体下缘以及胸导管由右下向左上移行的部位。胸骨角两侧接第 2 肋软骨,是计数肋和肋间隙的标志。

　　3. **剑突**(xiphoid process)　剑胸结合处,上端两侧与第 7 肋软骨相连,下端游离,剑突尖约平对第 10 胸椎体下缘。

　　4. **锁骨**(clavicle)　全长均可触及,在中、外 1/3 交界的下方有一凹陷,称**锁骨下窝**(infraclavicular fossa),其深方有腋动、静脉和臂丛通过。

　　5. **乳头**(nipple)　男性乳头位于锁骨中线与第 4 肋间隙相交处,女性乳头的位置变化较大。

6. 肋弓（costal arch）　肋弓是肝、胆囊和脾的触诊标志。两侧肋弓与剑胸结合构成胸骨下角，为 70°~110°。剑突与肋弓构成剑肋角，左侧剑肋角是心包穿刺常用的进针部位。

> **知识链接**
>
> 心包穿刺与左剑肋角
>
> 　　人体直立或半卧位时，心包前下窦位置最低。临床上，经左剑肋角行心包穿刺，可较安全地进入此窦。右侧胸膜下界较左侧略低，右胸膜下界跨过右剑肋角者约占 1/3，故心包穿刺常在左剑肋角处进行较为安全，以免刺破胸膜产生气胸。

第二节　胸　　壁

一、浅层结构

（一）皮肤

　　胸前区和胸外侧区皮肤较薄，特别是胸骨前面、两侧部、锁骨下窝及乳头区皮肤最薄。除胸骨前面的皮肤外，胸部其余部位的皮肤活动性较大。

（二）浅筋膜

　　胸部的浅筋膜与颈、腹部和上肢的浅筋膜相延续，内含脂肪组织、浅血管、淋巴管、皮神经和乳腺等。

　　1. 浅血管　来自胸廓内动脉的穿支与肋间神经前皮支伴行，在胸骨线稍外侧穿出，营养胸大肌和胸前区内侧部皮肤。女性第 2~6 穿支较大，分支分布至乳房，在施行乳癌根治术时，应注意结扎止血。肋间后动脉的前、外侧穿支与肋间神经的同名分支伴行，分别分布至胸前、外侧区皮肤（图 5-1）。上述动脉有同名静脉伴行，分别汇入胸廓内静脉和肋间后静脉。胸腹壁静脉为胸前、外侧区的浅静脉，起自脐周静脉网，沿胸前区外侧部斜向外上行合成胸外侧静脉，注入腋静脉。沿途收集腹壁上部，胸前、外侧区皮肤和浅筋膜的静脉血。当门静脉高压症时，该静脉血流量增大、曲张。

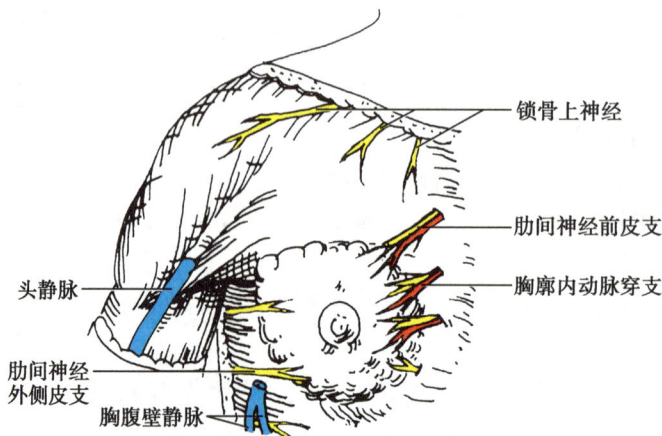

图 5-1　胸前、外侧区的浅血管和皮神经

2. 皮神经 胸前、外侧区的皮神经来自颈丛和肋间神经。

(1) **锁骨上神经**(supraclavicular nerve): 起自颈丛,有 2~4 支,经颈部向下越锁骨前面,分布于胸骨柄、锁骨下窝和肩部皮肤。

(2) 肋间神经的外侧皮支和前皮支: 肋间神经在腋前线附近发出外侧皮支,分布于胸外侧区和胸前区外侧部的皮肤。在胸骨外侧缘处发出前皮支,分布于胸前区内侧部皮肤。肋间神经的皮支呈节段性分布: 自上而下按神经序数排列,第 2 肋间神经分布于胸骨角平面,第 4 肋间神经分布于男性乳头平面,第 6 肋间神经分布于剑突平面,第 8 肋间神经分布于肋弓平面,第 10 肋间神经分布于脐平面,肋下神经分布于髂前上棘平面(图 5-1)。临床上根据肋间神经皮支的分布特点,测定麻醉平面和诊断脊髓损伤的节段。

(三) 乳房

1. 位置 **乳房**(breast)是皮肤特殊分化的器官。小儿和男性的乳房不发达。女性乳房位于胸肌筋膜前面,胸骨旁线与腋中线之间,平第 2~6 肋。乳房与胸肌筋膜之间的间隙称**乳房后间隙**(retromammary space),内有疏松结缔组织和淋巴管(图 5-1)。乳腺癌时,常因瘤组织向深层浸润,致乳房后间隙消失,乳房的活动度也随着减小。

2. 形态结构 乳房由皮肤、纤维组织、脂肪组织和乳腺构成。女性乳房的大小和形态变化较大。乳房表面中央有乳头,乳头周围色泽较深的环行区称**乳晕**(areola of breast)。**乳腺**(mammary glad)被结缔组织分隔为 15~20 个乳腺叶,每个乳腺叶又分为若干个乳腺小叶。每个乳腺叶有一输乳管,末端开口于乳头。乳腺叶和输乳管以乳头为中心呈放射状排列,故乳房脓肿切开引流时应作放射状切口,以免损伤输乳管。乳房结缔组织中有许多纤维束,两端分别附着于皮肤和胸肌筋膜,称**乳房悬韧带**(suspensory ligament of breast)或 Cooper 韧带。乳腺癌时,淋巴回流受阻引起乳房水肿,同时乳腺癌局部的纤维组织增生,乳房悬韧带相对变短,使皮肤形成许多小凹陷,临床上称"橘皮样变"。

3. 女性乳房的淋巴回流 乳房的淋巴回流主要注入腋淋巴结(图 5-2)。

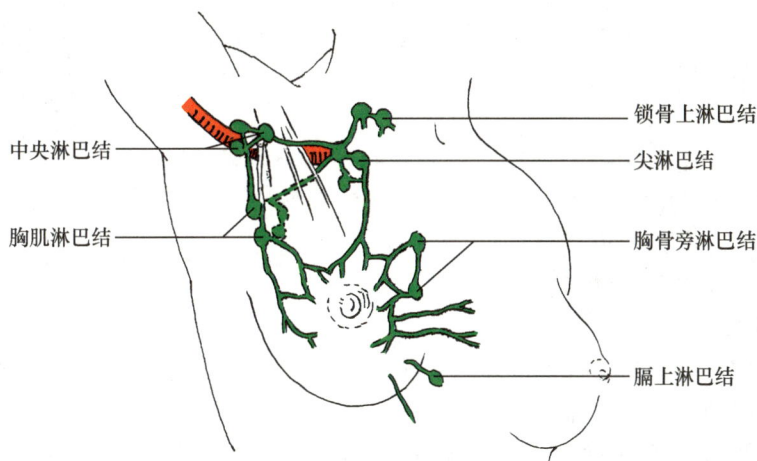

图 5-2 乳房的淋巴回流

(1) 乳房外侧部和中央部的淋巴管: 注入胸肌淋巴结,是乳房淋巴回流的主要途径。

(2) 乳房上部的淋巴管: 注入尖淋巴结和锁骨上淋巴结。

(3) 乳房内侧部的淋巴管: 注入胸骨旁淋巴结,也与对侧乳房淋巴管吻合。

(4) 乳房深部的淋巴管: 注入胸肌间淋巴结。

(5) 乳房内下部的淋巴管: 注入膈上淋巴结前群,并通过腹壁和膈下的淋巴管与肝的淋巴管交通。

知识拓展

乳腺癌手术注意事宜

手术时切口要适当,切口上端不宜延至腋窝顶部,易形成垂直瘢痕组织,影响上臂功能活动。腋窝处理要细致,不需向上解剖腋动脉和臂丛神经,否则易导致术后臂丛神经痛。注意勿损伤腋静脉,以免加重上臂部水肿。胸背神经沿着腋静脉向外下方走行,常与肩胛下血管伴行,应避免损伤,以防影响上臂外展和内旋功能。胸长神经自腋窝尖沿前锯肌浅面下行,误伤易发生"翼状肩"。同时勿损伤穿动脉、胸廓内动脉及胸膜等。

二、深层结构

(一)深筋膜

1. 浅层 浅层较薄弱,覆盖于胸大肌和前锯肌表面,向上附着于锁骨,向下接腹外斜肌表面的筋膜,中内侧附着于胸骨,向后与胸部区的深筋膜相续。

2. 深层 深层位于胸大肌深面,向上附着于锁骨,在锁骨下方分两层包绕锁骨下肌,中份包绕胸小肌,在胸小肌下缘处与浅层融合成一层,并与腋筋膜相续。位于喙突、锁骨下肌与胸小肌上缘之间的筋膜称**锁胸筋膜**(clavipectoral fascia),胸肩峰动脉的胸肌支和胸外侧神经的分支穿出该筋膜,分布于胸大、小肌。头静脉和淋巴管穿过锁胸筋膜,分别注入腋静脉和腋淋巴结(图 5-3)。

(二)肌层

胸前、外侧壁的肌层由胸上肢肌、胸固有肌和部分腹肌所组成。由浅入深大致分为 4 层。第一层为胸大肌、腹直肌和腹外斜肌上部;第二层为锁骨下肌、胸小肌和前锯肌;第三层为肋间肌;第四层为胸横肌。

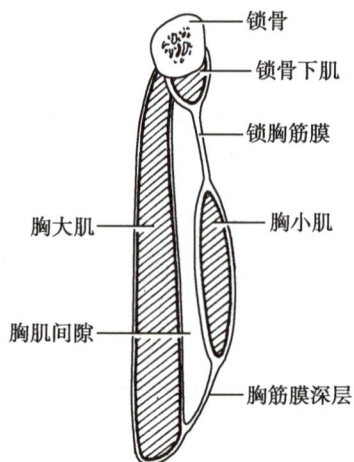

图 5-3 胸前区深筋膜

(三)肋间隙

12 对肋构成 11 对肋间隙,肋间隙内有肋间肌、肋间血管、神经和结缔组织等。

1. 肋间肌 **肋间外肌**(intercostales externi)位于相邻肋间隙浅层,肌束斜向前下,在肋骨前端续为腱膜,称**肋间外膜**(external intercostal membrane)。**肋间内肌**(intercostales interni)位于肋间外肌深面,肌束斜向前上,与肋间外肌的纤维方向交叉。在肋角处向后续为腱膜,称**肋间内膜**(internal intercostal membrane)。**肋间最内肌**(intercostales intimi)位于肋间隙中份,肋间内肌深面,肌束方向与肋间内肌相同。

2. 肋间隙的血管和神经 **肋间后动脉**(posterior intercostal artery)共 9 对。第 1、2 肋间隙的动脉来自锁骨下动脉的分支,第 3~11 肋间隙者来自肋间后动脉。肋间后动脉起自胸主动脉,有同名静脉和肋间神经伴行。三者并行于肋间隙内,在肋角内侧,位于肋间隙中部,动、静脉缠绕于肋间神经(图 5-4,图 5-5)周围。在肋角处,肋间血管和神经均发一较小的下支沿下位肋骨上缘向前,本干又称上支,循肋沟前行。在肋角前方,三者排列顺序自上而下为静脉、动脉、神经。肋间后动脉的上、下支于肋间隙前 1/3 处与胸廓内动脉的分支吻合。为避免损伤血管和神经,胸膜腔穿刺常在肩胛线或腋后线第 7、8 肋间隙,下一肋上缘偏中部进行;而在肩胛线内侧需在肋上缘进针(图 5-6)。

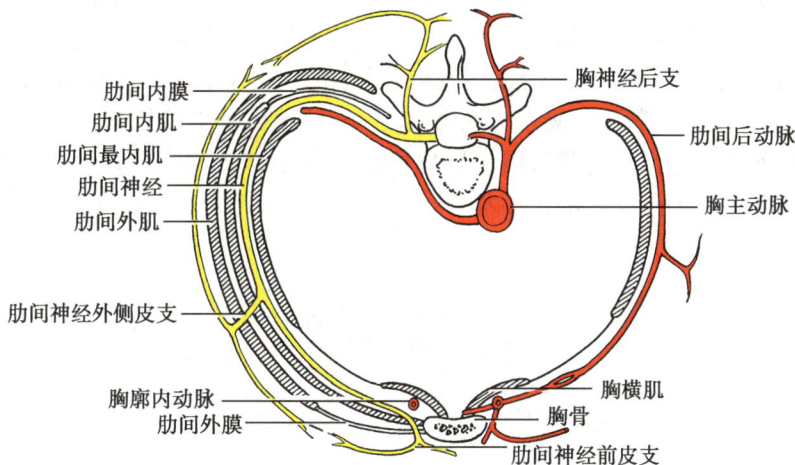

图 5-4　肋间后动脉和肋间神经

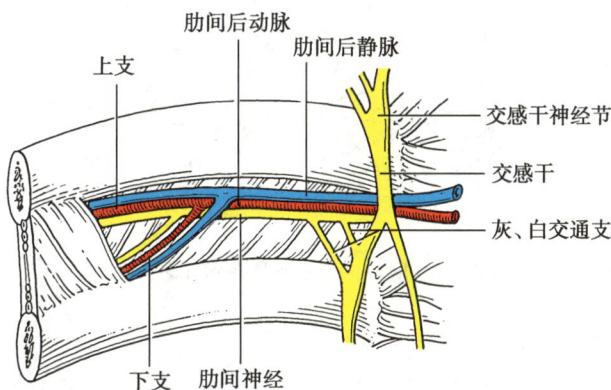

图 5-5　肋间后血管、肋间神经和胸交感干

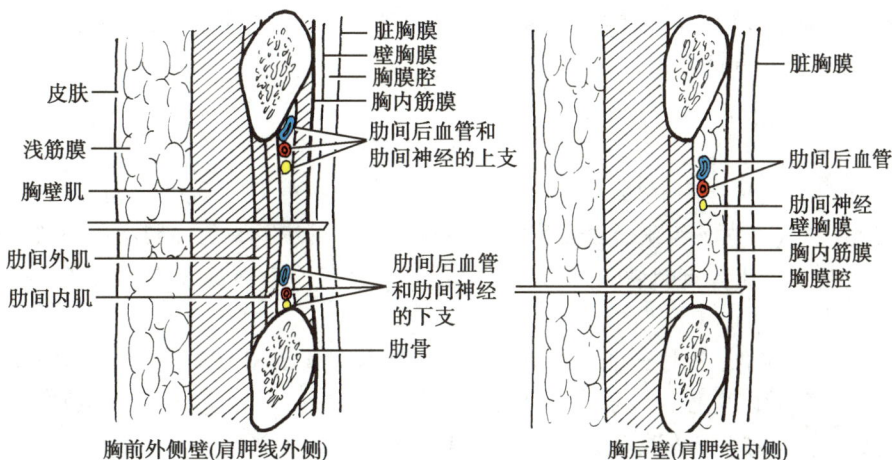

图 5-6　胸壁层次及胸膜腔穿刺部位

肋间后静脉（posterior intercostal vein）前端注入**胸廓内静脉**（internal thoracic vein），后端注入奇静脉、半奇静脉或副半奇静脉。下 6 对肋间动、静脉和神经离开肋间隙后经肋弓深面入腹前外侧壁，手术时要注意保护，以免损伤。

（四）胸廓内血管

胸廓内动脉（internal thoracic artery）起自锁骨下动脉，向下在锁骨下静脉后方，经胸廓上口入胸腔，贴第 1~6 肋软骨后面，沿胸骨外侧缘的外侧约 1.5cm 下行，至第 6 肋间隙分为肌膈动脉和腹壁上动脉两终支。沿途还发出心包膈动脉，分布至心包和膈；肋间前支分布到肋间隙，并与肋间后动脉分支吻合。胸廓内动脉前方有上 6 对肋软骨，后面上部紧贴胸内筋膜，下部借胸横肌与胸内筋膜分隔。胸廓内静脉有 1~2 支与同名动脉伴行。血管周围有胸骨旁淋巴结，引流胸前壁和乳房内侧部的淋巴，其输出淋巴管参与合成支气管纵隔干（图 5-7）。

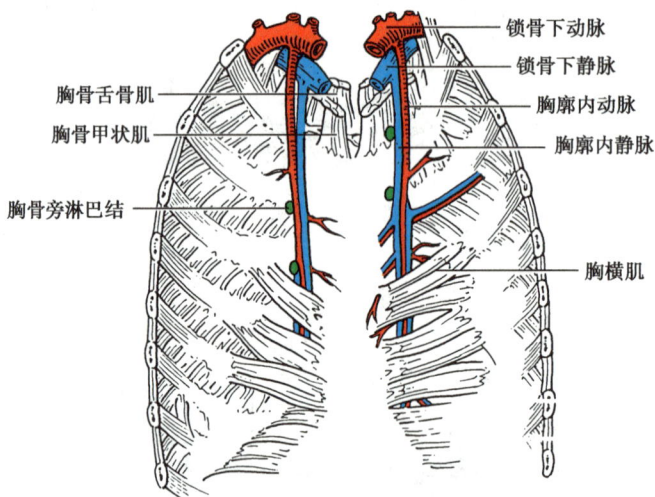

图 5-7　胸廓内血管和胸骨旁淋巴结

（五）胸内筋膜和胸横肌

胸内筋膜（endothoracic fascia）衬于胸廓内面，是一层致密的结缔组织膜。筋膜向上覆盖于胸膜顶上面，称胸膜上膜；对胸膜顶有固定和保护作用；向下覆盖于膈上面，称膈上筋膜。胸内筋膜与壁胸膜之间有疏松结缔组织，脊柱两旁较发达，容易分离。**胸横肌**（transversus thoracis）位于胸前壁的内面。起自胸骨下部，纤维向上外，止于第 2~6 肋的内面，主要起降肋助呼气的作用。

常用腧穴解剖

1. 中府　定位：在胸前壁的外上部，云门下 1 寸，平第 1 肋间隙，距前正中线 6 寸。进针层次：皮肤→皮下组织→深筋膜浅层→胸大肌→深筋膜深层→胸小肌→肱二头肌短头和喙肱肌。此区有锁骨上神经、胸外侧神经、胸肩峰动脉的分支和同名静脉的属支分布。

2. 膻中　定位：胸骨正中线上与两侧第 4 肋间隙连线相交点。进针层次：皮肤→皮下组织→胸骨。穴位区主要有第 4 肋间神经的前皮支，同时也有第 3、5 肋间神经的前皮支的分支分布。血管有胸廓内动脉第 4 穿支的分支及其伴行的静脉。

第三节 胸腔及其脏器

一、胸膜和胸膜腔

胸膜(pleura)是一层薄而光滑的浆膜,可分为**壁胸膜**(parietal pleura)和**脏胸膜**(visceral pleura)两部分,二者在肺根处相互移行而形成密闭的潜在的腔隙称**胸膜腔**(pleural cavity)。胸膜腔左、右各一,互不相通。正常时为负压,脏、壁两层胸膜相贴,其间有少量浆液,可减少呼吸时两层间的摩擦。

(一)胸膜隐窝

壁胸膜因其所在部位不同而分为**肋胸膜**(costal pleura)、**膈胸膜**(diaphragmatic pleura)、**纵隔胸膜**(mediastinal pleura)和**胸膜顶**(cupula of pleura)四部分,各部壁胸膜转折处,形成深浅不同的潜在的腔隙,呼吸时肺的边缘不能伸入其间,称为**胸膜隐窝**(pleural recess),最大的隐窝位于肋胸膜与膈胸膜折转处,称**肋膈隐窝**(costodiaphragmatic recess),是胸膜腔最低位,胸膜腔有液体时多积存于此。肋胸膜前缘与纵隔胸膜前缘移行转折而成**肋纵隔隐窝**(costomediastinal recess),以左侧者比较明显。

(二)壁胸膜反折线的体表投影

壁胸膜各部移行处形成了胸膜反折线,也是胸膜腔的界线,下面主要描述胸膜前界和胸膜下界的体表投影(图 5-8)。

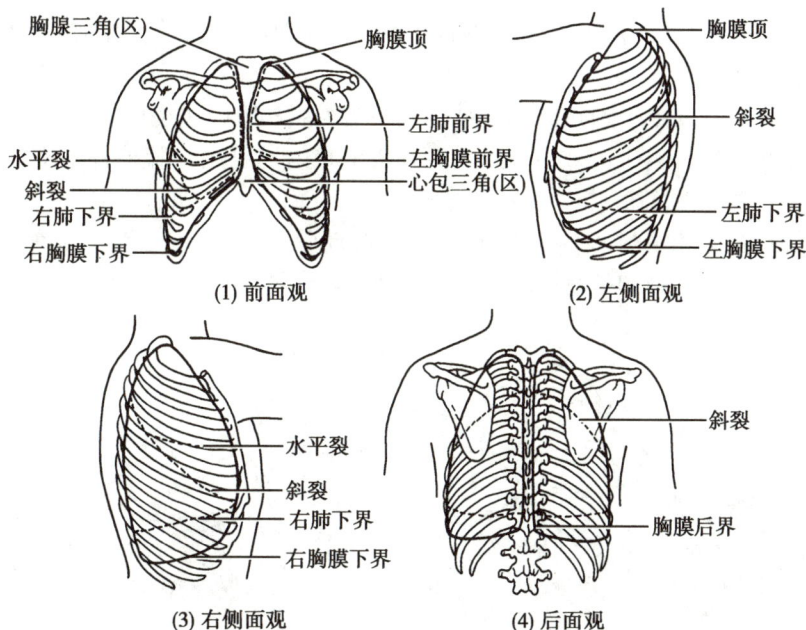

图 5-8 胸膜和肺的体表投影

1. 胸膜前界 为肋胸膜前缘与纵隔胸膜前缘的反折线。两侧均起于胸膜顶,向下经胸锁关节后方,斜向下内至第 2 胸肋关节的水平向中线靠拢,并垂直下降。右侧直达第 6 胸肋关节,移行于下界;左侧至第 4 胸肋关节转向外下方,距胸骨侧缘约 2.5cm 处下行,达左侧第 6 肋软骨中点移行于下界。左右两侧胸膜的前界之间,由于中部相互靠拢,因而上、下各留下一个三角形区域,上方的位于胸骨柄的后方,称上胸膜区(又称胸腺三角),内有胸腺;下方的位于胸骨左缘和第 4、5 肋间隙前端的后方,称为下胸膜区(又称心包三角),由于此处直接与胸前壁相贴,在此做心包穿刺可不经胸膜直达心包腔。

2. 胸膜下界 为膈胸膜与肋胸膜的反折线,右侧起自第 6 胸肋关节的后方,左侧起自第 6 肋软骨中点后方,两侧均转向外下行,在锁骨中线、腋中线和肩胛线处分别与第 8、10、11 肋相交,近后正中线处平第 12 胸椎棘突。

(三) 胸膜的神经分布

壁胸膜有躯体感觉神经分布,肋间神经分布于肋胸膜和膈胸膜的周围部分,膈神经的感觉纤维分布于膈胸膜的中央部分和纵隔胸膜。壁胸膜对于疼痛的刺激非常敏感,而且体表定位准确。脏胸膜有内脏感觉神经分布,对触觉、温度觉和机械性刺激不敏感,体表定位不准确,但对牵拉刺激敏感。

二、肺

(一) 位置

肺(lung)位于胸腔内,左右各一,仅借肺根和肺韧带固定于纵隔两侧。肺呈半圆锥形。左肺分为上、下两叶,右肺分为上、中、下三叶。

(二) 体表投影

肺尖(apex of lung)高出锁骨内侧 1/3 端上方约 2.5cm。肺前缘的体表投影与胸膜顶和胸膜前界投影基本一致。肺下界较胸膜下界稍高,平稳呼吸时,在锁骨中线、腋中线、肩胛线分别与第 6、8、10 肋相交,近后正中线平对第 10 胸椎棘突(图 5-8)。

(三) 肺门和肺根

1. 肺门(hilum of lung) 位于肺内侧面中部的凹陷处,有主支气管;肺动、静脉;支气管动、静脉;神经及淋巴管出入。

2. 肺根(root of lung) 通过肺门的结构被结缔组织和胸膜包绕称为肺根。此处胸膜呈袖状,上半包绕肺根,下半形成肺韧带,其内有数个肺门淋巴结。肺根各结构的位置关系,由前向后左右相同:肺静脉、肺动脉和主支气管。由上而下左右略有不同:左肺根内为肺动脉、主支气管和肺静脉,右肺根内为上叶支气管、肺动脉、中下叶支气管和肺静脉。左、右下肺静脉位置最低。切开肺韧带时,注意勿伤及下肺静脉(图 5-9)。

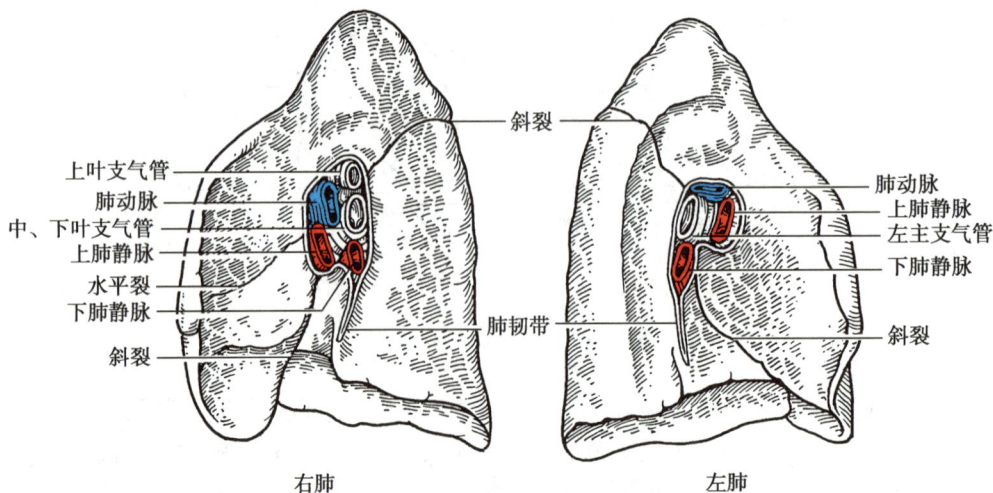

图 5-9 肺根的结构

（四）肺的血管和神经

1. 肺的血管　肺有两个功能不同的血管系统,一个是属于肺循环的**肺动脉**(pulmonary artery)和**肺静脉**(pulmonary vein),其主要功能是参与气体交换;另一个是属于体循环的**支气管动脉**(bronchial artery)和**支气管静脉**(bronchial vein),其主要功能是营养支气管和肺。

支气管动脉大多发自胸主动脉,较细小,每侧肺有 1~3 支,伴随支气管及其分支走行,营养肺内支气管壁和肺。支气管静脉收集肺静脉血,伴支气管行走,最终注入**奇静脉**(azygos vein)或**半奇静脉**(hemiazygos vein)。

2. 肺的神经　分布到肺的内脏运动神经为迷走神经和交感神经,二者在肺门前、后组成**肺丛**(pulmonary plexus),由肺丛发出分支沿各级支气管进入肺组织和脏胸膜。

（五）肺段

肺段支气管及其所属的肺组织称为支气管肺段,简称肺段。肺段呈圆锥形,其尖向肺门,底朝向肺表面。肺段内有肺段支气管、肺段动脉、静脉和支气管血管伴行,相邻肺段之间有段间静脉和少量结缔组织,易于分离,是临床上作肺段切除术的标志。依照肺段支气管的分支分布,右肺可分为 10 个肺段,左肺可分为 8 个肺段。

知识链接

气　胸

胸膜腔的密闭性是胸膜腔负压形成的前提,一旦胸膜腔的密闭性被破坏,气体就会进入胸膜腔,称为气胸。这时胸膜腔负压消失,肺因其回缩力而塌陷,导致肺通气量减少甚至停止,危及生命。因此当遇到胸壁贯通伤的患者,首先要做的就是封堵伤口,防止气胸的发生。

第四节　纵　隔

一、概述

（一）境界和位置

纵隔(mediastinum)是位于两侧纵隔胸膜之间所有器官和组织结构的总称。纵隔呈矢状位,前界为胸骨,后界为脊柱,两侧为纵隔胸膜,上方为胸廓上口,下方为膈。

（二）纵隔的分区

解剖学通常采用四分法,即以胸骨角平面为界,将纵隔分为上纵隔与下纵隔,下纵隔又以心包为界,分为前纵隔、中纵隔和后纵隔(图 5-10)。临床多采用三分法,即以气管及气管杈前壁和心包后壁为界,分为前、后纵隔,前纵隔又以胸骨角平面分为上纵隔与下纵隔。

（三）纵隔侧面观

1. 左侧面观　纵隔左侧面的中部有左肺根,左肺根上方是主动脉弓,前下方为心包,后方为胸主动脉。由主动脉弓发出左颈总动脉和左锁骨下动脉。左头臂静脉横过两动脉前

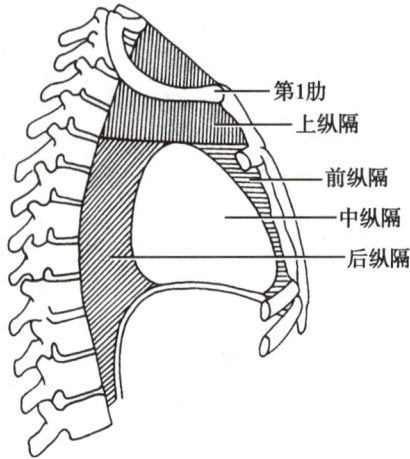

图 5-10　纵隔分区

方。主动脉弓后方为气管和食管胸部。左膈神经和左迷走神经皆从主动脉弓左前方下行，左膈神经在左肺根之前，贴心包侧壁向下至膈。左迷走神经主干则由左肺根的后方下行。胸椎左前方可见胸交感干、内脏大神经、半奇静脉、副半奇静脉等（图 5-11）。

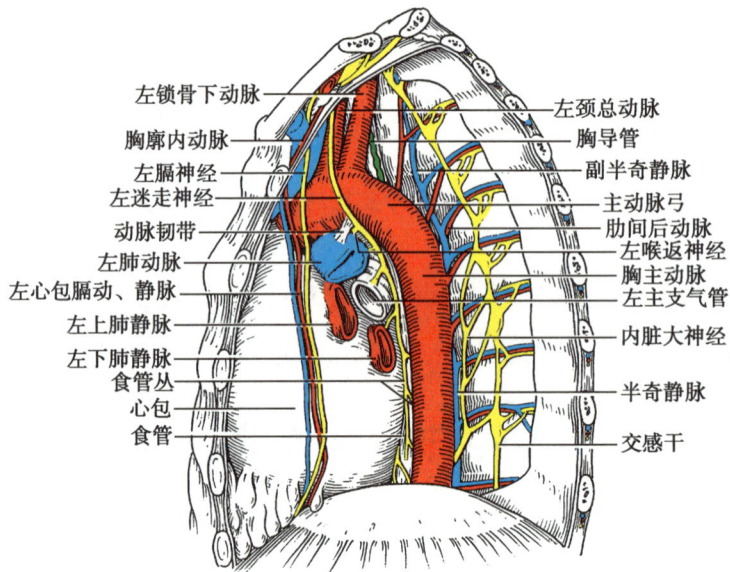

图 5-11　纵隔左侧面观

2. 纵隔右侧面观　纵隔右侧面的中部有右肺根，右肺根上方有奇静脉弓，向前注入上腔静脉。右膈神经自上腔静脉右侧向下，经右肺根之前，贴心包侧壁至膈。右迷走神经干在上腔静脉后内侧，经右肺根的后面下行。右肺根的后方尚有食管、胸交感干、内脏大神经、奇静脉等（图 5-12）。

二、上纵隔

上纵隔（superior mediastinum）的器官和结构由前向后可分为三层：前层有胸腺、头臂静脉和上腔静脉；中层有膈神经、迷走神经、主动脉弓及其分支；后层有气管、食管和胸导管等（图 5-13，图 5-14）。

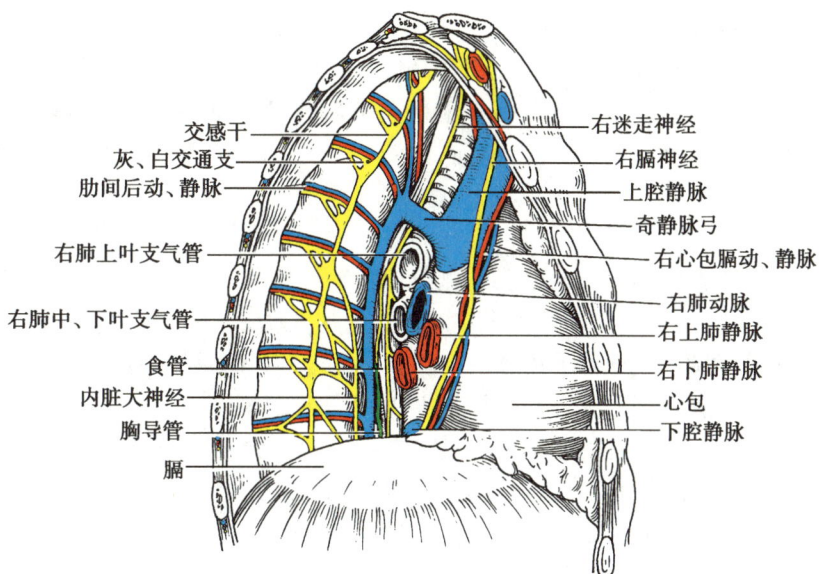

图 5-12 纵隔右侧面观

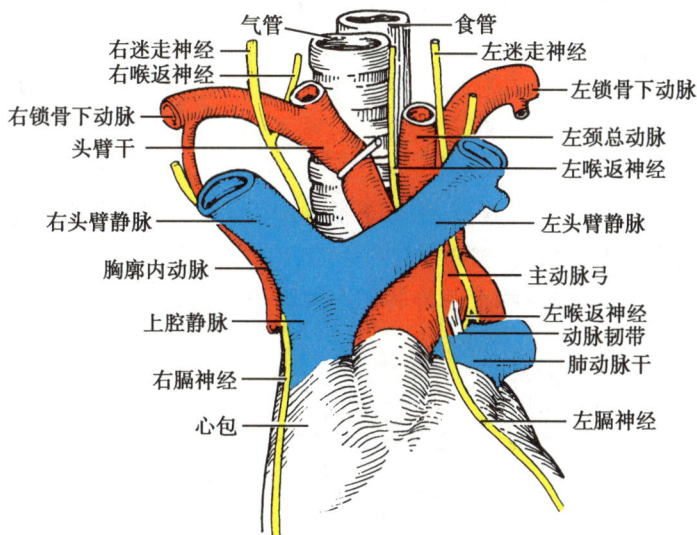

图 5-13 上纵隔的结构

(一)胸腺

胸腺(thymus)分为左、右不对称的两叶,位于上纵隔前部、气管胸部与胸骨之间的结缔组织内。胸腺两侧与壁胸膜前缘的反折部相邻;上端可达甲状腺下缘;下端达第4~6肋软骨平面,后方紧贴气管、头臂静脉、主动脉弓及心包。新生儿和幼儿的胸腺较成人所占比例大,在青春期最大,随着年龄增长,胸腺内淋巴组织减少,逐渐被脂肪组织代替,成为胸腺遗迹。

(二)上腔静脉及其属支

右头臂静脉在右侧胸锁关节后方由右颈内静脉和右锁骨下静脉汇合而成,在头臂干及右迷走神经的前方垂直下行。左头臂静脉由左颈内静脉和左锁骨下静脉在左侧胸锁关节后方汇合而成,斜行向右下,于胸骨柄上半和胸腺后方,跨越主动脉弓三大分支基部前方,在右

117

侧第 1 胸肋结合的后面与右头臂静脉汇合成上腔静脉(图 5-13)。

上腔静脉(superior vena cava)位于右侧第 1、2 肋间隙前端的后方,在升主动脉及主动脉弓起始部的右侧垂直向下至第 2 胸肋关节后方穿纤维心包,平右侧第 3 胸肋关节下缘注入右心房。上腔静脉进入心包前,有奇静脉注入。右膈神经沿上腔静脉的右侧下降。

(三)主动脉弓及其分支

1. **位置**　**主动脉弓**(aortic arch)在右侧第 2 肋软骨水平、胸骨角右半后方与升主动脉相续,弓形弯向左后方,在第 4 胸椎体下缘左侧移行为胸主动脉。自主动脉弓凸侧从右向左发出头臂干、左颈总动脉和左锁骨下动脉。主动脉弓上缘约平胸骨柄中点或稍上方,小儿主动脉弓位置较高,可达胸骨柄上缘,做气管切开时应予注意。

2. **毗邻**　主动脉弓自右前方呈弓状转向左后方时,跨于肺动脉杈和左主支气管之上。主动脉弓的三大分支基部前面有左头臂静脉横过。主动脉弓的左前方有左肺、左纵隔胸膜、左膈神经、左心包膈血管和左迷走神经。主动脉弓的右侧为上腔静脉末段,右后方依次为气管胸部、食管胸部、左喉返神经、胸导管和心深丛,下方为肺动脉杈、左主支气管、动脉韧带、左喉返神经和心浅丛。

3. **动脉韧带**(arterial ligament)　在胚胎时期为动脉导管,出生后闭锁成为纤维结缔组织索,连接于主动脉弓凹侧和左肺动脉起始部之间,位于动脉导管三角内。动脉导管三角的前界为左膈神经,后界为左迷走神经,下界为左肺动脉。该三角内有动脉韧带、左喉返神经和心浅丛等。左喉返神经紧贴动脉韧带左侧绕主动脉弓凹侧上升,临床动脉导管结扎术常以左喉返神经作为寻找动脉导管的标志性结构(图 5-13)。

(四)气管胸部

气管胸部前方为胸骨柄、胸腺、左头臂静脉、主动脉弓、头臂干、左颈总动脉和心深丛。后方为食管胸部,在食管和气管之间的左侧旁沟内有左喉返神经,右侧有右迷走神经和奇静脉弓。右前方为右头臂静脉和上腔静脉。左侧有左迷走神经和左锁骨下动脉(图 5-12~图 5-14)。

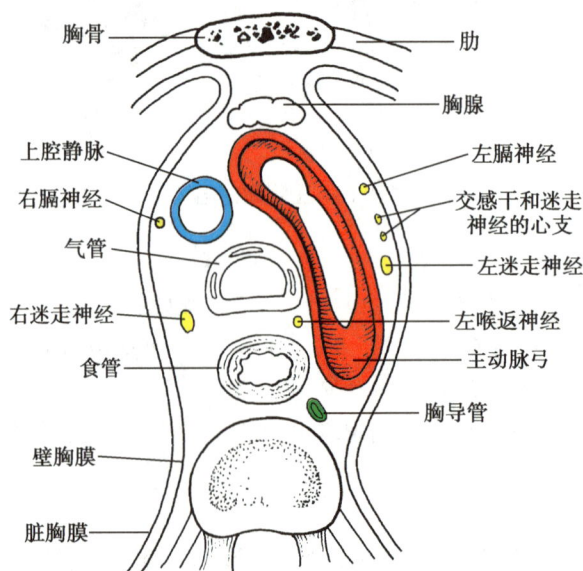

图 5-14　上纵隔横断面(平第 4 胸椎)

三、下纵隔

(一) 前纵隔

内有胸腺下部、胸廓内血管的分支、部分纵隔前淋巴结及疏松结缔组织。

(二) 中纵隔

内有心包、心和出入心的大血管、奇静脉弓、膈神经、心包膈血管、心神经丛及淋巴结等。

1. **心包**(pericardium) 为一闭合的纤维浆膜囊,分为内、外两层。外层为纤维心包,厚而坚韧。内层为浆膜心包,为一密闭的浆膜囊,分脏、壁两层,脏层即心外膜,紧贴于心和大血管根部的表面,壁层贴附于纤维心包的内面。浆膜心包的脏、壁两层之间形成潜在的腔隙,称**心包腔**(pericardial cavity),内有少量浆液,在心脏搏动时起润滑作用。心包腔积液或心包狭窄,均可影响心脏活动。常于左侧剑肋角处施行心包穿刺术。

(1) **心包窦**(sinus of pericardium):由于心底处有大血管出入心包,在大血管的根部心包的壁层转折到脏层,在心包腔形成一些隐窝,即心包窦。①**心包前下窦**(anteroinferior sinus of pericardium):位于心包前壁与下壁的移行处,其位置较低,又靠近胸前外侧壁,心包腔积液常潴留于此,是心包穿刺抽液的安全部位。②**心包斜窦**(oblique sinus of pericardium):为心底后面的隐窝,前壁为左心房,后壁为心包的后壁,右界为两条右肺静脉及下腔静脉根部,左界为两条左肺静脉根部。心包斜窦形似开口向下的盲囊,为心包积液的常见部位。③**心包横窦**(transverse sinus of pericardium):前界为升主动脉及肺动脉干,后界为上腔静脉及左心房前壁。做心脏和大血管手术时,可经心包横窦钳夹升主动脉及肺动脉干,进行穿刺和插管(图 5-15)。

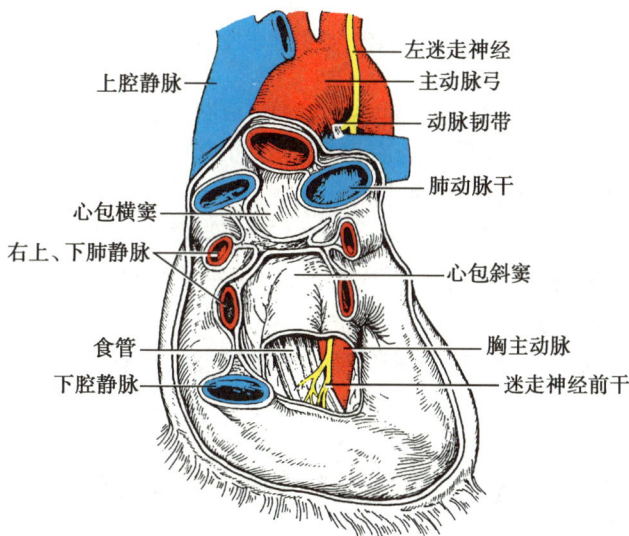

图 5-15 心包及心包窦

(2) 毗邻:心包的前方隔着肺和胸膜与胸骨体及第 2~6 肋软骨内侧相邻。上份贴附胸腺。由于左肺心切迹的存在,以及左侧肋胸膜前反折线向外折行,致使心包下份可直接与胸骨体下半的左侧份、左侧胸横肌相邻,此区称为心包裸区。通常选择第 5、6 肋间隙胸骨左缘行心包穿刺或心腔内注射。

心包的两侧与纵隔胸膜相贴,两者之间有膈神经及心包膈血管下降。心包后面有胸主动脉、食管胸部、主支气管、迷走神经、胸导管、奇静脉和半奇静脉等。上方有上腔静脉、主动脉弓和肺动脉。心包下壁与膈中心腱相融合。

2. 心 心位于中纵隔,被心包包裹。心前方平对胸骨体和第 2~6 肋软骨,后方平对第 5~8 胸椎。约 2/3 位于身体正中矢状面的左侧,1/3 位于右侧。

心的体表投影用四点的连线表示:左上点在左第 2 肋软骨下缘,距胸骨左缘约 1.2cm,右上点在右第 3 肋软骨下缘,距胸骨右缘约 1cm,左下点在左侧第 5 肋间隙锁骨中线内侧 1~2cm,右下点在右侧第 6 胸肋关节处。心瓣膜的体表投影和心脏听诊部位不同(图 5-16)。

(1)毗邻:心的毗邻关系大致与心包相同。

(2)血管:心的动脉为起于主动脉根部的左、右冠状动脉。**左冠状动脉**(left coronary artery)主要分支为前室间支和旋支。**右冠状动脉**(right coronary artery)主要分支为后室间支、右缘支、左室后支和房室结支,多数窦房结支也起自右冠状动脉。

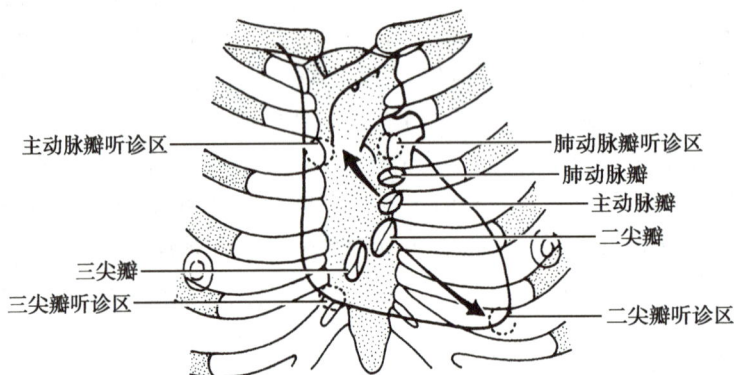

图 5-16 心的体表投影

心的静脉大部分汇入**冠状窦**(coronary sinus)。冠状窦位于冠状沟后部,左心房和左心室之间,开口于右心房的下腔静脉口与右房室口之间的冠状窦口。冠状窦的属支有心大静脉、心中静脉、心小静脉、左室后静脉和左房斜静脉。

(3)淋巴:心的淋巴管汇入气管支气管淋巴结和纵隔前淋巴结。

(4)神经:心的内脏神经在心附近形成心丛,位于主动脉弓下方与肺动脉分权之间的称为心浅丛,位于主动脉弓与气管权之间的称为心深丛。

交感神经兴奋可使心跳加快、心肌收缩力增强和冠状动脉扩张;副交感神经兴奋的作用则相反。

(三)后纵隔

后纵隔内有主支气管、食管胸部、胸主动脉、胸导管、奇静脉和半奇静脉、迷走神经、胸交感干、淋巴结等(图 5-17)。

1. 左、右主支气管 气管向下至胸骨角平面,分叉形成左、右主支气管,分叉处称气管权,权的内腔面有一矢状位凸向上的半月状嵴称**气管隆嵴**(carina of trachea),为支气管镜检查时辨认左、右主支气管起点的标志。左主支气管细而长,斜向左下方与气管中轴呈 40°~50°,约平第 6 胸椎高度,经左肺动脉后方、胸主动脉的前方入肺门。右主支气管粗而短,较陡直,与气管中轴呈 25°~30°,约平第 5 胸椎高度,经右肺动脉和升主动脉后方入肺门(图 5-18)。

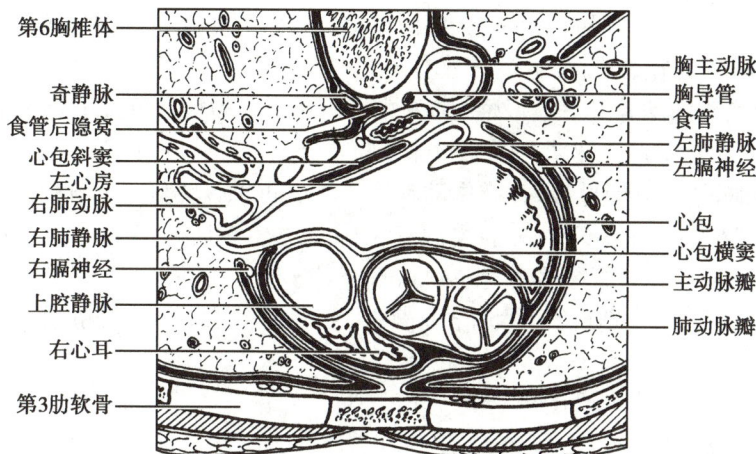

图 5-17　下纵隔横断面（平第 6 胸椎体）

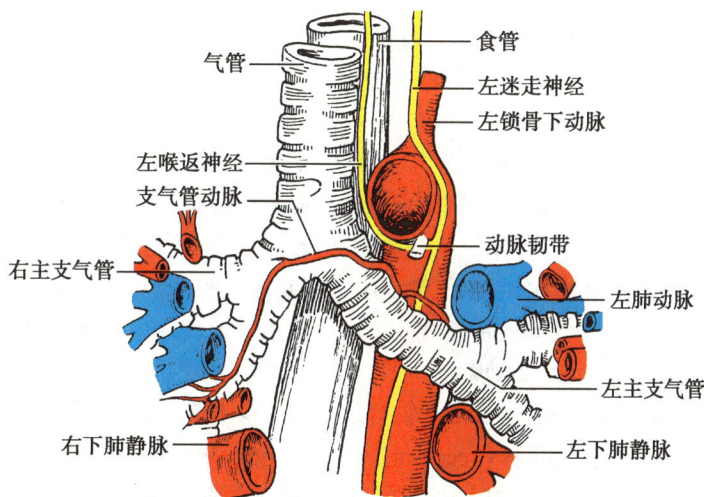

图 5-18　气管和支气管

2. 食管胸部　食管胸部始于胸廓上口,纵行通过上纵隔与后纵隔,约至第 10 胸椎平面穿膈的食管裂孔与食管腹部相续。

（1）行程与毗邻：食管胸部上 1/3 段位于气管与脊柱之间,稍偏中线左侧。后方与脊柱之间有疏松结缔组织及淋巴结,形成食管后间隙,向上与咽后间隙相通。左前方分别有左喉返神经、左颈总动脉及左锁骨下动脉。食管炎症或癌肿患者,若出现声音嘶哑,提示可能侵及左喉返神经。左侧邻贴胸导管,由于此段食管向左偏移,可与左侧纵隔胸膜相贴。

食管胸部中 1/3 段移至正中线并逐渐偏右侧下行。后邻胸导管和脊柱,左后方为胸主动脉,右后方为奇静脉。左前方邻主动脉弓,前方有气管杈、左主支气管。左主支气管由食管胸部的前面经过,于此形成食管第二个狭窄。主动脉弓从此段食管左侧跨过,主动脉弓扩大或动脉硬化时,均可压迫食管,将其推向右后方。

食管胸部下 1/3 段大部分位于中线右侧,下行至第 8~9 胸椎高度则逐渐左移,斜跨胸主动脉之前与其交叉,平第 10 胸椎高度穿膈食管裂孔与食管腹部相接。此段食管前邻心包,后方由左向右分别为胸主动脉、胸导管、奇静脉（图 5-17）。右侧面除平肺根一段与胸膜接触外,其余部分均与右侧纵隔胸膜相贴,胸膜尚可突向食管下段后面,形成食管后隐窝,故经胸行食管下段手术时可损伤右侧胸膜,导致右侧气胸。

(2)血管:食管的动脉具有节段性、多源性和相互吻合的特点。食管颈部的动脉主要来自甲状腺上、下动脉。食管胸部上段的动脉主要来自胸主动脉的支气管支(动脉),由食管后壁进入。食管胸部下段的动脉来自胸主动脉和第 4~7 肋间后动脉。发自胸主动脉前壁的食管支(动脉)比较恒定,有 1~3 对,称食管固有动脉,进入食管后壁,分别与食管胸部上段和食管腹段的食管支吻合。食管腹段有胃左动脉的分支分布。

食管胸部的静脉分别汇入甲状腺下静脉、肋间后静脉、副半奇静脉、半奇静脉和奇静脉。

(3)淋巴:食管胸部上段的淋巴汇入气管支气管淋巴结,食管胸部中段的淋巴汇入纵隔后淋巴结或向后直接汇入胸导管;食管胸部下段和食管腹部的淋巴汇入腹腔淋巴结。

3. **迷走神经**(vagus nerve)　在肺根后方,两侧迷走神经分别分支至肺根前、后参与形成左、右肺前丛和肺后丛,沿主支气管及肺血管入肺。

4. **胸主动脉**(thoracic aorta)　胸主动脉平第 4 胸椎体下缘续于主动脉弓,在脊柱左前方、食管左后方及左肺根后方下行,逐渐向右下偏斜行于脊柱前方,在第 8、9 胸椎高度经食管后方与之交叉,于第 12 胸椎平面穿膈的主动脉裂孔入腹腔。

胸主动脉上段右侧为食管、胸导管和奇静脉,左前方被左纵隔胸膜覆盖。胸主动脉下段左前方为食管,左后方为半奇静脉,右侧邻接右纵隔胸膜,右后方为胸导管。

5. **奇静脉、半奇静脉和副半奇静脉**　**奇静脉**(azygos vein)起于右腰升静脉,向上穿右膈脚入后纵隔,于胸主动脉和食管的右后方沿脊柱右前方上行,收集右肋间后静脉、半奇静脉、副半奇静脉以及食管、主支气管的静脉血,上升至第 4 胸椎高度由后向前跨右肺根注入上腔静脉。**半奇静脉**(hemiazygos vein)起于左腰升静脉,向上穿左膈脚入后纵隔,沿胸椎体的左侧上行,收纳第 8~11 左肋间后静脉和食管静脉,跨胸椎体前方,经胸主动脉、食管和胸导管的后方注入奇静脉。**副半奇静脉**(accessory hemiazygos vein)沿脊柱左侧下降,收集第 4~7 左肋间后静脉血,注入半奇静脉或横越脊柱汇入奇静脉(图 5-19)。

6. **胸导管**(thoracic duct)　左、右腰干和肠干在第 1 腰椎体前面汇集形成**乳糜池**(cisterna chyli),向上续于胸导管,穿膈的主动脉裂孔入后纵隔,在奇静脉和胸主动脉之间上行到第 4~5 胸椎处斜行走向左上方,于食管左侧紧贴左纵隔胸膜进入颈根部。由于胸导管上段与左纵隔胸膜相贴,下段与右纵隔胸膜相贴,手术时损伤胸导管若伴有纵隔胸膜的破损,则形成乳糜胸(图 5-19)。

7. **胸交感干**(thoracic sympathetic trunk)　胸交感干纵行列于脊柱两侧,上段位于肋骨头和肋间后血管前面,向下逐渐内移靠近胸椎体两侧。

胸交感干通常由 10~12 个胸交感干神经节及节间支组成。第 1 胸交感干神经节常与颈下神经节合并成星状神经节,位于第 7 颈椎横突及第 1 肋前方、颈长肌外侧缘处。从上 5 对胸交感干神经节发出细小分支,参与形成食管丛、心丛和肺丛。第 6~9 胸交感干神经节发出分支合成内脏大神经(greater splanchnic nerve),向下穿膈脚至腹腔神经节。第 10~12 胸交感干神经节发出分支合成内脏小神经(lesser splanchnic nerve),向下终于主动脉肾神经节(图 5-11)。

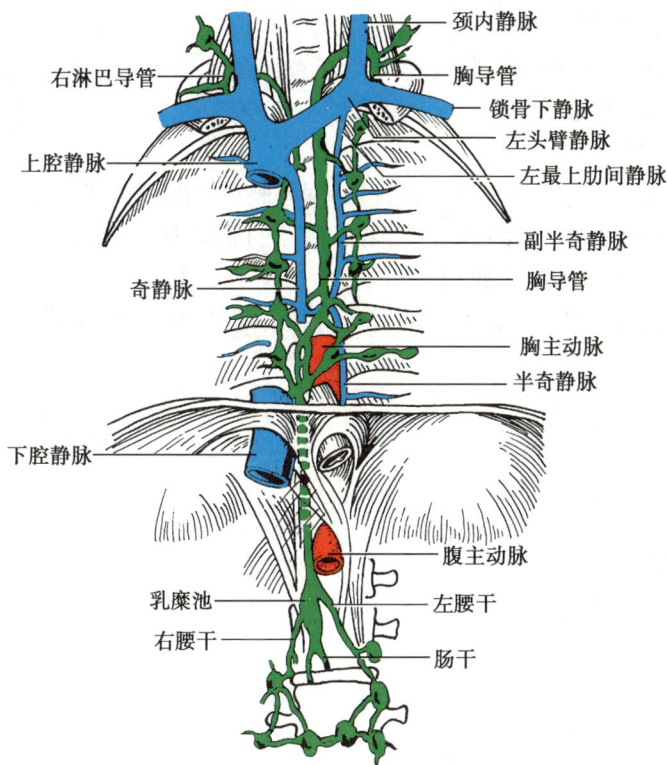

图 5-19 胸导管和奇静脉

标注文字：
颈内静脉、胸导管、锁骨下静脉、左头臂静脉、左最上肋间静脉、副半奇静脉、胸导管、胸主动脉、半奇静脉、腹主动脉、左腰干、肠干
右淋巴导管、上腔静脉、奇静脉、下腔静脉、乳糜池、右腰干

第五节　胸壁解剖操作

一、皮肤切口

人体标本仰卧,沿图 0-5 做如下切口:

1. 自胸骨柄上缘沿前正中线向下切至剑突做胸前正中切口。
2. 自正中切口上端向外沿锁骨切至肩峰。
3. 自正中切口下端向外下沿肋弓切至腋后线。
4. 自正中切口下端向外上方切至乳晕,环绕乳晕,继续向外上方切至腋前襞上部,在此折转沿臂内侧面向下切至臂上、中 1/3 交界处,然后折转向外侧,环切臂部皮肤至臂外侧缘。将皮瓣分别翻向外侧。

二、解剖程序

1. 解剖肋间神经　去除浅筋膜,寻找肋间神经的前皮支和外侧皮支。
2. 解剖头静脉　沿三角肌胸大肌间沟分离深筋膜,找到头静脉末端,修洁周围结构,可见此沟内尚有胸肩峰动脉的三角肌支通过,并见到 2~3 个淋巴结沿头静脉末端排列。
3. 解剖胸大肌　切除胸大肌表面的深筋膜,暴露胸大肌。切断胸大肌锁骨部,再沿胸骨外侧缘 2~3cm 处弧形切断胸大肌,并修洁周围结构,将胸大肌翻向外侧至止点。可见胸肩峰血管和胸外侧神经一起穿过胸小肌上缘的锁胸筋膜进入胸大肌深面,胸内侧神经的分支穿出胸小肌进入胸大肌。

4. 解剖锁胸筋膜 细心剥离此筋膜,可见有胸肩峰血管、胸外侧神经和头静脉穿过。

5. 解剖胸小肌 切断胸小肌起点,翻向外上方至喙突,修洁周围组织,可见胸上动脉、胸外侧动脉和胸长神经。

6. 解剖肋间肌 在胸骨的稍外侧,透过肋间外膜可见肋间内肌的纤维方向。沿第3或第4肋软骨下缘剪开间外膜约2cm宽,可见深面的肋间内肌。沿腋前线第4或第5肋下缘,先后剪断肋间外肌和肋间内肌约2cm宽,游离沿肋骨下缘分布的肋间后血管和肋间神经主干,观察肋间肌的纤维方向以及肋间后血管和肋间神经的排列关系。

第六节 胸腔及其脏器解剖操作

一、皮肤切口

具体切口见第五节"胸壁解剖操作"。

二、解剖程序

(一)开胸

1. 离断胸锁关节 锯断或用刀离断胸锁关节,注意保护深部结构。

2. 剪断肋 在第1肋间隙剪断肋间组织,经开口处插入肋骨剪,对向胸锁关节剪断第1肋软骨,向外下方剪断第2肋骨。然后沿腋前线向下剪断第3~8肋骨,用剪刀剪断肋间组织。

3. 翻开胸前壁 用一只手自胸骨柄提起胸前壁,另一只手将胸骨深面的结构压向后,并向下和向两侧将胸膜与胸前壁分离。边上提胸前壁,边分离胸膜,避免折断胸骨或肋软骨。在第8肋间隙,自腋前线向内侧剪断肋间组织3~4cm。将胸前壁翻向下,置于腹前壁上。稍提起胸前壁,距起点约2cm处剪断胸廓内血管。

4. 观察胸横肌 在胸前壁后面下部,透过胸内筋膜可见胸横肌附着于胸骨和肋软骨。观察胸廓内动、静脉和胸骨旁淋巴结。胸廓内血管的上段位于胸内筋膜的前面,下段位于胸横肌的前面。纵行剪开胸横肌,暴露胸廓内血管下段,追至肌膈动脉与腹壁上动脉分支处。在胸廓内血管周围的脂肪内剥离胸骨旁淋巴结。

5. 解剖肋间后血管和肋间神经 待切除肺后,在胸后壁透过肋胸膜和胸内筋膜可见肋间后血管和肋间神经。在第4或第5肋间隙,剪开肋胸膜和胸内筋膜,分离肋间后血管、肋间神经的主干及其在肋角处发出的分支,观察血管、神经在肋沟处的排列顺序。

(二)解剖胸膜腔

1. 胸膜顶 用手探查并体会脏胸膜、肋胸膜、膈胸膜和纵隔胸膜。然后,两手分别放在胸膜顶的上、下面,观察胸膜顶在颈部的体表投影。

2. 胸膜前界 两侧胸膜前界在第2~4肋高度靠拢。胸腺区和心包区为无胸膜区,分别被胸腺和心包占据。将胸前壁复位,观察胸膜前界的体表投影。

3. 胸膜下界 观察胸骨两侧已暴露的胸膜下界,将手插入肋胸膜与膈胸膜之间,探查其余部位的胸膜下界,了解胸膜下界体表投影。

4. 胸膜隐窝 将手插入肋胸膜与膈胸膜反折处以及左肋胸膜与左纵隔胸膜前缘下部反折处的胸膜腔,探查肋膈隐窝和左肋纵隔隐窝。由于死后肺塌陷,胸膜隐窝较深。探查肋膈隐窝时,注意勿被肋骨断端刺伤手。

124

5. 触摸肺韧带 将肺下部拉向外侧,可见肺韧带位于肺根下方,连于肺与纵隔之间。将手伸至肺韧带下缘处,用拇指和示指触摸。

(三) 取肺

1. 解剖左肺根的结构 左肺根前方有膈神经和心包膈血管,后方有迷走神经。剖开肺根处的胸膜,分离肺根内结构,观察主支气管和肺血管的排列。

2. 取左肺 避开肺根周围的血管、神经,垂直切断左肺根和肺韧带,取出左肺。观察左肺的形态、分叶和肺韧带的附着部位。在肺门处观察主支气管、肺血管和支气管肺门淋巴结。

3. 解剖右肺根的结构 右肺根前方有膈神经和心包膈血管,后方有迷走神经,上方有奇静脉弓。剖开肺根处的胸膜,分离肺根内结构和观察排列次序,并与左肺根比较。

4. 取右肺 切断右肺根和肺韧带,取出右肺。观察内容同左肺,比较左、右肺的形态差异。

第七节 纵隔解剖操作

一、皮肤切口

具体切口见第五节"胸壁解剖操作"。

二、解剖程序

1. 在上胸膜间区剥离胸膜和结缔组织,寻认并翻起胸腺。分离左、右头臂静脉和上腔静脉。

2. 修洁主动脉弓及其发出的头臂干、左颈总动脉和左锁骨下动脉。观察主动脉弓及其分支的毗邻。查认由左膈神经、左迷走神经和左肺动脉围成的动脉导管三角。观察左喉返神经与动脉韧带的毗邻关系。

3. 修洁左膈神经,可见其经左肺根前面,伴左心包膈血管贴心包左侧壁分布于膈。查认左迷走神经在左颈总动脉与左锁骨下动脉之间下降,在主动脉弓下缘处发出左喉返神经,该神经自动脉韧带左侧绕主动脉弓下缘向上后方行。左迷走神经本干经左肺根后方下行至食管胸部左前方,分支参与组成左肺前、后丛和食管丛。

4. 查认右膈神经从右锁骨下动、静脉之间进入胸腔,沿右头臂静脉及上腔静脉外侧向下经右肺根前方,伴右心包膈血管贴心包右侧壁下行至膈。

在右锁骨下动、静脉之间分离出右迷走神经,可见其贴在气管胸部的右侧,在右头臂静脉和上腔静脉的后内侧下行,继沿奇静脉内侧、经右肺根后方至食管胸部右后方,分支参与形成右肺前丛、右肺后丛和食管丛。在右锁骨下动脉下方,找出由右迷走神经发出的右喉返神经,该神经绕右锁骨下动脉下缘走向左后上方。

5. 在左头臂静脉汇入上腔静脉处将其结扎、切断。将头臂干和左颈总动脉拉向外侧,修洁气管胸部,可见其在胸骨角平面分为左、右主支气管。

6. 在心包前壁分别沿左、右膈神经的前方做两条纵行切口,上端至大血管根部,下端至心包下缘。在纵行切口下端之间做一横切口,向上翻开心包前壁,观察心包腔。

心包前壁与下壁之间的隐窝称心包前下窦。将手伸入升主动脉和肺动脉干的后面与上腔静脉和左心房之间,手指通过的间隙称为心包横窦。提起心尖,将手指深入心脏后面,探查位于左心房后壁与心包后壁之间的间隙称为心包斜窦,观察心包斜窦的境界。

7. 在纵隔左侧面修洁胸主动脉及其发出的肋间后动脉。胸主动脉自第4胸椎体下缘左侧走向右下,在第8~9胸椎前方与食管交叉,平第12胸椎穿膈的主动脉裂孔入腹腔。寻认半奇静脉、副半奇静脉,观察其属支及汇入奇静脉的位置。

8. 探查右侧纵隔胸膜突向食管下段后面所形成的食管后隐窝。剖开纵隔胸膜,观察食管与气管、左主支气管、心包及胸主动脉的毗邻关系。

9. 在纵隔右侧面的后方将食管胸部下段推向左侧,在奇静脉与胸主动脉之间分离出胸导管下段。胸导管平第4、5胸椎高度,自食管后方斜向左侧,沿食管左缘与左纵隔胸膜之间上行至颈根部。修洁奇静脉,可见其上行至第4胸椎水平向前形成奇静脉弓,跨越右肺根注入上腔静脉。

10. 在脊柱两侧剖开肋胸膜,分离出胸交感干。观察胸交感干神经节及其与肋间神经相连的灰、白交通支。交通支在人体标本标本上难以用颜色辨认,一般认为距椎间孔远的为白交通支,距椎间孔近的为灰交通支。将膈推向下,在胸后壁胸膜下面分离修洁内脏大、小神经。

学习小结

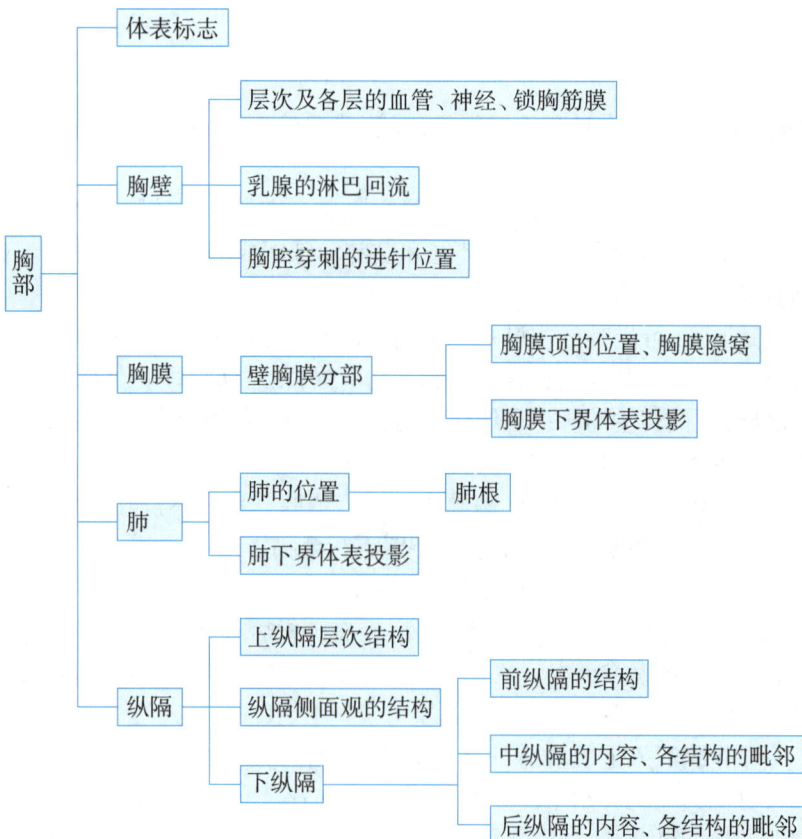

(张义伟 翟晓艳 胡新颖 游言文)

复习思考题

1. 试述女性乳房的淋巴回流。
2. 试述左、右肺根各结构的位置关系。
3. 上纵隔从前自后排列哪些结构?
4. 试述主动脉弓的毗邻。
5. 试述动脉导管三角的毗邻。

◆◆◆ 第六章 ◆◆◆

腹　部

📌 **学习目标**

　　通过学习腹部分区；腹前外侧壁的层次结构；腹腔脏器的位置、毗邻；神经、血管的分布，为在临床体检、手术切口的选择、疾病的诊断中提供最直接的理论依据和为手术操作打下坚实的理论基础。

第一节　概　　述

腹部（abdomen）位于胸部与盆部之间，包括腹壁、腹腔及腹腔脏器等结构。

一、境界和分区

腹部的上界是胸廓下口，即由剑突、肋弓、第 11 肋前端、第 12 肋下缘和第 12 胸椎围成；下界是耻骨联合上缘、耻骨嵴、耻骨结节、腹股沟韧带、髂嵴至第 5 腰椎下缘的连线。

临床上的**腹腔**（abdominal cavity）境界与腹部的体表境界不同，其上界由向上膨隆的膈穹窿构成，下方位于小骨盆上口。所以，腹腔的实际范围要超过腹部的体表境界。

二、体表标志

1. **髂嵴**（iliac crest）　为髂骨翼的上缘，全长可于皮下触及。髂嵴的前端为髂前上棘。两侧髂嵴最高点的连线平对第 4 腰椎棘突，是进行腰椎穿刺的重要标志。髂嵴也是骨髓穿刺的常用部位。

2. **耻骨联合**（pubic symphysis）　为左、右两侧耻骨的连接处，其上缘是小骨盆上口的标志之一。

3. **耻骨结节**（pubic tubercle）　位于耻骨联合外侧，是腹股沟韧带内侧端的附着点。其外上方 1~2cm 处是腹股沟浅环的位置。

4. **脐**（umbilicus）　位于腹前正中线上，位置不固定，一般平第 3、4 腰椎之间。

第二节　腹前外侧壁

腹前外侧壁由浅入深，总体层次可分为六层，即皮肤、浅筋膜、肌层、腹横筋膜、腹膜外组织和壁腹膜。但具体部位不同,层次差异也很大。

一、层次结构

(一)皮肤

腹前外侧壁的皮肤薄、富有弹性,与皮下组织连接疏松。除腹股沟附近的皮肤移动性比较小以外,其他部位皮肤的伸展性和移动性均较大。临床上常选择腹前外侧壁皮肤为游离皮瓣的供皮区。

(二)浅筋膜

浅筋膜主要由脂肪和疏松结缔组织组成。浅筋膜在腹壁上部为一层,在腹壁的下部(约在脐平面以下)分为两层:浅层称为 Camper 筋膜,含有丰富的脂肪组织,又称为脂肪层,向下与股部的浅筋膜相互延续;深层称为 Scarpa 筋膜,为富有弹性纤维的膜状结构,又称为膜性层,在中线处附着于白线,向下附着于股部的深筋膜(阔筋膜),向内侧越过耻骨联合,继续向下到阴囊与会阴浅筋膜(Colles 筋膜)相延续。由于 Scarpa 筋膜与肌层之间的间隙与会阴浅隙相交通,当前尿道损伤时,尿液可经会阴浅隙蔓延至同侧的腹前外侧壁。

浅筋膜内有浅动脉(动脉分支)、浅静脉、浅淋巴管和皮神经。

1. 浅动脉(动脉分支) 腹前壁上半部分的浅动脉有肋间后动脉的分支和肋下动脉的分支;腹前壁下半部分的浅动脉有股动脉分出的腹壁浅动脉和旋髂浅动脉。

2. 浅静脉 脐以上的浅静脉经过胸腹壁静脉回流入腋静脉;脐以下的浅静脉经过腹壁浅静脉汇入大隐静脉。脐区的浅静脉吻合成脐周静脉网,并与深部的附脐静脉相吻合(图 6-1)。

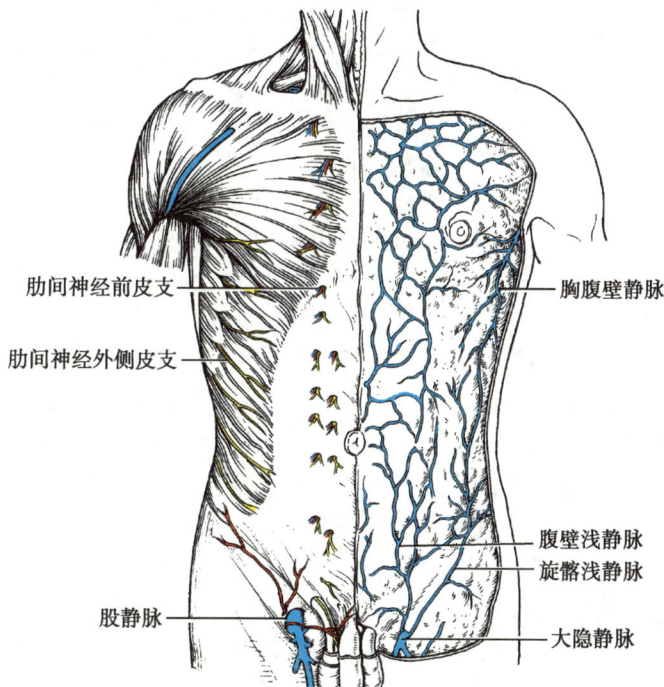

图 6-1 腹壁的皮神经和浅静脉

3. 浅淋巴管 与浅血管伴行,脐以上者汇入腋淋巴结,脐以下者则汇入腹股沟浅淋巴结。

4. **皮神经** 来自第 7~11 肋间神经和肋下神经,有前皮支和外侧皮支。前皮支从正中线两旁浅出,外侧皮支在腋中线处穿腹外斜肌浅出。皮神经在分布上有明显的节段性:第 6 肋间神经分布于剑胸结合平面;第 8 肋间神经分布于肋弓平面;第 10 肋间神经分布于脐平面;肋下神经分布于髂前上棘平面。当脊髓胸段发生病变时,可以根据腹壁皮肤出现感觉障碍的平面来推断脊髓病变的节段。

(三) 肌层

由腹前正中线两侧的腹直肌及其外侧相互重叠的腹外斜肌、腹内斜肌和腹横肌组成(图 6-2)。

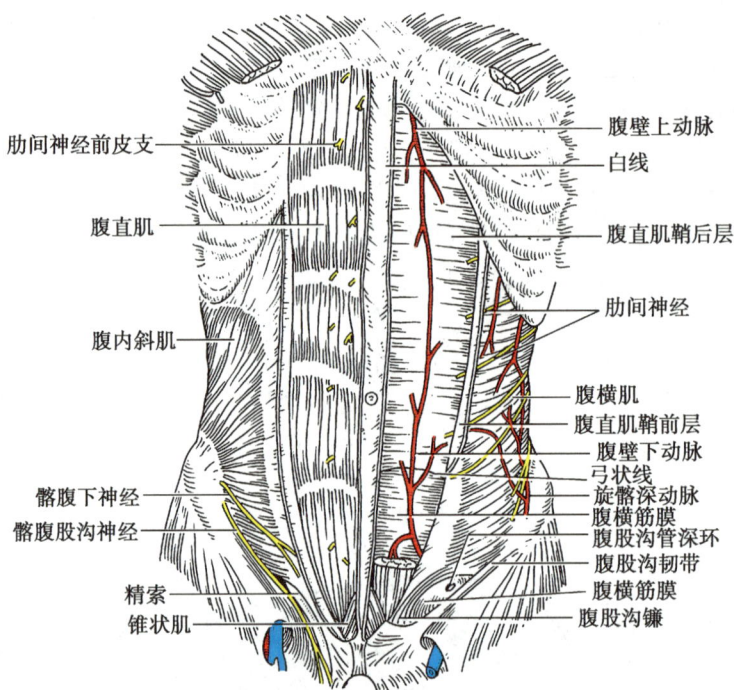

图 6-2 腹前外侧壁的肌(深层)

1. **腹直肌**(rectus abdominis) 位于腹白线两侧,起于耻骨联合和耻骨嵴,止于胸骨的剑突和第 5~7 肋软骨的前面。肌纤维被 3~4 条腱划分为多个肌腹。腹直肌被腹直肌鞘所包裹。腱划与腹直肌鞘的前层连接紧密,不易剥离;与腹直肌鞘后层连接疏松,易分离。

2. **腹外斜肌**(obliquus externus abdominis) 位于腹前外侧壁的浅层。肌纤维从外上斜向内下,在髂前上棘与脐连线移行为腱膜,参与构成腹直肌鞘的前壁。腹外斜肌腱膜在耻骨结节外上方形成三角形裂隙,即**腹股沟管浅环**(superficial inguinal ring)(腹股沟管皮下环)。其内上缘部分称内侧脚,附着于耻骨联合;其外下缘部分称外侧脚,附着于耻骨结节。外侧脚的部分纤维经过精索的深面向内上反转,附着于腹白线,并与对侧的纤维相接,称为**反转韧带**(reflected ligament)或 Colles 韧带。正常成人浅环可容纳一个示指尖,内有精索(男性)或子宫圆韧带(女性)通过。

腹外斜肌腱膜下缘增厚,连接髂前上棘和耻骨结节间形成**腹股沟韧带**(inguinal ligament)。腹股沟韧带内侧端的一小部分纤维由耻骨结节向下、后、外转折形成**腔隙韧带(陷窝韧带)**(lacunar ligament)。腔隙韧带附着耻骨梳的部分,称为**耻骨梳韧带**(pectineal ligament)或 Cooper 韧带。这些韧带在腹股沟疝和股疝的修补术中有重要意义(图 6-3)。

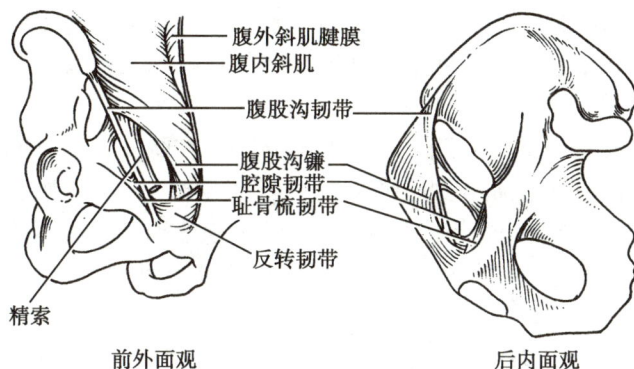

图 6-3 腹股沟区的韧带

3. **腹内斜肌**（obliquus internus abdominis） 位于腹外斜肌深面，肌纤维斜向内上至腹直肌的外侧缘处移行为前、后两层腱膜包裹腹直肌。

4. **腹横肌**（transversus abdominis） 位于腹内斜肌深面，肌纤维横行，在腹直肌外侧缘处移行为腱膜。腱膜的上部与腹内斜肌腱膜后层融合，经腹直肌的后方至白线，参与构成腹直肌鞘的后壁；下部腱膜与腹内斜肌腱膜的后层一起经腹直肌的前方至白线，参与构成腹直肌鞘的前壁。

腹内斜肌与腹横肌的下缘呈弓状越过精索的上内侧，在腹直肌外侧缘呈腱性融合，绕至腹股沟管内侧部精索的后方止于耻骨梳，称为**腹股沟镰**（inguinal falx）或**联合腱**（conjoined tendon）。腹内斜肌和腹横肌下缘的部分肌纤维，沿精索向下移行，包裹住精索与睾丸形成**提睾肌**（cremaster），收缩时可上提睾丸（图 6-4）。

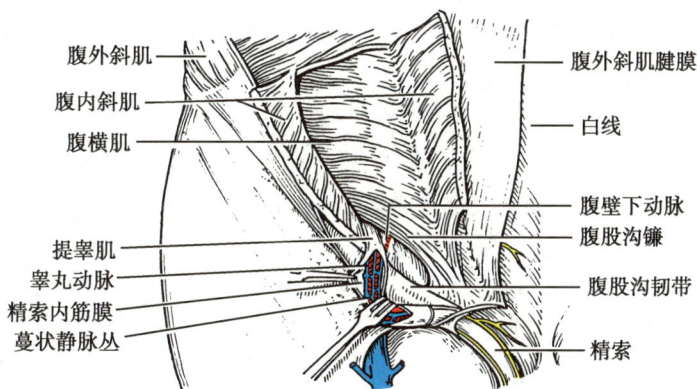

图 6-4 腹内斜肌、腹横肌与腹股沟镰

（四）腹横筋膜

腹横筋膜（transverse fascia）位于腹横肌深面，是腹内筋膜的一部分。在腹上部较薄弱，接近腹股沟韧带和腹直肌外侧缘处较致密。其上方连接膈下筋膜，下方与髂筋膜及盆筋膜相移行。在腹股沟韧带中点上方约 1.5cm 处，腹横筋膜呈漏斗形突出，形成**腹股沟管深环**（deep inguinal ring）。腹横筋膜从深环向下包裹住精索延续为精索内筋膜。深环的内侧有纵行的纤维束增厚形成**凹间韧带**（interfoveolar ligament）。

（五）腹膜外组织

腹膜外组织（extraperitoneal tissue）或称腹膜外脂肪，位于腹横筋膜与壁腹膜之间的疏松结缔组织，向后与腹膜后间隙相连续。髂外血管及其分支、淋巴结等均位于此层内。由于腹膜外脂肪组织的存在,特别是下腹部,壁腹膜与腹横筋膜比较容易剥离。临床上行泌尿外科或妇产科等手术时,尽量不进入腹膜腔,可经腹膜外组织的入路施行。

(六) 壁腹膜

壁腹膜(parietal peritoneum)为腹前外侧壁的最内层。在脐以下,腹前外侧壁的腹膜形成5条纵行的皱襞:位于正中线,由脐连到膀胱尖者是脐正中襞,内含脐正中韧带,是胚胎期脐尿管闭锁后的遗迹;脐正中襞外侧是两条脐内侧襞,内有脐动脉索通过,是胚胎期脐动脉闭锁后的遗迹;最外侧者是两条脐外侧襞,也称腹壁下血管襞,内含腹壁下动脉和腹壁下静脉(图6-5)。

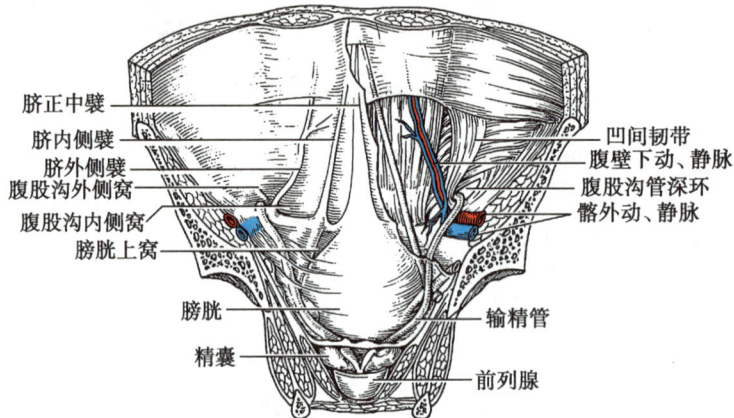

图 6-5 腹前外侧壁内面的皱襞和陷窝

在腹股沟韧带上方,上述5条纵襞将腹股沟以上的腹前壁内面分为3对凹陷,由内侧向外侧分别是:膀胱上窝、腹股沟内侧窝和腹股沟外侧窝。腹股沟外侧窝的尖端指向腹股沟管深环;腹股沟内侧窝正对腹股沟三角。这些部位是腹前壁的薄弱区,腹腔内容物由此突出,可分别形成腹股沟斜疝和腹股沟直疝。

(七) 腹前外侧壁深层的血管和神经

1. 血管 腹壁深层的动脉有:下5对肋间后动脉、肋下动脉、4对腰动脉、腹壁上动脉、腹壁下动脉及旋髂深动脉。腹壁上动脉是胸廓内动脉的延续,在腹直肌与腹直肌鞘后层之间下行。腹壁下动脉及旋髂深动脉起自髂外动脉,腹壁下动脉经腹股沟深环的内侧斜向内上方行于腹直肌与腹直肌鞘后层之间,在脐附近与腹壁上动脉相吻合。旋髂深动脉沿腹股沟韧带外侧半深面斜向外上方,经髂前上棘内侧至髂嵴前部的上缘。临床上常取旋髂深动脉作为营养血管的髂骨移植。腹壁的深静脉与同名动脉伴行。

2. 淋巴 腹壁上部的深淋巴注入胸骨旁淋巴结;下部注入髂外淋巴结。

3. 神经 分布到腹前外侧壁的神经有下6对胸神经前支、髂腹下神经、髂腹股沟神经和生殖股神经等。

(1)胸神经前支:为第7~11肋间神经与肋下神经前支,主干斜向前下行于腹内斜肌与腹横肌之间达腹前外侧壁,于腹直肌外侧缘进入腹直肌内,分支分布到腹前外侧壁肌群及皮肤(图6-6)。

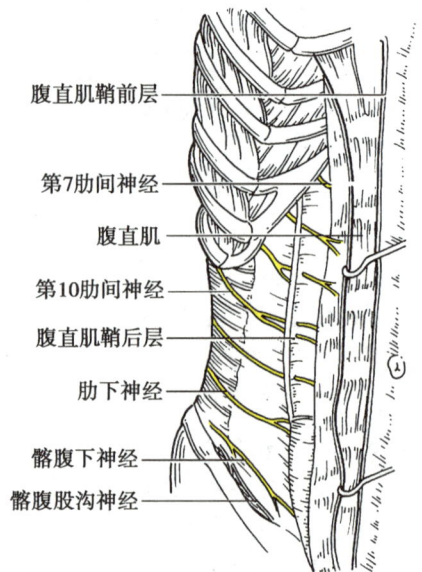

图 6-6 腹前外侧壁的神经

132

（2）髂腹下神经：起自腰丛，在腹横肌和腹内斜肌之间斜向前下，分支支配此二肌。主干于髂前上棘内侧2~3cm处穿腹内斜肌行向内下方，达腹外斜肌腱膜深面，在浅环上方约3.5cm处穿腹外斜肌腱膜至皮下。

（3）髂腹股沟神经：起自腰丛，在髂腹下神经下方约一横指处与其平行行走，肌支支配腹横肌、腹内斜肌和腹外斜肌。主干在腹股沟管内位于精索的内侧，出浅环后分布于男性阴囊（女性大阴唇）的皮肤。

（4）生殖股神经：起自腰丛，穿腰大肌，并在其前面下行至髂总血管外侧，分为股支和生殖支。股支经腹股沟韧带深面进入股部；生殖支穿腹股沟管深环进入腹股沟管，沿精索外侧下行出浅环，支配提睾肌及分布于阴囊或大阴唇皮肤。

二、局部结构

（一）腹直肌鞘

腹直肌鞘（sheath of rectus abdominis）分为前、后两层，两层纤维在腹直肌外侧缘处融合，形成一半月形凸向外侧的弧形线，即半月线。腹直肌鞘前层由腹外斜肌腱膜和腹内斜肌腱膜的前层组成，后层由腹内斜肌腱膜的后层及腹横肌腱膜组成（图6-2）。但在脐下4~5cm处，三层扁肌的腱膜均参与构成腹直肌鞘的前层，其后层下缘形成一弧形的游离缘，称**弓状线**（arcuate line）或半环线。弓状线以下部分，腹直肌后面紧贴腹横筋膜。

（二）腹白线和脐环

腹白线（linea alba），又称白线，位于腹前正中线上，由两侧腹直肌鞘纤维彼此交织而成，上宽下窄，坚韧，血管少。临床上经白线作腹正中切口时，出血少，进入腹腔快，但不易愈合。

脐环（umbilical ring）约在白线的中点，由腹白线的腱膜纤维环绕而成，为腹壁的一个薄弱点，若腹腔脏器由此处膨出则形成脐疝。

（三）腹股沟管

腹股沟管（inguinal canal）是位于腹股沟韧带内侧半上方约1.5cm处的肌筋膜裂隙，长约4~5cm，男性内有精索；女性内有子宫圆韧带通过（图6-7，图6-8）。

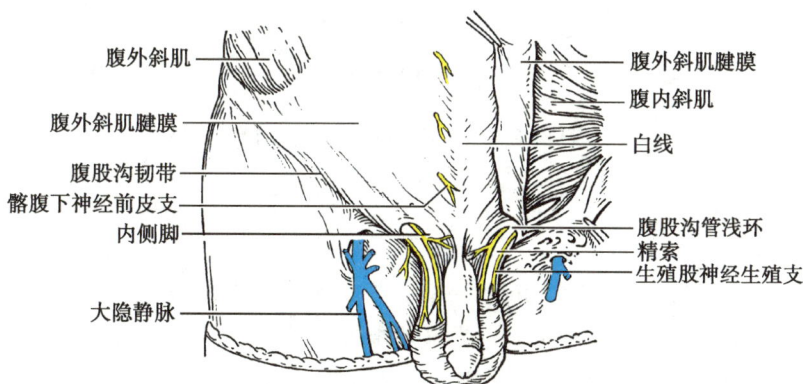

图6-7 腹股沟管（1）

腹股沟管有前、后、上、下四个壁及内、外两个口。前壁：大部分由腹外斜肌腱膜构成，在管的外上部有腹内斜肌参与；后壁：由腹横筋膜和联合腱构成，在其内下部有反转韧带参与；上壁：为腹内斜肌与腹横肌形成的弓状下缘；下壁：为腹股沟韧带。内口为腹股沟深环，

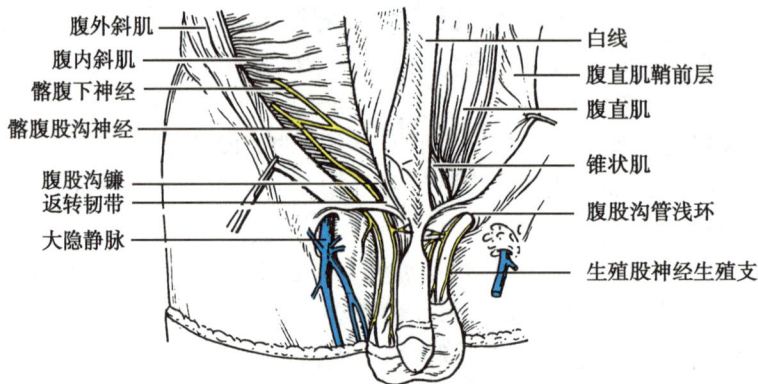

图 6-8 腹股沟管(2)

是腹横筋膜向外突出的一个卵圆形孔,位于腹股沟韧带中点上方约一横指处;外口为腹股沟浅环,是腹外斜肌腱膜在耻骨结节外上方形成的三角形裂隙。

(四) 腹股沟三角

腹股沟三角(inguinal triangle),又称海氏(Hesselbach)三角。由腹壁下动脉、腹直肌外侧缘和腹股沟韧带内侧半所围成的三角形区域。腹股沟直疝即由此三角区向前下突出(图 6-9)。

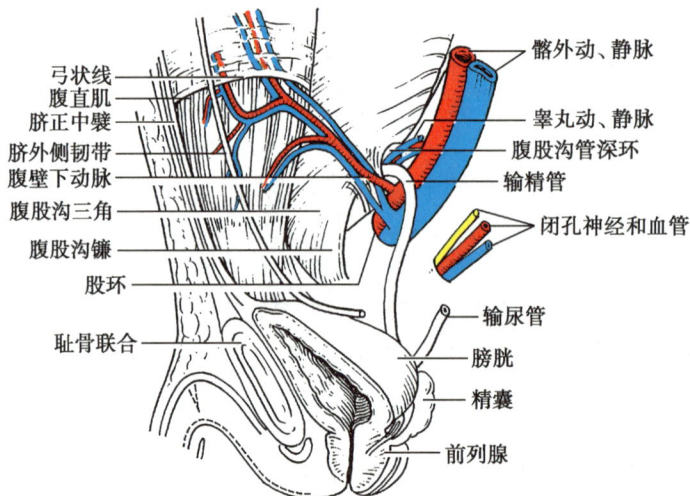

图 6-9 腹股沟三角(内面观)

常用腧穴解剖

1. 中脘 定位:在上腹部,前正中线,脐中上 4 寸。进针层次:皮肤→浅筋膜→腹白线→腹横筋膜。此区有第 8 胸神经前支的前皮支、腹壁浅静脉的属支等分布。

2. 关元 定位:前正中线,脐中下 3 寸。进针层次:皮肤→ Camper 筋膜→ Scarpa 筋膜→腹白线。此区有第 12 胸神经前支、腹壁浅动、静脉等分布。

第三节 结 肠 上 区

结肠上区是指膈与横结肠及其系膜之间的区域。该区域内有：食管腹段、胃、肝、肝外胆道和脾等器官及结构。

一、食管腹部

食管腹部（abdominal part of esophagus）长约 1~2cm，在第 10 胸椎高度、正中矢状面左侧 2~3cm 处穿膈的食管裂孔进入腹腔。食管腹部前面有迷走神经前干，后面有迷走神经后干经过，均有脏腹膜覆盖。动脉供应来自膈下动脉和胃左动脉的食管支。

二、胃

（一）位置与毗邻

胃（stomach）中度充盈时，大部分位于左季肋区，小部分位于腹上区。胃的贲门约平第 11 胸椎左侧，幽门约平第 1 腰椎下缘右侧。

胃前壁右侧份邻接肝左叶，左侧份上部紧邻膈，下部在左侧肋弓下接触腹前壁，下部因移动性大而通常称为胃前壁的游离区。胃后壁隔网膜囊与胰、左肾上腺、左肾、脾、横结肠及其系膜相毗邻，这些器官共同形成胃床（图 6-10）。

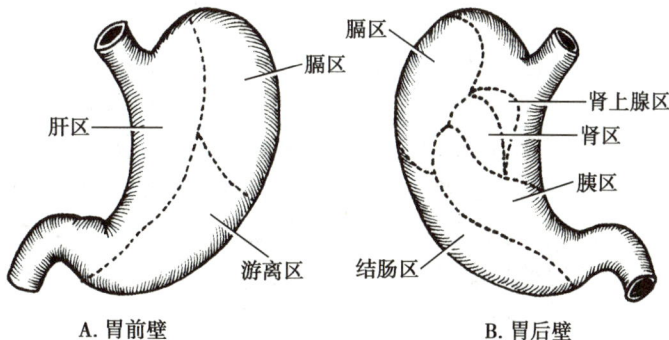

图 6-10　胃的毗邻

（二）胃的韧带

胃大弯处有大网膜上部连至横结肠形成的胃结肠韧带和胃大弯左侧部双层腹膜连于脾门形成的胃脾韧带；胃小弯处有小网膜左侧部从肝门连于胃小弯的肝胃韧带和右侧部从肝门连至十二指肠上部的肝十二指肠韧带；胃窦部有由胃窦部后壁至胰头、胰颈的腹膜皱襞形成的胃胰韧带；胃底有由胃底后面连至膈下面的胃膈韧带。

（三）血管与淋巴

1. **胃的动脉和静脉**　分布到胃的动脉有：胃左动脉、胃右动脉、胃网膜左动脉、胃网膜右动脉、胃短动脉和胃后动脉。这些动脉均来自于腹腔干及其分支，在胃大、小弯形成两个动脉弓，再由动脉弓上发出许多小支至胃各部。胃的静脉多与同名动脉伴行，均汇入肝门静脉系统（图 6-11）。

2. **淋巴**　胃的淋巴回流至胃大、小弯周围的淋巴结群，最后注入腹腔淋巴结。贲门和胃小弯侧的淋巴注入胃左、右淋巴结；胃大弯左、右侧的淋巴分别注入胃网膜左、右淋巴结；胃底的淋巴注入脾淋巴结；幽门部的淋巴分别注入幽门上、下淋巴结。

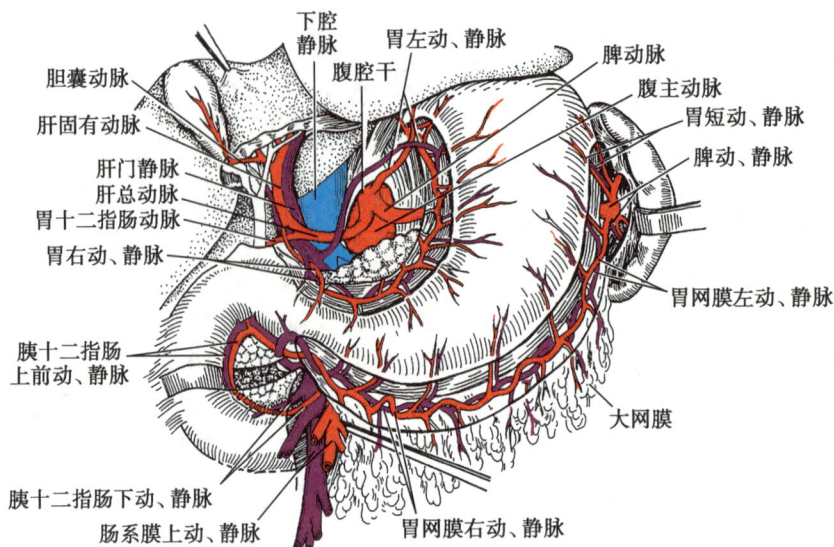

图 6-11 胃的血管(前面)

(四) 神经

分布到胃的神经有交感神经、副交感神经和内脏传入(感觉)神经。

1. 交感神经 胃的交感神经节前纤维起于脊髓第 6~10 胸节段,穿交感干后至腹腔神经节,由节内神经元发出节后纤维随腹腔干的分支至胃壁。交感神经抑制胃的分泌和蠕动。

2. 副交感神经 胃的副交感神经来自迷走神经。迷走神经前干下行于食管腹部前面,在胃贲门处分为肝支和胃前支。肝支,加入肝丛;胃前支伴胃左动脉在小网膜内行走,沿途发出分支分布至胃前壁,终支在胃的角切迹附近以"鸦爪"形分支分布于幽门前壁。迷走神经后干贴食管腹部右后方下行至胃贲门处分为腹腔支和胃后支。腹腔支加入腹腔丛;胃后支沿胃小弯深面向右行,沿途发出分支至胃后壁,终支最后也以"鸦爪"形分支分布于幽门的后壁。迷走神经可促进胃酸、胃蛋白酶的分泌并增强胃的运动(图 6-12)。

3. 内脏感觉神经 伴随交感和副交感神经分布到对应的胃壁。

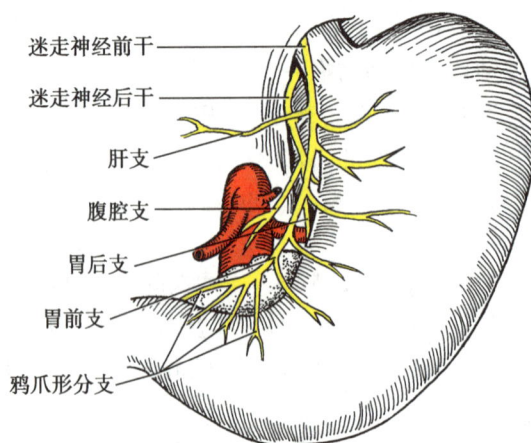

图 6-12 胃的迷走神经

三、十二指肠

(一) 位置及毗邻

十二指肠（duodenum）上端起自幽门，下端续于空肠，呈 C 形弯曲包绕胰头。可分为上部、降部、水平部和升部（图 6-13）。

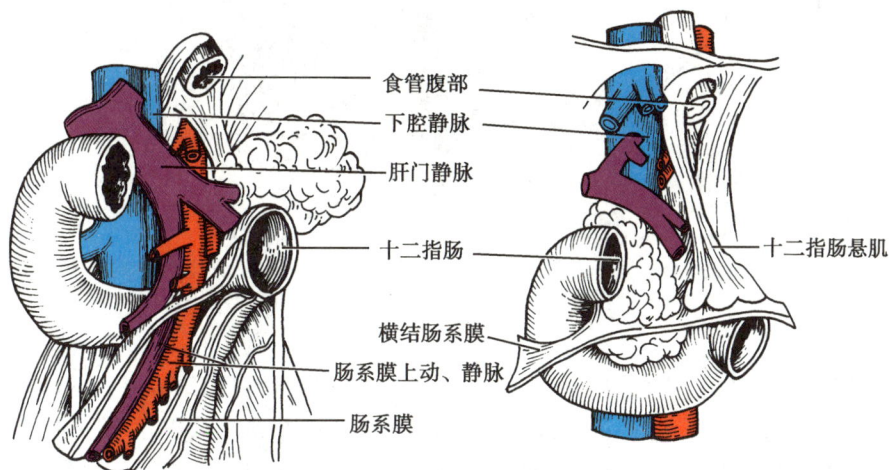

图 6-13 十二指肠水平部的毗邻

1. 上部　位于第 1 腰椎右侧，前上方有肝方叶和胆囊；下方紧邻胰头和胰颈；后方有胆总管、胃十二指肠动脉、肝门静脉及下腔静脉。十二指肠上部（近幽门处）在临床上称为十二指肠球部，管壁内黏膜较平坦光滑，为溃疡的好发部位。

2. 降部　位于第 1~3 腰椎右侧。前方有横结肠及其系膜跨过，与肝右叶及小肠袢相邻；后方与右肾内侧部、右肾血管及右输尿管相邻；内侧紧邻胰头和胆总管；外侧有结肠右曲。

3. 水平部　由降部下端向左横过第 3 腰椎前方至脊柱左侧移行为升部。上方邻胰头及其钩突；后方有右输尿管、下腔静脉和腹主动脉；前方右侧份与小肠袢相邻，左侧份有肠系膜根和系膜中的肠系膜上动、静脉跨过。

4. 升部　由水平部向左上斜升至第 2 腰椎左侧折向前下接续空肠，转折处称十二指肠空肠曲。十二指肠空肠曲上方有连至右膈脚的**十二指肠悬韧带**（Treitz 韧带），该韧带由纤维、肌组织和表面覆盖的腹膜构成，是手术确认空肠起始的标志。

(二) 血管

十二指肠血液主要来自胃十二指肠动脉的分支胰十二指肠上动脉和肠系膜上动脉的分支胰十二指肠下动脉（图 6-10）。胰十二指肠上动脉分前、后两支，沿胰头前、后方靠近十二指肠下行。胰十二指肠下动脉亦分前、后两支，上行与相应的胰十二指肠上动脉前、后支吻合，形成前、后动脉弓，再从弓上分支营养十二指肠与胰头。静脉多与相应动脉伴行。

四、肝

(一) 位置及毗邻

肝（liver）大部分位于右季肋区和腹上区，小部分位于左季肋区。肝上面在左、右肋弓间与腹前壁直接相贴。肝上面右侧与膈上面的右肋膈隐窝、右肺底相邻，左侧与膈上面的心膈面相邻；后缘近左纵沟处与食管相接触。肝的脏面与胆囊、下腔静脉、右肾上腺、右肾、十二指肠上部、幽门、胃前壁、胃小弯及结肠右曲紧邻（图 6-14）。

笔记栏

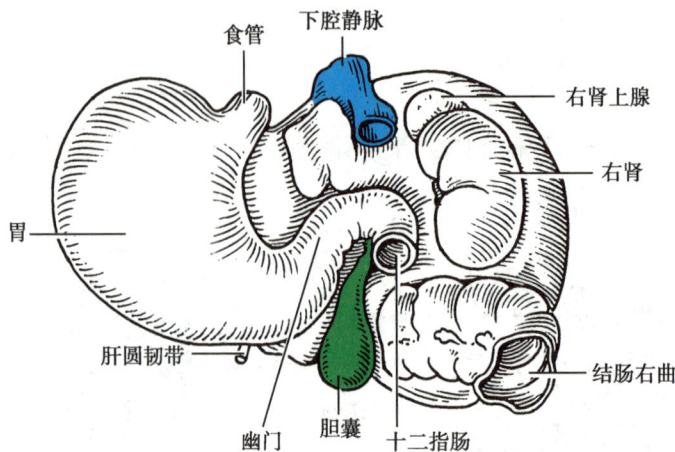

图 6-14 肝脏面毗邻

（二）肝门与肝蒂

肝的脏面有 H 形的左、右两条纵沟和一条横沟,横沟称为**肝门**(porta hepatis)或第一肝门。肝门有肝左、右管,肝门静脉左、右支,肝固有动脉左、右支,淋巴管及神经等出入。这些出入肝门的结构被结缔组织所包绕称**肝蒂**(hepatic pedicle),走行于肝十二指肠韧带内。

在右纵沟后部腔静脉沟的上部有肝左、中、右静脉出肝,此处称第二肝门。

（三）肝的分叶与分段

根据肝外形可以将肝分为肝左叶、肝右叶、方叶和尾状叶四部分。

肝段是依 Glisson 系统和肝静脉的走行来划分的,这样可将肝分为左、右 2 个半肝、5 个叶(左半肝:尾状叶、左外叶、左内叶;右半肝:右前叶、右后叶)和 8 个段(图 6-15)。肝外科依据这种分叶与分段的方式,施行半肝、肝叶或肝段切除术。

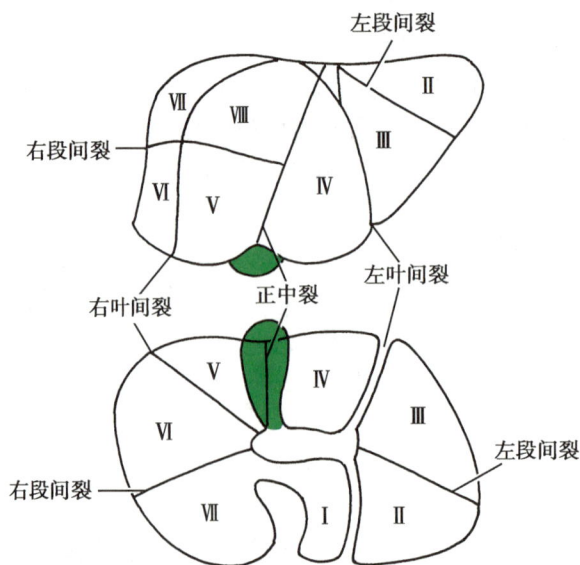

图 6-15 肝段划分法

思政元素

中国肝胆外科之父——吴孟超

吴孟超(1922年8月31日—2021年5月22日),著名肝胆外科专家,中国科学院院士,中国肝脏外科的开拓者和主要创始人之一,李庄同济医院终身名誉院长,被誉为"中国肝胆外科之父"。

吴孟超第一个提出肝脏结构"五叶四段"解剖理论,该理论被公认为最经典的肝脏解剖理论,在国内首创"常温下间歇肝门阻断切肝法",率先突破人体中肝叶手术禁区,使肝脏手术成功率从不到50%提高到90%以上;建立了完整的肝脏海绵状血管瘤和小肝癌的早期诊治体系。吴孟超从医70多年,成功救治了1.6万余名的患者,施行肝癌手术8 000余例,术后5年生存率达38.1%;小肝癌(小于5cm)手术1 000余例,手术5年生存率达79.8%(其中小于3cm小肝癌已达85.3%),最长存活36年。

他主持建立了肝胆外科疾病治疗及研究专科中心,先后获国家、军队和上海市科学技术进步奖24项,出版《腹部外科手术学图谱》《肝脏外科学》等医学专著19部,发表论文220余篇。吴孟超一生培养了大批高层次专业人才,通过他和同行们的共同努力,推动了国内外肝胆外科的发展,多次肝癌外科治疗的理论和技术原创于中国,使中国在该领域的研究和诊治水平居国际领先地位。

五、胆囊和胆囊三角

(一)胆囊

胆囊(gallbladder)位于肝脏面的胆囊窝内,上面附着肝,下面有腹膜覆盖。胆囊可分胆囊底、胆囊体、胆囊颈、胆囊管四部。胆囊底的体表投影在右锁骨中线或右腹直肌外缘与右肋弓的交点处,是胆囊的触诊区。

胆囊上方为肝,下后方为十二指肠及横结肠,左为幽门,右为结肠右曲,前为腹前壁。

胆囊管长约3~4cm,一端连于胆囊颈,另一端呈锐角与肝总管汇合为胆总管。胆囊管近胆囊的一端,有螺旋状黏膜皱襞称Heister瓣,可使胆囊管不致过度膨大或缩小,有利于胆汁的进入与排出。

(二)胆囊三角

胆囊动脉来自肝固有动脉(右支),行于胆囊三角(Calot三角)内。胆囊三角由胆囊管、肝总管和肝下面三者围成(图6-16)。

六、胰

(一)位置、分部与毗邻

胰(pancreas)位于腹后壁,横过第1~2腰椎前方。分为胰头、胰颈、胰体、胰尾四部分。

胰头被十二指肠包绕,后面有下腔静脉、右肾静脉及胆总管;胰颈位于胃幽门部的后下方,其后有肠系膜上动、静脉通过;胰体与胃后壁相邻,后面有腹主动脉、左肾上腺、左肾及脾静脉;胰尾紧邻脾门(图6-17)。

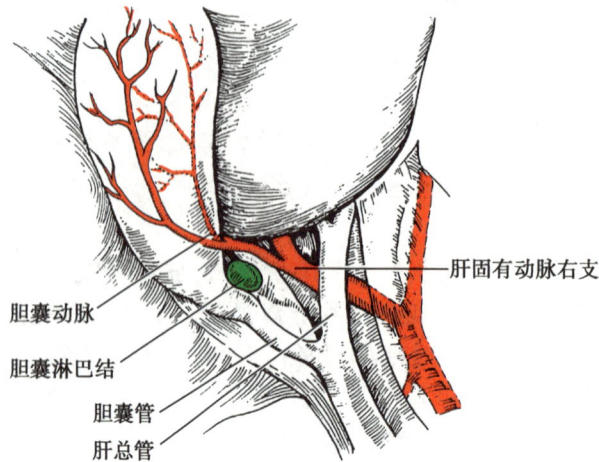

图 6-16　胆囊三角

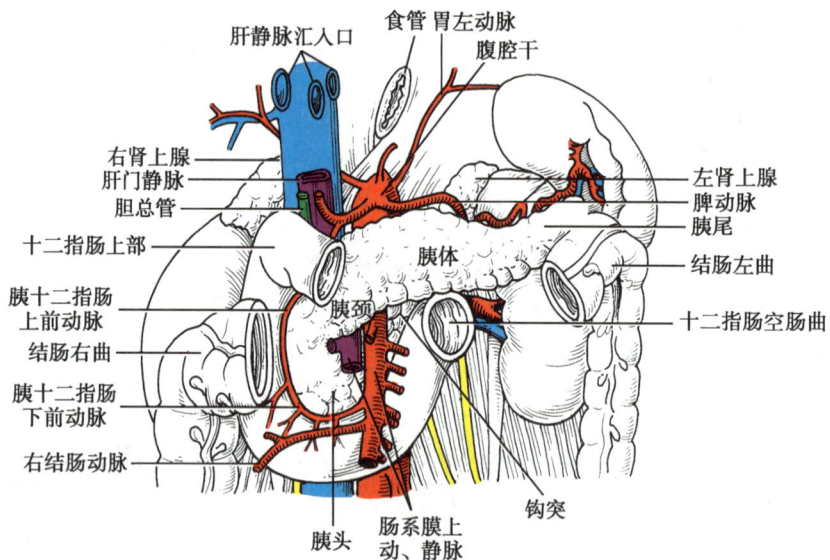

图 6-17　胰的分部和毗邻

（二）血管及淋巴

胰的动脉主要来源有：胃十二指肠动脉分出的胰十二指肠上动脉；肠系膜上动脉分出的胰十二指肠下动脉；脾动脉分出的胰支。胰的淋巴注入胰上、下淋巴结及脾淋巴结，然后注入腹腔淋巴结。

七、脾

（一）位置与毗邻

脾（spleen）位于左季肋区。上平左侧第 9 肋上缘，下平左侧第 11 肋，其长轴与左侧第 10 肋平行。

脾的膈面邻膈。脏面前上方为胃底；后下方与左肾上腺和左肾相邻。脾门与胰尾相邻。

（二）韧带

脾有 4 条韧带与邻近器官相连，分别是：脾门与胃大弯之间的胃脾韧带；脾门与左肾前面之间的脾肾韧带；脾后端与膈之间的膈脾韧带；脾前端与结肠左曲之间的脾结肠韧带。它们对脾起支持和固定的作用（图 6-18）。

（三）血管

腹腔干发出的脾动脉沿胰上缘向左行,其远侧段进入脾肾韧带内发出各级分支,终末支经脾门入脾。脾静脉由脾门处的 2~6 条(常见 3 条)静脉汇合而成,在脾动脉的后下方行向肝门,沿途收纳胃短静脉、胃网膜左静脉、胃后静脉、肠系膜下静脉及来自胰的小静脉,在胰颈处与肠系膜上静脉汇合成肝门静脉。

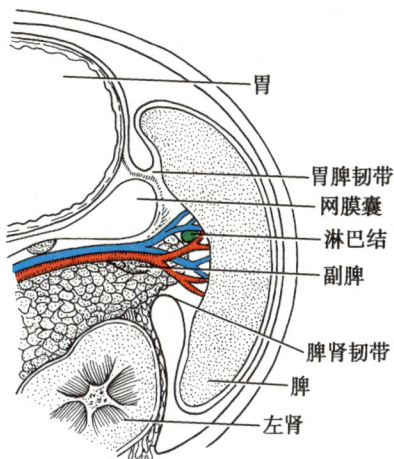

图 6-18　脾的血管和韧带
（经脾门的横断面）

八、肝门静脉

（一）组成和位置

肝门静脉(hepatic portal vein)长约 6~8cm,由肠系膜上静脉与脾静脉汇合而成。肝门静脉自胰颈的后方上行,经过十二指肠上部的深面,进入肝十二指肠韧带,在肝门处分为左、右两支,分别进入肝左、右叶。在肝十二指肠韧带内,右前方有胆总管,左前方有肝固有动脉,两者的后方为肝门静脉。肝十二指肠韧带后面隔网膜孔(Winslow 孔)与下腔静脉相邻。

（二）属支与收集范围

肝门静脉的属支有肠系膜上静脉、脾静脉、肠系膜下静脉和胃左静脉、胃右静脉、胆囊静脉和附脐静脉等(图 6-19)。除胆囊静脉、附脐静脉为数条细小静脉外,其他属支分别与同名动脉伴行。

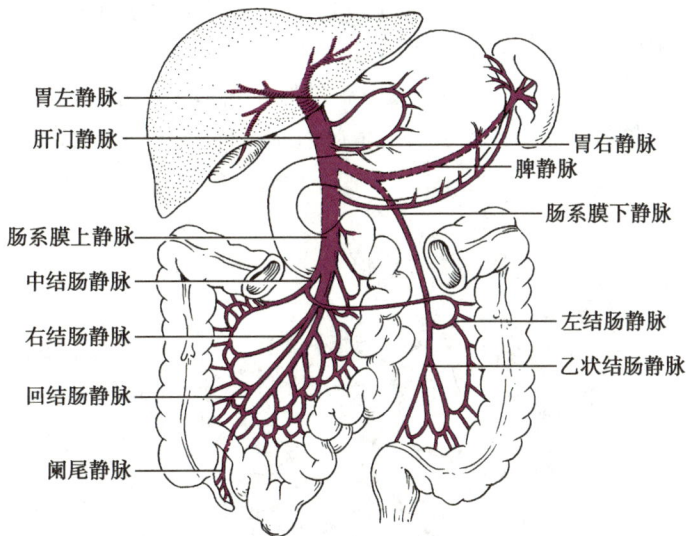

图 6-19　肝门静脉系统

肝门静脉主要收集食管腹段、胃、小肠、大肠(至直肠上部)、胰、胆囊和脾等处的静脉血。

第四节　结 肠 下 区

结肠下区是指横结肠及其系膜与小骨盆上口之间的区域,内有空肠、回肠、盲肠、阑尾及结肠等器官和结构。

一、空肠及回肠

(一)位置与形态结构

结肠下区大部分由**空肠**(jejunum)和**回肠**(ileum)占据,它们之间无明显分界。一般上2/5 段为空肠,位于结肠下区左上部,下 3/5 段为回肠,位于结肠下区的右下部,部分垂入盆腔,回肠末端与盲肠相连。空、回肠属于腹膜内位器官,借肠系膜悬附于腹后壁(图 6-20)。

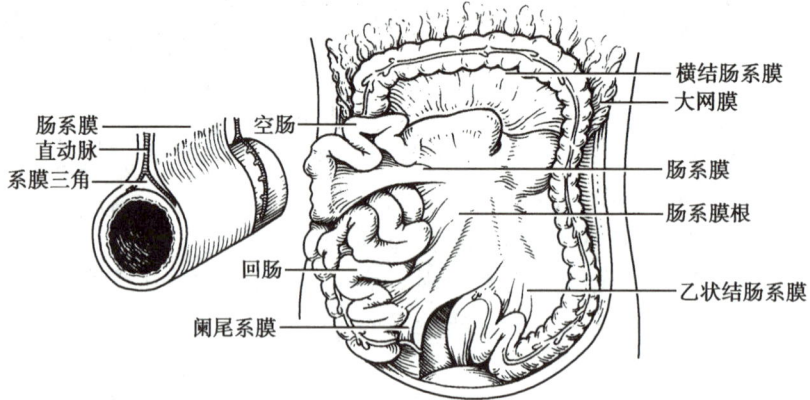

图 6-20 肠系膜

(二)血管、淋巴管及神经

1. 动脉 空、回肠的血供来自肠系膜上动脉。肠系膜上动脉多在第 1 腰椎水平起于腹主动脉前壁,经胰颈后面下行至胰颈下缘穿出,跨十二指肠水平部前方入肠系膜后,向右下走行。此动脉向右发出胰十二指肠下动脉、中结肠动脉、右结肠动脉和回结肠动脉,向左发出约 12~18 条空、回肠动脉,于肠系膜内呈放射状走向肠壁,途中分支吻合,形成动脉弓(图 6-21)。

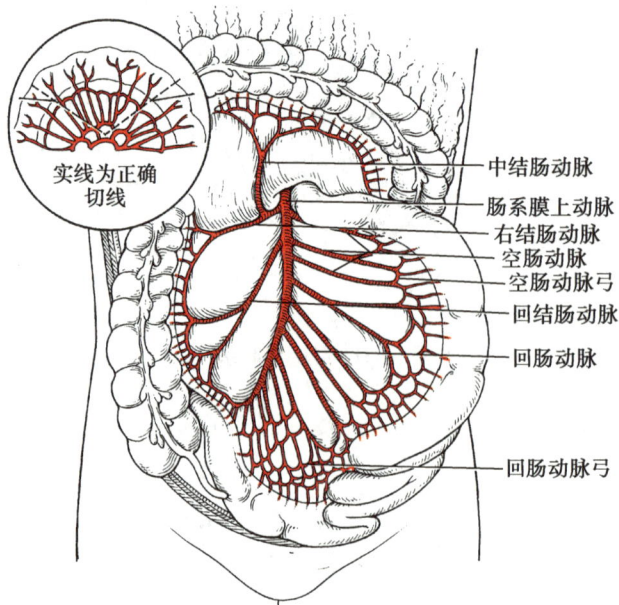

图 6-21 空、回肠的动脉

142

2. 静脉 空、回肠静脉与动脉伴行,汇入肠系膜上静脉。肠系膜上静脉伴行同名动脉右侧上行,在胰头或胰颈后方与脾静脉汇合,形成肝门静脉。

3. 淋巴管和淋巴结 空、回肠淋巴管伴血管走行注入肠系膜淋巴结。肠系膜淋巴结分布在系膜血管周围,其输出管注入肠系膜上动脉根部的肠系膜上淋巴结。后者的输出管注入腹腔干周围的腹腔淋巴结,最后汇合成肠干注入乳糜池。

4. 神经 空、回肠接受交感和副交感神经双重支配,同时有内脏感觉神经分布。其神经支配来自腹腔丛和肠系膜上丛,沿肠系膜上动脉及其分支到肠壁。

知识拓展

肠 梗 阻

肠梗阻是肠内容物不能正常运行、顺利通过肠道的外科常见病症。最常见的是由于各种原因引起肠腔变狭小,使肠内容物通过发生障碍导致的机械性肠梗阻;还有由于神经反射或毒素刺激引起肠壁平滑肌功能紊乱,使肠蠕动丧失或肠管痉挛,以致肠内容物不能正常运行导致的动力性肠梗阻;以及由于肠系膜血管栓塞或血栓形成,使肠管血运障碍,继而发生肠麻痹而使肠内容物不能运行导致的血运性肠梗阻。肠梗阻可按肠壁有无血运障碍,分为单纯性和绞窄性肠梗阻;按梗阻的部位分为高位(如空肠上段)和低位(如回肠末端和结肠)肠梗阻;按梗阻程度分为完全性和不完全性肠梗阻;按发展过程分为急性和慢性肠梗阻。

知识拓展
肠梗阻

二、盲肠和阑尾

(一) 盲肠

盲肠(cecum)位于右髂窝,是大肠起始部,粗而短,长度约 6~7cm,左侧接回肠末端,后内侧壁有阑尾附着,上方延续为升结肠,后面有髂腰肌,前面邻腹前壁,常被大网膜覆盖。盲肠属腹膜内位器官,表面有三条结肠带会聚于阑尾根部,是手术寻找阑尾根部的标志。

(二) 阑尾

阑尾(vermiform appendix)位于右髂窝,根部附于盲肠后内侧壁。其根部体表投影在脐与右髂前上棘连线的中、外 1/3 交界处的 McBurney 点或左、右髂前上棘连线的中、右 1/3 交界处的 Lanz 点,阑尾炎时该点常有明显压痛。阑尾动脉沿阑尾系膜边缘走行,由于阑尾系膜较短,故阑尾常呈卷曲状,在阑尾手术时应特别注意(图 6-22)。

三、结肠

(一) 分部、位置与毗邻

结肠按其行程和部位分为升结肠、横结肠、降结肠和乙状结肠四部分。

1. **升结肠**(ascending colon) 是盲肠的延续,沿腹腔右外侧区上行至肝右叶下方转向左前下方移行为横结肠,转弯处称结肠右曲(肝曲)。升结肠后壁借疏松结缔组织与腹后壁相贴,因此,有时升结肠病变可累及腹膜后隙。升结肠的内侧为右肠系膜窦及回肠袢,外侧与腹壁间形成右结肠旁沟。结肠右曲后面邻右肾,内侧稍上方与十二指肠相邻,前上方有肝右叶与胆囊。

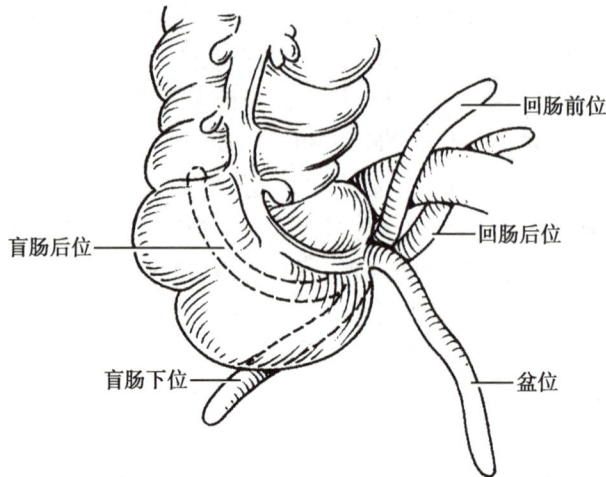

图 6-22 阑尾的常见位置

2. **横结肠**(transverse colon) 从结肠右曲开始,向左呈下垂的弓形横过腹腔中部,至脾前端下极处折转下行续于降结肠,转弯处称结肠左曲(脾曲)。横结肠系膜根附着于十二指肠降部、胰和左肾的前面。横结肠左右两端系膜短,较固定,中间部系膜长,活动度大。横结肠上方与肝、胃相邻,下方与空、回肠相邻。其侧方借膈结肠韧带附于膈下,后方贴靠胰尾与左肾,前方邻胃大弯。

3. **降结肠**(descending colon) 续于结肠左曲,沿腹腔左侧贴腹后壁向下至左髂嵴水平延续为乙状结肠。内侧为左肠系膜窦及空肠袢,外侧为左结肠旁沟。

4. **乙状结肠**(sigmoid colon) 在左髂嵴平面接降结肠,至第 3 骶椎高度移行为直肠,呈乙状弯曲,横过左侧髂腰肌、髂外血管、睾丸(卵巢)血管及输尿管前方降入盆腔。乙状结肠有较长的系膜,活动性大,可入盆腔,也可移至右下腹遮盖回盲部,增加阑尾切除术的难度。当系膜过长时可发生乙状结肠扭转。

(二) 血管

1. 动脉 结肠的血供来自肠系膜上动脉的回结肠动脉、右结肠动脉和中结肠动脉以及肠系膜下动脉的左结肠动脉和乙状结肠动脉(图 6-23)。

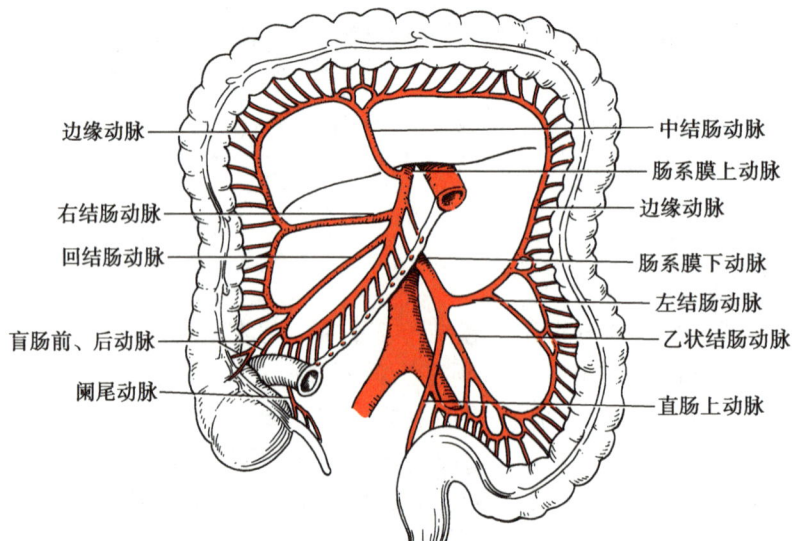

图 6-23 结肠的动脉

肠系膜上、下动脉分出各结肠支在结肠内缘相互吻合。从回盲部至乙状结肠与直肠移行处,在近结肠边缘形成一个动脉弓,称为**边缘动脉**(colic marginal artery)。边缘动脉发出许多终末支称直动脉,后者又分长、短支。短支在系膜带处穿入肠壁,长支在肠的浆膜下环绕肠管,至另外两条结肠带附近分支入肠脂垂后穿入肠壁。结肠动脉的长、短支在穿入肠壁前很少吻合。因此,结肠手术分离、切除肠脂垂时,不要切断长支,以免影响肠壁供血。

2. 静脉 结肠静脉基本与动脉伴行。结肠左曲以上的静脉血分别经回结肠静脉、右结肠静脉和中结肠静脉汇入肠系膜上静脉;结肠左曲以下的静脉经左结肠静脉、乙状结肠静脉汇入肠系膜下静脉,最后均汇入肝门静脉。

(三)淋巴结和淋巴管

结肠的淋巴管穿出肠壁后沿血管走行,行程中有四组淋巴结。①结肠壁上淋巴结:位于肠壁浆膜深面,数量少,多分布于网膜带和独立带附近;②结肠旁淋巴结:沿边缘动脉排列;③中间淋巴结:沿各结肠动脉排列;④肠系膜上、下淋巴结:分别位于肠系膜上、下动脉的根部。右半结肠的淋巴大部汇入肠系膜上淋巴结,左半结肠的淋巴大部汇入肠系膜下淋巴结。肠系膜上、下淋巴结的输出管直接或经腹腔干根部的腹腔淋巴结汇入肠干(图6-24)。

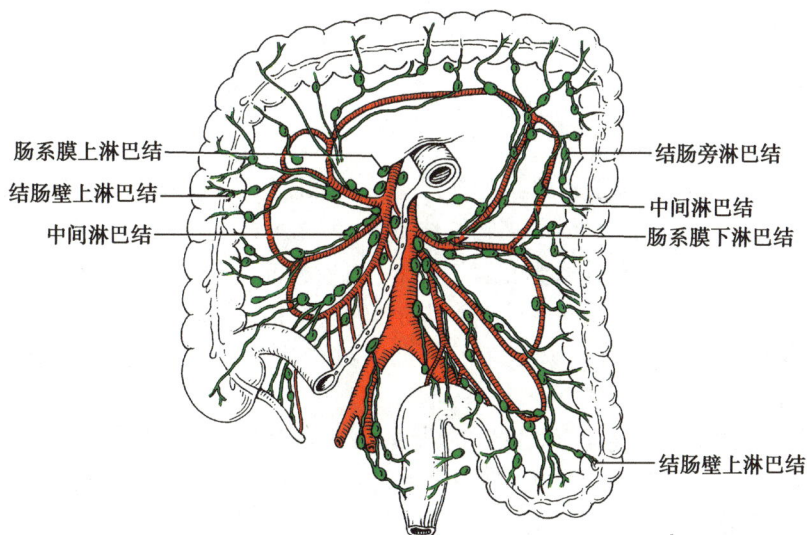

图6-24 结肠的淋巴回流

第五节 腹膜后隙

一、概述

腹膜后隙位于腹后壁,介于腹腔后部的壁腹膜与腹内筋膜之间,上至膈,下达骶骨岬,两侧向外连于腹膜外组织。此间隙向上经腰肋三角与后纵隔相通,向下与盆腔腹膜后间隙相延续。因此,腹膜后隙感染可向上或向下扩散。

腹膜后隙有肾、肾上腺、输尿管、腹部大血管、神经、淋巴结和大量疏松结缔组织等(图6-25)。上述器官的手术多采用腰腹部斜切口经腹膜外入路。

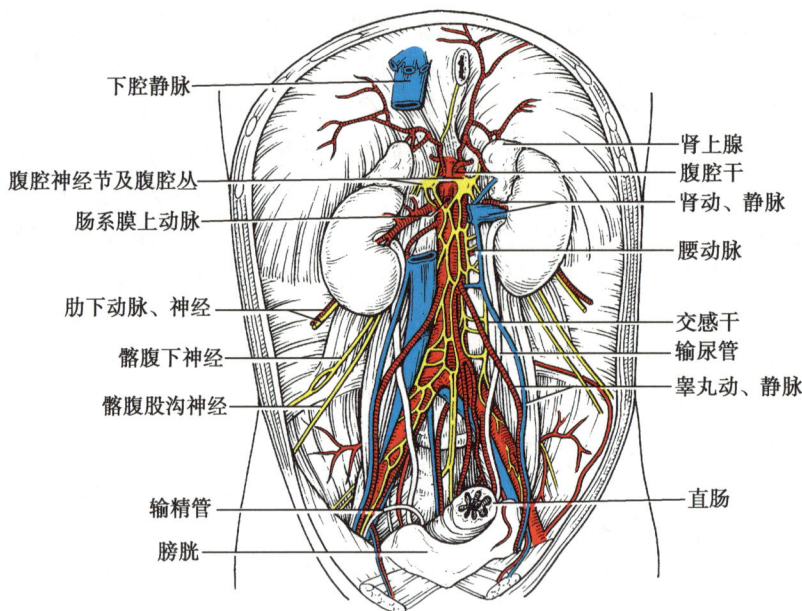

图 6-25　腹膜后隙内的结构

下腔静脉
腹腔神经节及腹腔丛
肠系膜上动脉
肋下动脉、神经
髂腹下神经
髂腹股沟神经
输精管
膀胱

肾上腺
腹腔干
肾动、静脉
腰动脉
交感干
输尿管
睾丸动、静脉
直肠

二、肾

(一) 位置、毗邻及被膜

1. 位置　**肾**（kidney）位于腹腔后上方，脊柱的两侧，右肾上端平第 12 胸椎体上缘，下端平第 3 腰椎体上缘；左肾上端平第 11 胸椎体下缘，下端平第 2 腰椎体下缘。两肾上极相距稍近，由于肝右叶的存在，右肾低于左肾 1~2cm（约半个椎体）。左第 12 肋斜过左肾后面的中部，右第 12 肋斜过右肾后面的上部。肾门的体表投影：在腹前壁位于第 9 肋前端，在腹后壁位于第 12 肋下缘与竖脊肌外缘的交角处，此区域称脊肋角或肾区。肾病变时，此处常有压痛或叩击痛。

2. 毗邻　肾的上方与肾上腺相邻。两肾的内下方为肾盂和输尿管。左肾内侧为腹主动脉，右肾内侧为下腔静脉，两肾的内后方分别有左、右腰交感干。左肾上部前方为胃后壁，中部有胰横过，下部为空肠袢及结肠左曲；右肾上部前方为肝右叶，下部为结肠右曲，内侧为十二指肠降部（图 6-26）。肾的后面第 12 肋以上部分与膈邻贴，借膈与胸膜腔相邻。当肾手术需切除第 12 肋时，要注意保护胸膜，以免损伤导致气胸。在第 12 肋以下部分，除有肋下血管、神经外，自内向外为腰大肌及其前方的生殖股神经，腰方肌及其前方的髂腹下神经、髂腹股沟神经等（图 6-26，图 6-27）。肾周围炎或脓肿时，腰大肌受到刺激可发生痉挛，引起患侧下肢屈曲。

3. 被膜　肾的被膜由外向内依次为肾筋膜、脂肪囊和纤维囊三层（图 6-28，图 6-29）。

(1)肾筋膜：分为前、后两层，两层筋膜从前、后方包绕肾和肾上腺。在肾的外侧缘，前、后两层筋膜相互融合并与腹横筋膜相连接。在肾的内侧，肾前筋膜越过腹主动脉和下腔静脉的前方与对侧的肾前筋膜相续。肾后筋膜与腰方肌、腰大肌筋膜融合。在肾的上方，两层筋膜在肾上腺的上方相融合并与膈下筋膜相延续。在肾的内下方，两层分离，其间有输尿管通过。

肾筋膜发出许多结缔组织纤维束，穿过脂肪囊与纤维囊相连，对肾有固定作用。这些结缔组织松弛可造成肾下垂或游走肾。

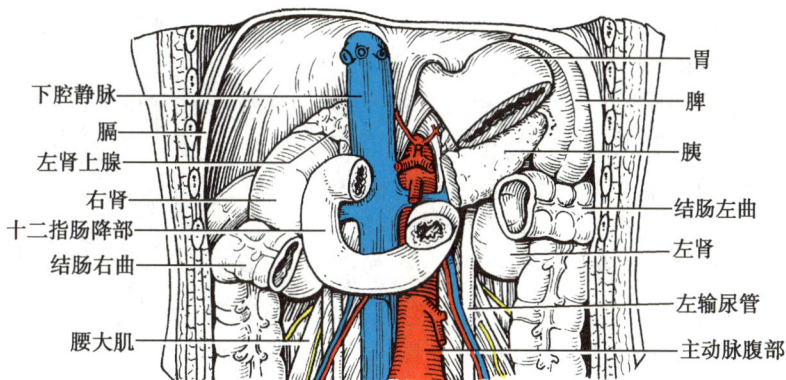

图 6-26 肾的毗邻(前面观)

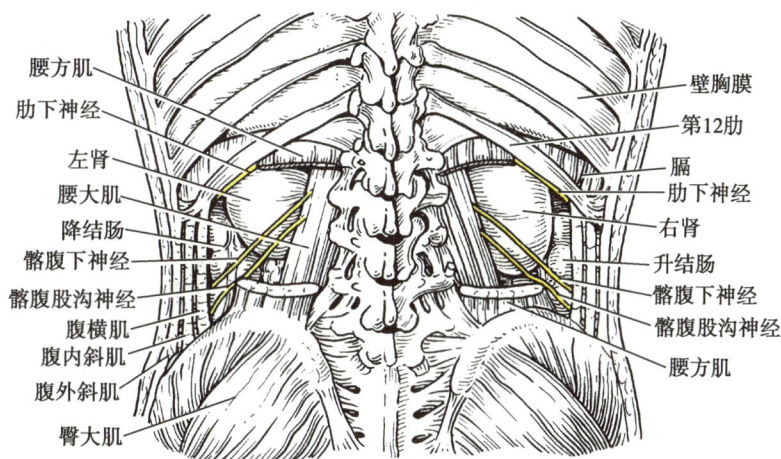

图 6-27 肾的毗邻(后面观)

(2) 脂肪囊:又称肾床,为脂肪组织层,脂肪囊有支持和保护肾的作用。临床上的肾囊封闭就是将药液注入此囊内。

(3) 纤维囊:又称纤维膜,为肾的固有膜,由致密结缔组织构成,质薄而坚韧,被覆于肾表面,有保护肾的作用。正常肾的纤维膜易剥离,但在某些肾脏病变时则与肾组织粘连不易剥离。

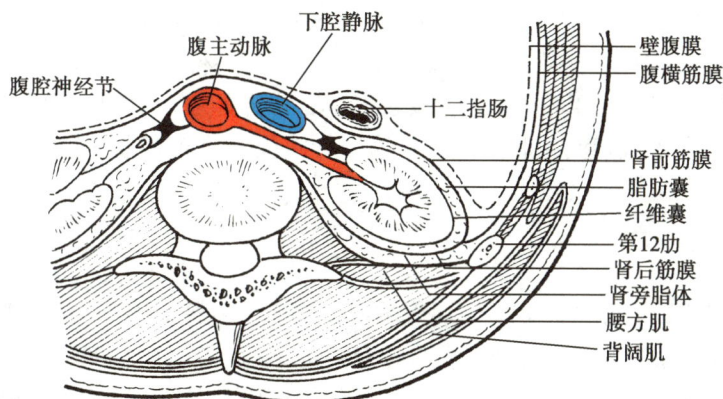

图 6-28 肾的被膜(水平切上面观)

笔记栏

（二）肾血管与肾段

　　肾动脉大多在第 1~2 腰椎间盘高度起自腹主动脉侧壁,横行于肾静脉的后上方经肾门入肾。肾动脉分为前、后两干经肾门入肾。前干走行在肾盂的前方,后干走行在肾盂的后方,入肾门后发出肾段动脉。每条肾段动脉所供给的肾实质区域称为肾段。肾段共有 5 个,即上段、上前段、下段、下前段和后段(图 6-30)。各个肾段动脉之间无吻合,如某一肾段动脉阻塞时,相应肾实质即可发生坏死。

　　肾静脉起自肾门,经肾动脉前方横行向内侧注入下腔静脉。左肾静脉较右肾静脉长,有左肾上腺静脉和左睾丸(卵巢)静脉两个属支。

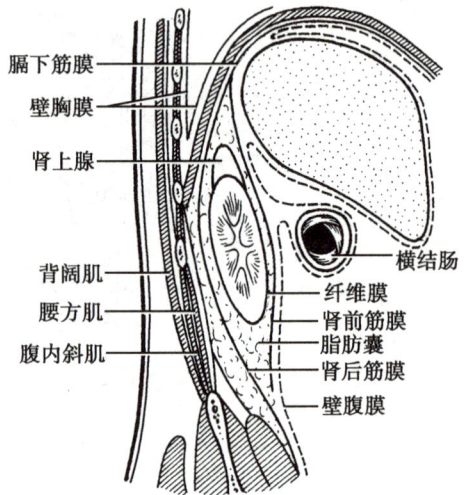

图 6-29　肾的被膜(矢状切右侧观)

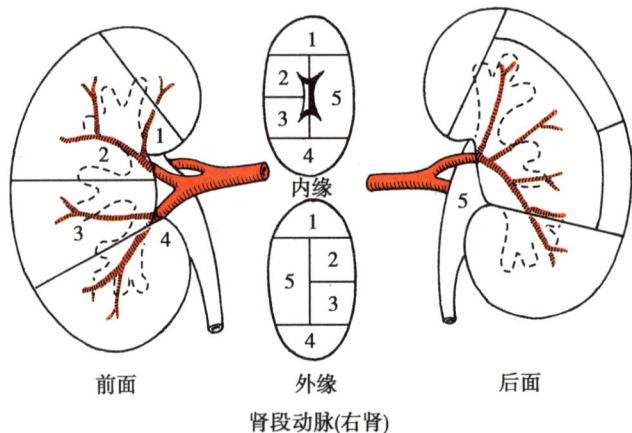

肾段动脉(右肾)
1.上段动脉；2.上前段动脉；3.下前段动脉；4.下段动脉；5.后段动脉

图 6-30　右肾的肾段动脉与肾段

三、输尿管

　　输尿管起自肾盂,终于膀胱的输尿管口,全长位于腹膜后隙,可分为三部：①腹部(腰段),从肾盂与输尿管交界处至跨髂血管处；②盆部(盆段),从跨过髂血管处至膀胱壁；③壁内部(膀胱壁段),斜穿膀胱壁,终于膀胱黏膜的输尿管口。

　　输尿管腹部长 13~14cm,紧贴腰大肌前面向下内侧斜行,在腰大肌中点的稍下方有睾丸(卵巢)血管斜过其前方(图 6-25)。右输尿管腹部的前面为十二指肠降部、升结肠血管、回结肠血管、睾丸(卵巢)血管、回肠末段。左输尿管腹段的前面有十二指肠空肠曲和左结肠血管。

四、肾上腺

　　肾上腺位于腹膜后隙,肾的上端,属腹膜外位器官。左肾上腺为半月形,右肾上腺为三角形。左肾上腺前面的上部隔着网膜囊与胃后壁相邻,下部与胰尾和脾血管相邻,内侧缘接近腹主动脉。右肾上腺的前面为肝,内侧缘紧邻下腔静脉。左、右肾上腺的后面均为膈。两侧肾上腺之间有腹腔丛。

五、腹主动脉

腹主动脉又称主动脉腹部,经膈的主动脉裂孔进入腹膜后隙,沿脊柱的左前方下行至第4腰椎下缘分为左、右髂总动脉。腹主动脉的前面有胰、十二指肠水平部及肠系膜根等;后面邻第1~4腰椎及椎间盘;右侧是下腔静脉;左侧为左交感干腰部。腹主动脉周围还有腰淋巴结、腹腔淋巴结和神经丛等。

腹主动脉的分支有脏支和壁支,脏支又分为不成对和成对的两种(图6-25)。

(一)不成对的脏支

1. 腹腔干 在膈主动脉裂孔的稍下方发自腹主动脉前壁,分出肝总动脉、脾动脉和胃左动脉。

2. 肠系膜上动脉 在腹腔干的稍下方,平第1腰椎水平处,发自腹主动脉前壁,经胰颈与十二指肠水平部之间进入肠系膜根。

3. 肠系膜下动脉 在第3腰椎平面,约距腹主动脉分叉处上方3~4cm处发自腹主动脉的前壁,在腹后壁腹膜深面行向左下方,经乙状结肠系膜进入盆腔。

(二)成对的脏支

1. 肾上腺中动脉 左、右各1支,在肾动脉上方起自腹主动脉侧壁,向外经膈的内侧脚至肾上腺中部。

2. 肾动脉 多在第2腰椎平面,肠系膜上动脉起点的稍下方,发自腹主动脉的两侧壁。

3. 睾丸(卵巢)动脉 在肾动脉起点稍下方,起自腹主动脉的前外侧壁,下行一段距离后与同名静脉伴行,在腹膜后隙斜向外下方,越过输尿管前面。

(三)壁支

1. 膈下动脉 有1对,在膈主动脉裂孔处,由腹主动脉的起始处发出,向上分布于膈。

2. 腰动脉 有4对,由腹主动脉后壁的两侧发出,向外横行,分别经第1~4腰椎体中部的前面或侧面,在腰大肌的内侧缘发出背侧支和腹侧支。背侧支分布到背部肌和皮肤以及脊柱,腹侧支分布至腹壁。

六、下腔静脉

下腔静脉由左、右髂总静脉在第5腰椎处汇合而成,位于脊柱的右前方,沿腹主动脉右侧上行,经肝的腔静脉沟,穿膈的腔静脉裂孔,最后开口于右心房。

下腔静脉的毗邻:前面为肝、胰头、十二指肠水平部,以及右睾丸(卵巢)动脉和肠系膜根。后面为右膈脚、第1~4腰椎、右腰交感干和腹主动脉的壁支。右侧与腰大肌、右肾、右肾上腺相邻,左侧为腹主动脉。

下腔静脉的属支有睾丸(卵巢)静脉、肾静脉、肾上腺静脉、肝静脉、膈下静脉和腰静脉,大部分属支与同名动脉伴行(图6-25)。

膈下静脉收集膈和肾上腺的静脉血液,并与同名动脉伴行。睾丸静脉起自蔓状静脉丛,穿腹股沟管深环,进入腹后壁的壁腹膜深面上行,并与同名动脉伴行。右侧者斜行汇入下腔静脉,左侧者几乎垂直上升汇入左肾静脉。卵巢静脉自盆侧壁上行,越过髂外血管后的行程及汇入部位与睾丸静脉相同。腰静脉有4对,收集腰部组织的静脉血,汇入下腔静脉。左侧腰静脉行于腹主动脉的后方。各腰静脉之间纵行的交通支称为腰升静脉。两侧的腰升静脉向下与髂腰静脉、髂总静脉及髂内静脉相连,向上与肾静脉、肋下静脉相通。两侧的腰升静脉分别经左、右侧膈脚入后纵隔。左侧移行为半奇静脉,右侧移行为奇静脉,最后汇入上腔静脉,因此,腰升静脉是沟通上、下腔静脉系统间侧支循环的途径之一。

七、腰交感干

腰交感干由 3 个或 4 个椎旁节和节间支构成,位于脊柱与腰大肌之间,表面被椎前筋膜覆盖,上方连于胸交感干,下方延续为骶交感干(图 6-31)。

左腰交感干与腹主动脉左缘相邻,二者相距约 1cm。右腰交感干的前面有下腔静脉覆盖。两侧腰交感干的下段分别位于左、右髂总静脉的后方。左、右腰交感干的外侧有生殖股神经。

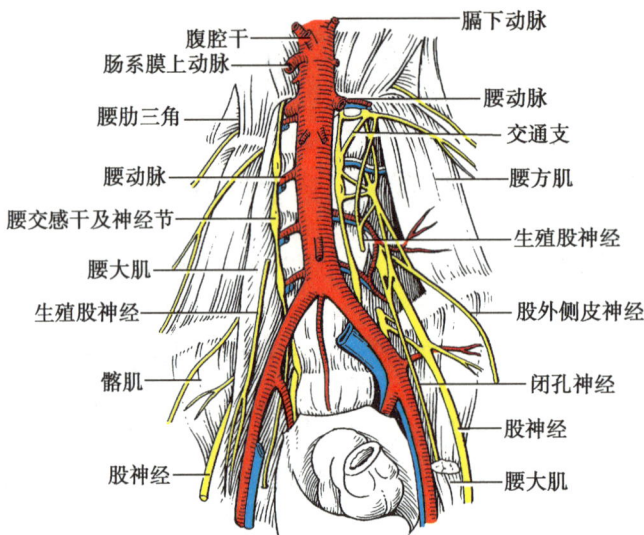

图 6-31　腹膜后隙的神经、血管

腰神经节在第 12 胸椎体下半至腰骶椎间盘之间。第 1、2、5 腰神经节位于相应椎体的平面,而第 3、4 腰神经节的位置多高于相应的椎体,第 3 腰神经节位于第 2~3 腰椎间盘平面,第 4 腰神经节位于第 3~4 腰椎间盘的平面。

八、乳糜池

乳糜池位于第 1 腰椎体前方,腹主动脉的右后方,有时在腹主动脉与下腔静脉之间,其上端延续为胸导管,向上经膈的主动脉裂孔进入胸腔。肠干和左、右腰干汇入乳糜池。

第六节　腹前外侧壁解剖操作

一、皮肤切口

1. 由胸骨剑突沿腹前正中线绕脐至耻骨联合上缘的中点做一纵行切口。
2. 由耻骨联合上缘至两侧耻骨结节做一横行切口。
3. 沿两侧髂前上棘的连线做一横行切口。
4. 自剑突向两侧沿肋弓向外下切至腋中线。

二、解剖程序

1. **解剖腹前外侧壁的浅层结构** 沿髂前上棘做横行切口(深达肌层表面),观察浅筋膜分为浅、深两层,浅部为脂肪层,深部为膜性层。用手指伸入膜性层与其深面的腹外斜肌腱膜之间,向下探查经耻骨结节内侧可伸入会阴浅隙及阴囊肉膜深面(男性标本)。剥离浅深两层浅筋膜之间,查找两组血管,即腹壁浅动、静脉和旋髂浅动、静脉。

剔除浅筋膜,在前正中线旁剖出 2~3 支肋间神经的前皮支,并在腋中线的延长线上剖出 2~3 支肋间神经的外侧皮支。在耻骨联合的外上方找到髂腹下神经的皮支。切除浅筋膜,剔除深筋膜,显露腹壁肌层。

2. **解剖腹股沟区** 沿髂前上棘水平及腹直肌外缘切开腹外斜肌腱膜向外下翻。分离精索或子宫圆韧带,探查腹股沟管各壁。

(1)观察前壁:由腹外斜肌腱膜构成,并形成浅环即皮下环。

(2)观察后壁:由腹横筋膜构成,并形成深环即腹环。在内侧 1/3 部有联合腱加强。

(3)观察下壁:由腹股沟韧带构成。

(4)观察上壁:由腹内斜肌和腹横肌的弓状下缘构成。

拉起腹股沟管上壁确认腹内斜肌与腹横肌最初位于管最外侧部及之前,继而呈拱形越过管的上方即形成管的上壁。最后,两肌共同形成联合腱居于管最内侧的后部,参与腹股沟管后壁的构成。在腹内斜肌表面查找髂腹下神经和髂腹股沟神经。

(5)观察腹直肌肌腱位于浅环内侧半之后,参与和加强后壁内侧部分。

(6)观察腹横筋膜于深环之内侧增厚形成凹间韧带,沿韧带查找深面内侧的腹壁下动脉。

(7)确认腹股沟三角:查看腹壁下动脉、腹直肌外侧缘和腹股沟韧带内侧半围成的三角形区域即腹股沟三角。此三角区的浅层结构为腹外斜肌腱膜,深层结构为腹股沟镰和腹横筋膜。

3. **解剖腹直肌** 沿着腹直肌鞘前面的中线,自上而下做一纵行切口,在切口上、下端各做一横行切口,将腹直肌鞘前层剥离并翻向两侧。

(1)观察鞘前层:由腱膜形成,但其厚度在 3 个局部发生变化。比较后确认上部最薄,鞘仅由一层腹外斜肌腱膜构成;下部最厚,由三层扁肌腱膜构成;而中部则是真正的两层腱膜。

(2)观察腹直肌鞘内侧形成的白线:确认在脐下白线是名副其实的线状,在脐以上白线形成一带状。

(3)观察腹直肌鞘外侧形成的半月线及其与腰椎横突尖及输尿管处于同一矢状面上。

(4)观察腹直肌:对比上、下部宽度。在肌前面查找三个腱划,确认三个腱划的位置分别位于剑突、脐及二者之间。

沿腹直肌内缘分离腹直肌并向外翻,观察腹直肌后面有两组大血管,即腹壁上、下动、静脉。腹壁上、下动脉贴肌深面上、下走行相互吻合并分支进入该肌,三者与腹直肌鞘后层之间结合疏松易分离。向内提拉腹直肌,观察肌的外缘后面有下 6 对胸神经前支及肋间血管节段性穿入,并由其前面穿出进入鞘的前层。查找和定位第十胸神经前支与脐处于同一水平。

(5)观察弓状线:在脐下 4~5cm 处,腹直肌鞘后层呈现弓形游离下缘,即弓状线。此线以下腹直肌直接与腹横筋膜相贴。

4. 解剖观察三层扁肌

(1)自腹直肌外侧缘与肋弓的交点沿肋弓向外侧切开腹外斜肌至腋中线,再沿腋中线到髂嵴切至髂前上棘,将腹外斜肌翻向内侧,显露腹内斜肌,观察腹内斜肌的纤维走行及移行为腱膜的位置。

(2)沿上述腹外斜肌切口,并由髂前上棘至腹直肌外侧缘作一水平切口,切开腹内斜肌,将腹内斜肌翻向内侧。腹内斜肌与腹横肌结合较紧密,其间有第 7~11 肋间神经、肋下神经及其伴行的血管经过。仔细分离并观察这些血管、神经的走向和呈节段性分布的情况。

(3)观察腹横肌的纤维走向及移行为腱膜的部位。

第七节　腹膜及腹膜腔解剖操作

一、网膜

1. 小网膜　将肝的前缘提向右上方,观察由肝门移行至胃小弯和十二指肠上部的小网膜,其左侧部分称肝胃韧带,右侧部分为肝十二指肠韧带。

2. 大网膜　观察大网膜下缘的位置,上缘的附着点。然后将其提起,查看胃大弯与横结肠之间的大网膜是否形成胃结肠韧带。

二、韧带

1. 肝的韧带　上提右侧肋弓,将肝推向下方,从左侧观察矢状位的镰状韧带。探查其游离下缘内的肝圆韧带。将手插入肝右叶与膈之间,探查冠状韧带上层。将手移至肝左叶与膈之间,向后探查左三角韧带。此时,将手左移,可触及左三角韧带的游离缘。

2. 胃与脾的韧带　将胃底推向右侧,尽可能地暴露胃脾韧带。将右手由脾和膈之间向后伸入,绕脾的后外侧,可伸达脾与肾之间,指尖触及的结构为脾肾韧带。在脾的下端检查脾结肠韧带。

3. 十二指肠空肠襞　将横结肠翻向上,在十二指肠空肠曲左缘、横结肠系膜根下方看到脊柱左侧的腹膜皱襞,即十二指肠空肠襞。

三、系膜

把小肠推向一侧,将小肠系膜根舒展平整,观察小肠系膜的形态以及小肠系膜根的附着。观察阑尾系膜的形态、位置。将横结肠、乙状结肠分别提起,观察其系膜并辨认系膜根的附着。

四、膈下间隙

膈与横结肠及其系膜之间的区域,统称膈下间隙。

1. 右肝上间隙　探查右肝上间隙的范围,其左侧为镰状韧带,后方达冠状韧带上层,右侧向下与右结肠旁沟交通。

2. 左肝上间隙　探查左肝上间隙的范围,左肝上前间隙的右界为镰状韧带,后方为左三角韧带前层。左肝上后间隙前方为左三角韧带后层,上为膈,下是肝左叶上面。两间隙在左三角韧带游离缘处相交通。

3. 右肝下间隙　探查其境界,左侧为肝圆韧带,上方为肝右叶脏面,下为横结肠及其系膜。

4. 左肝下间隙　探查左肝下前间隙的境界,上为肝左叶脏面,下为横结肠及其系膜,右为肝圆韧带,后为胃和小网膜。

网膜囊,即左肝下后间隙。沿胃大弯下方一横指处剪开胃结肠韧带。将右手由切口伸入网膜囊内,向上可达胃和小网膜的后方。再将左手示指伸入肝十二指肠韧带后方,使左右手会合,左示指所在处即为网膜孔。探查网膜孔的境界,上为肝尾状叶,下为十二指肠上部,前为肝十二指肠韧带,后为下腔静脉前面的腹膜。

五、陷凹

在男性标本探查直肠膀胱陷凹,在女性标本探查直肠子宫陷凹和膀胱子宫陷凹。

六、腹前壁下份的腹膜皱襞和窝

观察壁腹膜在脐下部形成的多条皱襞及陷凹,即四襞、四窝(四襞:脐正中襞、脐内侧襞、脐外侧襞和腹股沟韧带;四窝:膀胱上窝、腹股沟内侧窝、腹股沟外侧窝和股凹)。

第八节　结肠上区解剖操作

在探查腹膜腔之前,应先依腹部的分区,仔细观察腹腔脏器的配布和位置。用手探查腹膜及腹膜腔,切勿使用刀镊,以免损伤脏器。动作须轻柔,不得撕破腹膜。观察完毕后将内脏恢复原位。腹后壁的结构暂缓观察。

打开腹膜腔可见肝左叶、胃前壁及盖于肠袢表面的大网膜。将肋弓提起,将手伸入肝与膈之间,向上可达膈穹窿,为腹腔及腹膜腔的上界。把大网膜及小肠袢轻轻翻向上方,寻见小骨盆上口,此即腹腔的下界,但腹膜腔经小骨盆上口入盆腔。将腹腔、腹膜腔的境界与腹壁的境界作一比较。观察完毕后,将各脏器整复原位。

一、肝

在肝圆韧带左侧和左纵沟的左侧切除肝左叶,在右纵沟的右侧切除肝右叶。将肝向上推,胃向下拉显露小网膜。沿胃小弯切开并清除小网膜,观察内部的血管、淋巴结(胃左、右动脉及静脉,幽门淋巴结、胃上淋巴结、贲门旁淋巴结)。在食管前后查找迷走神经的前、后干及其分支(胃前支和肝支,腹腔支和胃后支),观察神经干与食管间的位置关系。在肝门处查找肝外胆道系统(左、右肝管,肝总管、胆囊管、胆总管)、肝总动脉、肝固有动脉、胃十二指肠动脉、胆囊动脉和肝门静脉,观察相互间的位置关系。查找腹腔干及其周围的淋巴结、神经节。

二、胃

观察胃前壁间接地与肝、膈和腹前壁相贴,其间为左肝下前间隙。切开胃结肠韧带,将胃向上翻起,观察胃后壁与胃床(膈、脾、胰、左肾、左肾上腺、横结肠及其系膜等)间接相贴关系,其间为左肝下后间隙。

在胃小弯查找胃的血管神经:胃左、右动脉;胃冠状静脉及其周围的胃左、右及幽门上淋巴结;迷走神经的胃前支和胃后支及其分支。

沿胃大弯下方,查找胃网膜左、右动、静脉和淋巴结,观察动脉发出的胃支,追踪动脉分别发自脾动脉和胃十二指肠动脉。

切开胃脾韧带,查找胃短血管和脾淋巴结。

观察胃膈韧带,无任何血管神经通过,也无明显腹膜皱襞,但却将胃底和贲门紧紧固定接近不动。

三、胰

将胃向上翻起,观察胰的位置,部分位于腹膜后间隙,部分位于结肠上区,部分位于结肠下区,而且横跨中线延伸至两侧较远部分。明确胰头、颈、体和尾四部分的划分。

查找观察:胰十二指肠上、下前、后血管;提起脾肾韧带,查找脾的血管;胰上方的腹腔干及其分支;暴露胰下方的肠系膜上血管与胰颈关系;将胰与后方的诸结构分离并将胰提起,观察后方的左、右两肾及其之间的"十字"大血管(主动脉和肾动脉,下腔静脉和肾静脉);肝门静脉及其属支也均位于其后,与胰之间有丰富的疏松结缔组织,易分离。

四、十二指肠

1. 观察十二指肠上部与输胆管道系统的位置关系   在前方寻找与之相贴的胆囊;在后方寻找胆总管、胃十二指肠动脉和肝门静脉;在上方寻找肝尾叶、胆囊管及网膜孔;在下方寻找胰头。

2. 观察十二指肠降部   确认前方有横结肠及其系膜;后为肾门;内侧为胰头及胆总管;外侧为升结肠。纵行切开前壁,观察十二指肠黏膜结构特点、十二指肠纵襞、十二指肠大乳头和小乳头的位置及胆总管、胰管开口。

3. 观察十二指肠水平部   确认前方的肠系膜上动脉;后方的腹主动脉及其右侧的下腔静脉、右侧输尿管;在上方查找左肾静脉、胰头和胰颈。

4. 观察十二指肠升部   定位于第二腰椎左侧,查看十二指肠空肠曲,分离观察十二指肠悬肌,确认空肠起始部的标志。

五、肝外胆道

1. 在肝右纵沟前部观察胆囊。

2. 观察肝总管   向上追踪分离,由左、右肝管合成。向下追踪分离,与胆囊管合成胆总管。确认与肝之间形成的胆囊三角,在此查找出胆囊动脉。

3. 观察胆总管   沿肝十二指肠韧带右缘查找较表浅的胆总管十二指肠上段;沿网膜孔探查胆总管十二指肠后段;将十二指肠降部由外侧分离后翻向左前方,暴露出位于胰头内或胰头后面的沟内或胰与十二指肠降部之间,在后方下行的十二指肠胰段;在已切开的十二指肠降部找到十二指肠大乳头,切开肠壁观察与胰管汇合部即内侧壁段。用探针插入十二指肠大乳头,探查胆总管和胰管。

六、脾

将右手置于膈结肠韧带之上伸入左季肋区,并以手背循膈转向后,如此脾即位于手掌之中。注意观察脾的位置、形态。查找脾肾韧带、胃脾韧带和膈脾韧带。

第九节 结肠下区解剖操作

一、辨认各段肠管

1. 区分空肠和回肠 以位置、管径和血管弓的数目等来区别。

2. 区分结肠 寻找结肠带、结肠袋和肠脂垂,确认结肠和盲肠。根据位置辨认各段大肠。

3. 寻找阑尾 以盲肠的前结肠带为标志,向下追踪到结肠带汇合处,找到阑尾根部。

4. 寻找十二指肠空肠曲 将横结肠向上翻起,找到空肠的上端,小肠祥固定于脊柱处的肠管即为十二指肠空肠曲。将其向下拉紧,其上方与脊柱间的腹膜皱襞为十二指肠悬韧带。

二、肠系膜上血管

1. 解剖肠系膜上动脉和静脉 将大网膜、横结肠及其系膜翻向上方,将全部系膜小肠翻向左侧,暴露肠系膜根,小心分离肠系膜根全长,划开腹膜,解剖出肠系膜上动脉和伴行的肠系膜上静脉。向上追踪至与脾静脉汇合形成的肝门静脉处。

2. 解剖空、回肠动脉 用镊子剥离肠系膜的腹膜,暴露出肠系膜上动脉左缘的空、回肠动脉。进而剥离腹膜,观察血管弓和直血管的特点。

3. 解剖肠系膜上动脉右缘的分支 从肠系膜根部向右剥离腹膜,不要损伤腹膜外任何结构。沿肠系膜上动脉右缘自上而下解剖出中结肠动脉、右结肠动脉及回结肠动脉,分别追查至横结肠、升结肠与回盲部。解剖观察阑尾动脉的起止及与阑尾系膜的关系。

4. 解剖胰十二指肠下前、下后动脉 从十二指肠水平部的上缘,找到从肠系膜上动脉发出的胰十二指肠下前、下后动脉。

三、肠系膜下血管

1. 解剖肠系膜下动脉 将空、回肠及肠系膜翻向右侧,暴露左侧腹后壁腹膜。在第3腰椎前方可见一斜向左下的腹膜皱襞,剥离皱襞表面的腹膜,露出肠系膜下动脉。向上追踪到其发自腹主动脉的起始处,向下解剖出它的分支:左结肠动脉、乙状结肠动脉和直肠上动脉。

2. 解剖肠系膜下静脉 在乙状结肠动脉附近找出肠系膜下静脉,并向上追踪至脾静脉,观察其汇入处。

四、十二指肠及其周围结构

解剖十二指肠相邻结构,游离十二指肠降部并向左侧翻起,检查十二指肠后方的肝门静脉、胆总管、胃十二指肠动脉以及位于胰头后方的结构。在十二指肠降部的左侧,追踪胆总管,观察其与胰管汇合后的情况。检查胰管的上方有无副胰管。

第十节　腹膜后隙解剖操作

一、一般观察

清除腹后壁残存的腹膜,观察腹膜后隙的境界、交通、内容及各结构间的排列关系。

二、腹后壁的血管和淋巴结

1. 解剖肾前筋膜　清除腹膜,显露肾前筋膜。用镊子提起肾前筋膜,在中线处纵行切开肾前筋膜,用刀柄插入切口,使肾前筋膜与深面组织分离,直至左、右两肾的外侧。

2. 解剖腹主动脉和下腔静脉　腹主动脉和下腔静脉被肾前筋膜所遮盖。剥离该筋膜及其深面的疏松结缔组织,显露腹主动脉的前壁。向下追踪至左、右髂总动脉处,向上追踪到胰的后面。观察围绕腹主动脉的神经丛。在腹主动脉的右侧,分离出下腔静脉,向上、下追踪,解剖其属支。

3. 解剖肾动脉和肾上腺下、中动脉　将肠系膜翻向右上方,在肠系膜上动脉根部下方,平第2腰椎高度找出肾动脉,追至肾门。注意找出其发出的肾上腺下动脉。肾动脉的变异较多,注意观察。在肾动脉的稍上方,找出肾上腺中动脉。该动脉是三条肾上腺动脉中唯一直接发自腹主动脉的分支。

4. 解剖性腺血管　在腰大肌前面找出睾丸(卵巢)动、静脉。向上追查动脉的发起处及静脉的注入处,向下追至腹股沟管深环,如为女性则追至入小骨盆上口为止。性腺的血管细长、脆弱,须仔细解剖。

5. 解剖膈下动脉与肾上腺上动脉　在膈的后部,食管和腔静脉孔两旁,寻找膈下动脉,其伴行的膈下静脉常呈蓝色,可凭此辨认。追查至其起点,找出其发出的肾上腺上动脉。

6. 解剖淋巴结　在下腔静脉和腹主动脉周围寻找腰淋巴结,在腹腔干和肠系膜上、下动脉根部周围清理出各同名淋巴结。这些淋巴结大小不等、形态各异,须注意辨认。

7. 解剖髂总动脉夹角内的结构　将乙状结肠及其系膜翻向右侧,可见腹主动脉终支和左、右髂总动脉。清理血管周围的淋巴结和神经纤维。在髂总动脉的夹角内,可见线样的神经纤维交织成丛,并越过骶岬入小骨盆,这些神经丛即上腹下丛,属内脏神经。将神经丛推向一侧,在腹主动脉分叉处找出骶正中动脉。

8. 解剖髂总动脉及其分支　分离髂总动脉,找出其分支:髂内动脉、髂外动脉及伴行的静脉和周围的淋巴结。进而找出髂外动脉的分支腹壁下动脉和旋髂深动脉,两条动脉分别行向腹壁的内上和外上。髂内动脉将随盆腔一起解剖。

三、肾及其周围结构

1. 原位观察肾　肾前筋膜已经打开,再次确认。肾前筋膜的深面是肾脂肪囊。此处的脂肪量差别较大、因人而异。清除脂肪,暴露肾,原位观察肾的形态、位置和毗邻。

2. 解剖分离肾　平右肾下端切断右输尿管、切断肾血管,取出右肾。肾表面包以光滑的肾纤维囊。在肾纤维囊上作一E型切口,沿切口剥离一小块肾纤维囊,观察其与肾实质的愈着关系。用较大的板样刀经肾门以连续拉切方式将肾切成前、后两半,去除肾窦内的脂肪,观察肾窦及肾实质的内部结构。

3. 解剖肾上腺　在肾上端确认肾上腺。有时肾上腺的颜色、质地与结缔组织相似,须注意鉴别。观察左、右肾上腺的形态、毗邻。再次清理确认肾上腺的三条动脉。在肾上腺前面找出肾上腺静脉,沿静脉追踪至其注入的下腔静脉或左肾静脉处。

4. 解剖肾蒂　清除左肾蒂内的脂肪,分离肾蒂结构,观察肾静脉、肾动脉与肾盂三者的排列关系。肾盂向下延续为输尿管,自上而下分离输尿管至小骨盆上口,观察其行程中的毗邻关系。

四、腹腔神经丛、腰交感干和腰淋巴干

1. 解剖腹腔神经丛　清除腹腔干根部的疏松结缔组织,找出腹腔神经节。该神经节形状不规则、质地坚硬。在胃后壁再次确认迷走神经后干及其发出的腹腔支和胃后支。在膈肌上方脊柱两旁,寻找内脏大神经。内脏大神经与腹腔神经节相连,轻轻牵拉内脏大神经,腹腔神经节可随之活动。内脏小神经与主动脉肾节相连,以同样方式,牵拉内脏小神经,可以找到主动脉肾节。

2. 解剖腰交感干　在脊柱与腰大肌之间找到腰交感干,上、下探查其延续。左腰交感干与腹主动脉左缘相邻,下端位于左髂总静脉的后面。右腰交感干的前面为下腔静脉,其下端位于右髂总静脉的后方。

3. 解剖乳糜池及左、右腰干　将腹主动脉上部翻向左侧,找出较大淋巴管,沿淋巴管向上追查,在腹主动脉后方可找到较大的左、右腰干。在第1腰椎平面,左、右腰干汇入囊状的乳糜池。仔细观察乳糜池的形态,其上部变细移行为胸导管,向上追踪至主动脉裂孔处。在腹腔干和肠系膜上动脉根部的淋巴结中,寻找较粗大的淋巴管,并沿其追向深部,查找到肠干,顺肠干追踪至乳糜池。

学习小结

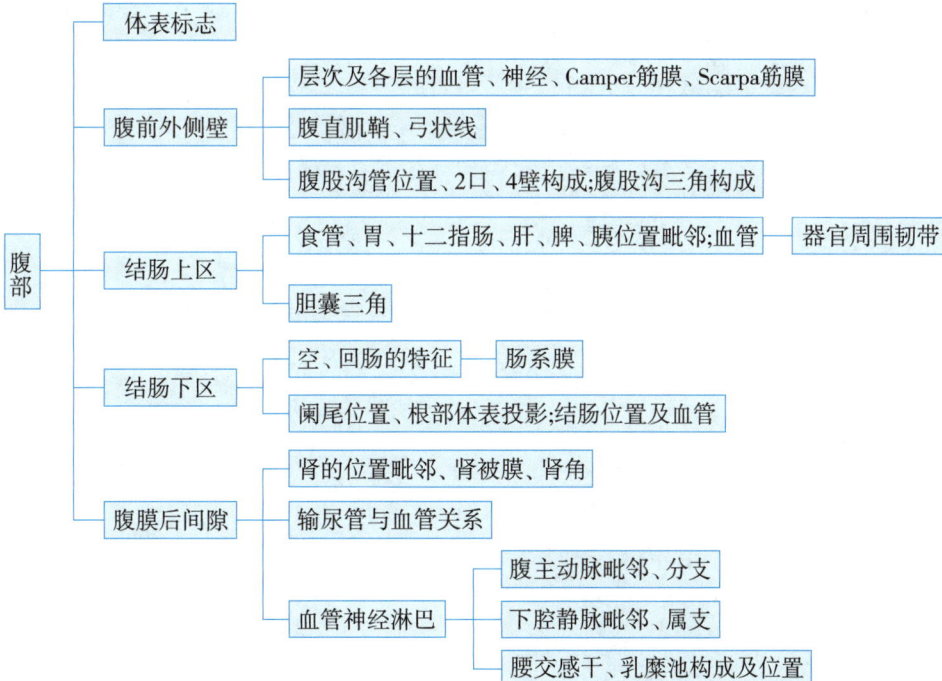

(梁栋阳　欧阳厚淦　杜江　罗亚非)

复习思考题

1. 试述腹股沟管的位置、内容和构成。
2. 何谓"胃床"?
3. 胆囊三角的构成及手术中的意义如何?
4. 结肠下区有哪些主要脏器?
5. 试述肾的位置、毗邻。
6. 肾的被膜由内向外有哪些? 各层主要特点是什么?

第七章

脊 柱 区

　　脊柱区的体表标志；层次结构特点；血管神经的分支、走行；胸腰筋膜的特点；钩椎关节、椎管的组成、硬膜外隙、蛛网膜下隙、脊神经根的毗邻关系。

　　通过本章的学习，有助于脊柱区手术切口的选择、针灸取穴的应用，为今后临床学科的学习奠定基础。

第一节　概　　述

一、境界与分区

　　脊柱区（vertebral region）又称背区，为脊柱及其后方和两侧的软组织构成的区域，其上界为枕外隆凸和上项线，下至尾骨尖，两侧界为斜方肌前缘、三角肌后缘上份、腋后线垂直向下至髂嵴、髂嵴后份、髂后上棘至尾骨尖的连线。脊柱区自上而下可分为项区、胸背区、腰区和骶尾区。项区上界为脊柱区的上界，下界为第 7 颈椎棘突至两侧肩峰的连线。胸背区上界为项区的下界，下界为第 12 胸椎棘突、第 12 肋下缘、第 11 肋前份的连线。腰区上界为胸背区的下界，下界为两髂嵴后份及两髂后上棘的连线。骶尾区为两髂后上棘与尾骨尖三点间所围成的三角区。

二、体表标志

　　1. **髂嵴**（iliac crest）**和髂后上棘**　髂嵴为髂骨翼的上缘，是计数椎骨的标志，两侧髂嵴最高点的连线平对第 4 腰椎棘突。髂后上棘是髂嵴后端的突起，两侧髂后上棘的连线平第 2 骶椎棘突。

　　2. **棘突**（spinous process）　在后正中线上可摸到大部分椎骨棘突。以第 7 颈椎棘突最突出，当头部前屈时，为颈椎最隆起的部位，常作计数椎骨的标志之一。

　　3. **肩胛骨下角**（inferior angle of scapula）　活动上肢可触及肩胛骨下角，两侧下角连线平对第 7 胸椎棘突。

　　4. **第 12 肋**　可在竖脊肌外缘触及，为背部和腰部的分界。

　　5. **脊肋角**（costovertebral angle）　竖脊肌外侧缘与第 12 肋的交角称脊肋角，又称为肾区。

　　6. 骶管裂孔和骶角　沿骶正中嵴向下，由第 4、5 骶椎椎弓板缺如而形成一切迹，称骶管裂孔（sacral hiatus），裂孔两侧有向下的突起，称**骶角**（sacral cornu），骶角是临床上进行骶管麻醉进针的定位标志。

7. 尾骨尖 是脊柱的末端，参与构成骨盆下口，又是产科测量骨盆径线的重要标志之一。

第二节 层 次 结 构

一、浅层结构

（一）皮肤

脊柱区皮肤厚而致密，移动性小，有丰富的毛囊和皮脂腺。

（二）浅筋膜

浅筋膜厚而致密，并有许多结缔组织纤维束与深筋膜相连，脂肪较多。

（三）皮神经

皮神经均来自脊神经后支。其中，项区主要有**枕大神经**（greater occipital nerve）和第3枕神经分布，前者为第2颈神经后支的皮支，伴枕动脉走行，分布到枕部皮肤。后者为第3颈神经后支的皮支，分布到项区的皮肤。胸背区和腰区的皮神经来自12对胸神经和1~3腰神经后支的分支，其中，第1~3腰神经后支外侧支组成臀上皮神经，行经腰区，穿胸腰筋膜浅出，其浅出点位于竖脊肌外缘与髂嵴交点附近，当腰部用力不当时，该神经易受伤，导致腰腿痛。骶尾区的皮神经来自骶、尾神经后支的分支，其中，第1~3骶神经后支的外侧支组成臀中皮神经（图7-1）。

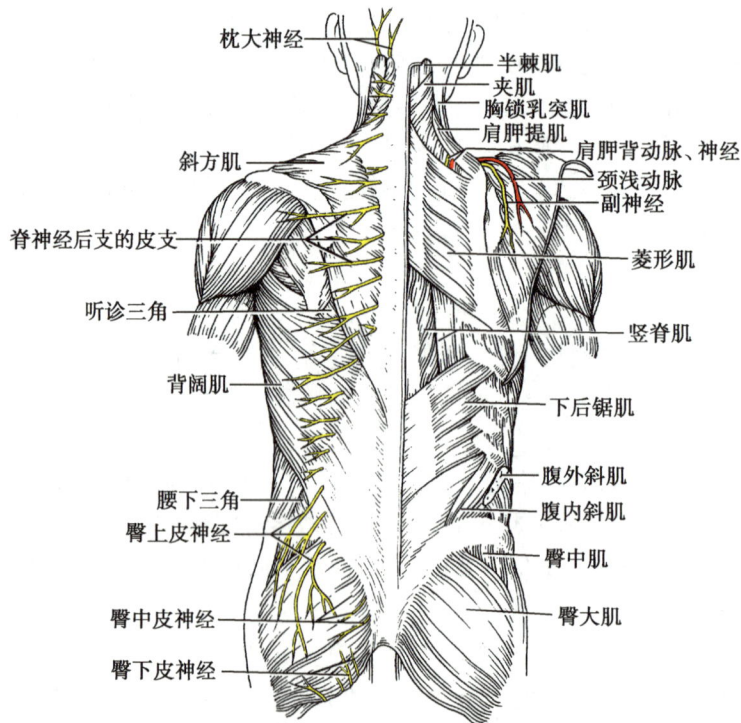

图 7-1 背肌及皮神经

（四）浅血管

浅筋膜中的小动脉部位不同,来源不同:项区来自枕动脉、颈浅动脉和肩胛背动脉的分支;胸背区来自肋间后动脉、肩胛背动脉和胸背动脉的分支;腰区来自腰动脉的分支。各动脉均有静脉和皮神经伴行。

二、深筋膜

（一）项筋膜

项区的深筋膜称项筋膜,分为浅、深两层,包被项区浅、深肌,并向前与颈部深筋膜相连续。

（二）胸腰筋膜

胸背区的筋膜较薄弱,覆于竖脊肌表面,在腰区增厚,称之为**胸腰筋膜**(thoracolumbar fascia),该筋膜分为前、中、后三层。后层位于竖脊肌表面,内侧附于腰椎棘突和棘上韧带,外侧在竖脊肌外侧缘与中层愈合,形成竖脊肌鞘;中层位于竖脊肌与腰方肌之间,内侧附于腰椎横突尖及横突间韧带,外侧在腰方肌外侧缘与前层愈合,形成腰方肌鞘,此层于第12肋与第1腰椎横突之间增厚称**腰肋韧带**(lumbocostal ligament),肾手术时,切断此韧带,可加大第12肋活动度,便于显露肾;前层位于腰方肌前方,内侧附于腰椎横突尖(图7-2)。

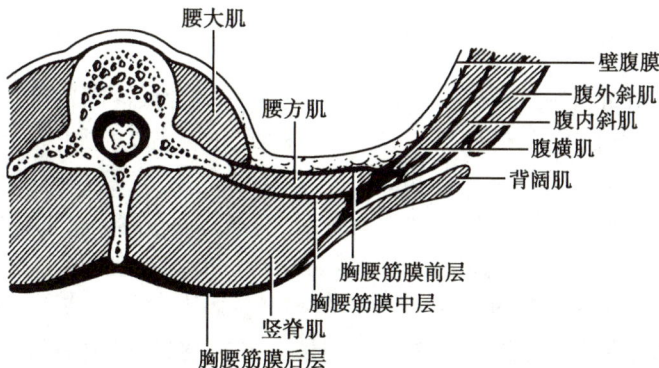

图 7-2　胸腰筋膜（水平切面）

三、肌层

（一）肌的分层

由浅入深大致分为4层。

1. 第一层　有斜方肌和背阔肌,斜方肌受副神经支配;背阔肌受来自臂丛的胸背神经支配。

2. 第二层　有夹肌、肩胛提肌、菱形肌、上后锯肌和下后锯肌。其中肩胛提肌、菱形肌由肩胛背神经支配,上后锯肌、下后锯肌由肋间神经支配。

3. 第三层　有竖脊肌,竖脊肌由外侧的髂肋肌、中间的最长肌和内侧的棘肌组成,由脊神经后支支配。

4. 第四层　在项区有枕下肌,包括头后大直肌、头后小直肌、头上斜肌和头下斜肌。

（二）肌间三角区

脊柱区各肌之间形成了枕下三角、听诊三角、腰上三角和腰下三角等局部重要区域,统称为肌间三角区。

1. **枕下三角**（suboccipital triangle） 位于枕下、项区上部深层。其内上界为头后大直肌，外上界为头上斜肌，外下界为头下斜肌。三角的底为寰枕后膜和寰椎后弓，浅面为夹肌和半棘肌，枕大神经行于其间。三角内有枕下神经和椎动脉经过（图 7-3）。

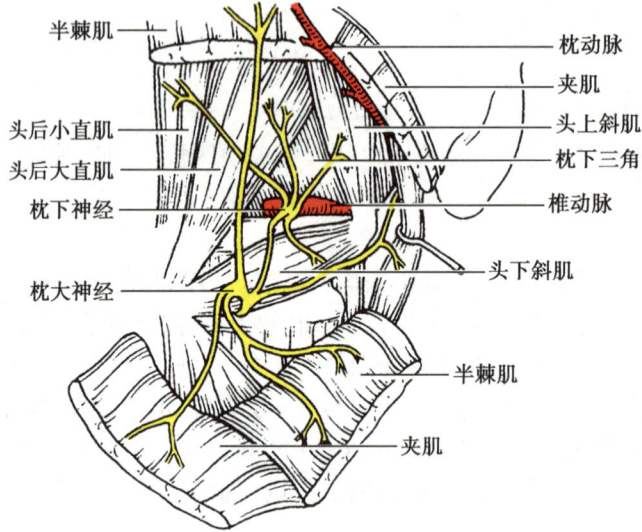

图 7-3 枕下三角

2. **听诊三角**（triangle of auscultation） 是背区听呼吸音最清晰的部位。其下界为背阔肌上缘，内上界为斜方肌下缘，外侧界为肩胛骨脊柱缘，故又称为肩胛旁三角（图 7-1）。

3. **腰上三角**（superior lumbar triangle） 位于第 12 肋下方，其内侧界为竖脊肌外侧缘，外下界为腹内斜肌后缘，上界为第 12 肋。有时由于下后锯肌在第 12 肋的附着相距较近，则下后锯肌亦参与构成一个边，共同围成一不等四边形的间隙。三角底为腹横肌起始部的腱膜，其深面有肋下神经、髂腹下神经和髂腹股沟神经从内上向外下依次斜过（图 7-4）。肾脏手术要经过此三角，应注意保护此三条神经和稍上方的胸膜，以免引起神经损伤或造成气胸。腰上三角又是腹后壁薄弱区之一，腹腔器官可经此三角向后突出，形成腰疝。

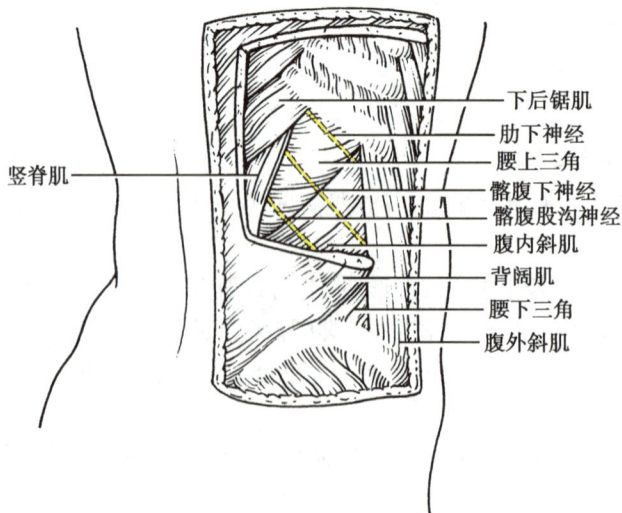

图 7-4 腰上三角和腰下三角

4. 腰下三角（inferior lumbar triangle）　位于腰区下方，其内上界为背阔肌下缘，外下界为腹外斜肌后缘，下界为髂嵴，三角底为腹内斜肌，表面仅覆以皮肤和浅筋膜。在右侧，三角前方与阑尾、盲肠相对应，故盲肠后位阑尾炎时，此三角有明显压痛。腰区深部脓肿可经此三角凸于皮下。此三角亦可形成腰疝，但较少见（图7-4）。

四、深部的血管和神经

（一）动脉

脊柱区各区的动脉来源各有不同。项区主要由枕动脉、颈浅动脉、肩胛背动脉和椎动脉等供血；胸背区由肋间后动脉、胸背动脉和肩胛背动脉等供血；腰区由肋下动脉和腰动脉等供血；骶尾区由臀上、下动脉等供血。

椎动脉（vertebral artery）（图7-5）起自锁骨下动脉第一段，沿前斜角肌内侧上行，穿第6~1颈椎横突孔、枕骨大孔入颅。按其行程分为四段：第一段为起始处至穿第6颈椎横突孔；第二段穿经上6位颈椎横突孔；第三段为第1颈椎横突孔至入颅；第四段为颅内段。当骨质增生使横突孔变窄压迫椎动脉时，可引起颅内供血不足，即所谓椎动脉型颈椎病。

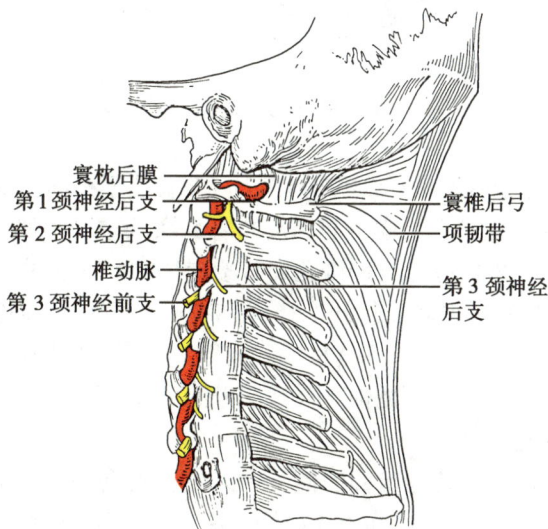

图7-5　椎动脉

（二）静脉

静脉多与动脉伴行。项区的静脉注入颈内静脉、锁骨下静脉和椎静脉；胸背区的静脉注入奇静脉、锁骨下静脉和腋静脉；腰区的静脉经腰静脉注入下腔静脉。骶尾区的静脉经臀部静脉注入髂内静脉。脊柱区的深静脉可通过椎静脉丛广泛地与椎管内、颅内以及盆部等处的静脉相交通。

（三）神经

脊柱区的神经主要来自31对脊神经后支、副神经、胸背神经和肩胛背神经。

1. 脊神经后支　自椎间孔由脊神经分出后，绕上关节突外侧行向后外方，随即分为内侧支和外侧支，内侧支向内下方行至棘突附近，外侧支向后外行，穿深筋膜裂隙浅出至浅筋膜内。颈神经后支分布于项区皮肤和深层的肌肉；胸神经后支分布于胸背区皮肤和深层肌；腰神经后支分布于腰区、臀部皮肤和深层肌。骶尾神经后支主要分布于骶骨背面的臀部皮肤。

腰神经后支行走向后,经骨纤维孔至横突间肌内侧缘,分为内侧支和外侧支。内侧支在下位椎骨上关节突根部的外侧斜向后下,经骨纤维管至椎弓板后面转向下行,分布于背深肌和脊柱的关节突关节等。腰部横突间韧带较发达,呈膜状,内下方有腰神经后支通过。该韧带增生肥厚,可压迫神经,是腰腿痛常见的椎管外病因之一(图7-6)。

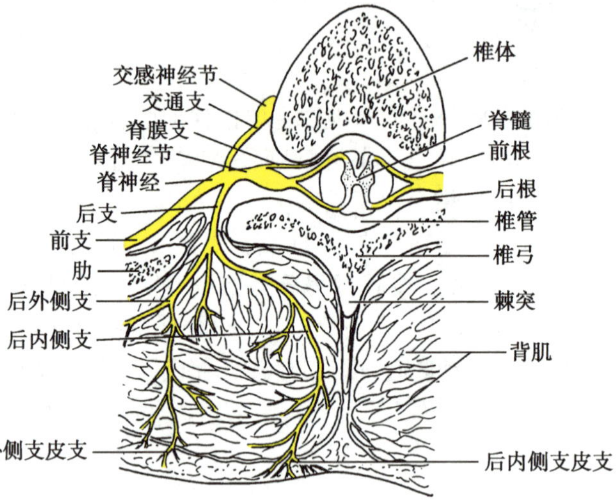

图 7-6 腰脊神经后支

骨纤维孔:又称脊神经后支骨纤维孔(图7-7)。该孔位于椎间孔的后外方,开口向后,与椎间孔的方向垂直。其上外侧界为横突间韧带的内侧缘,下界为下位椎骨横突的上缘,内侧界为下位椎骨上关节突的外侧缘。骨纤维孔内有腰神经的后支通过。

骨纤维管:又称脊神经后内侧支骨纤维管(图7-7)。该管位于腰椎乳突与副突间的骨沟处,自外上斜向内下,由前、后、上、下四壁构成。前壁为乳突副突间沟,后壁为上关节突副突韧带,上壁为乳突,下壁为副突。管的前、上、下三壁为骨质,后壁为韧带,故称骨纤维管。管内有脊神经后内侧支通过。

由上可见,腰神经后支及其分出的内侧支和外侧支在各自的行程中,分别经过骨纤维孔、骨纤维管或穿经胸腰筋膜裂隙。正常情况下,这些孔、管或裂隙有保护通过其内的血管和神经的作用。病理情况下,这些孔道发生变形、变窄,压迫血管和神经而导致腰腿痛。

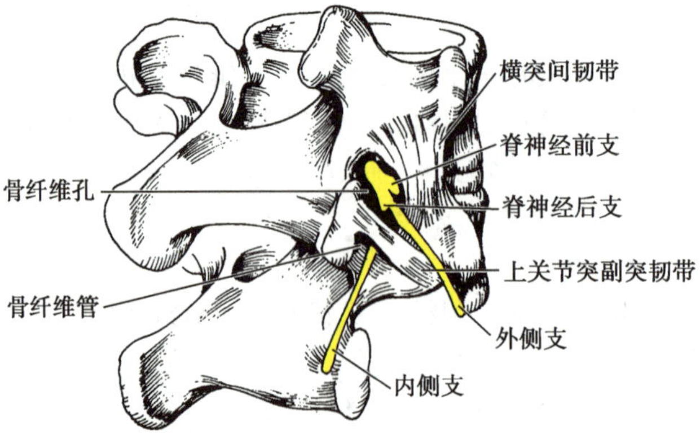

图 7-7 骨纤维孔和骨纤维管

2. **副神经**(accessory nerve) 自胸锁乳突肌后缘中、上 1/3 交点处斜向外下至斜方肌前缘中、下 1/3 交点处深入该肌,支配此二肌。

3. **胸背神经**(thoracodorsal nerve) 起自臂丛后束,与同名动脉伴行,支配背阔肌。

4. **肩胛背神经**(dorsal scapular nerve) 起自臂丛锁骨上部,穿中斜角肌向外下至肩胛提肌深面,支配肩胛提肌和菱形肌。

🔍 知识链接

肾的手术切口

　　肾的手术有许多切口入路。①前方入路:如人字形切口、肋下横切口、脐肋或脐肋间切口、腹正中切口、旁正中切口、胸腹联合切口等;②侧方入路:腰部斜切口、去 12 肋切口、去 11 肋切口等;③后方入路:如背部直切口、腰骶肌平行切口等。手术切口的选择条件取决于患者的体型和疾病的性质,即根据器官暴露是否满意,手术处理是否方便,是扩大手术还是简单手术或修复手术;手术过程中是否需要同时处理腹膜后和胸部器官,以及手术者对于切口入路的熟悉程度等。临床上肾的手术大多选用腰部斜形切口。此切口适用于单纯肾切除术、肾盂切开取石术和输尿管上段手术,具有操作方便、入路快、结构损伤小、不破坏腹膜、手术效果好等特点。

ER-7-2

知识拓展
肾的手术
切口

常用腧穴解剖

　　1. 风池　定位:在项部,枕骨之下,与风府相平,胸锁乳突肌与斜方肌上端附着部之间的凹陷中。进针层次:皮肤→浅筋膜→斜方肌和胸锁乳突肌之间→头夹肌→头半棘肌→枕下三角。此区有枕动、静脉分支和枕小神经分布。

　　2. 大椎　定位:在后正中线上,第 7 颈椎棘突下凹陷中。进针层次:皮肤→浅筋膜→棘上韧带→棘间韧带。穴区内有第 8 颈神经后支皮支,深层有第 8 颈神经后支和颈横动脉分布。

　　3. 肾俞　定位:在第 2 腰椎棘突下,背正中线旁开 1.5 寸处。进针层次:皮肤→浅筋膜→背阔肌→骶棘肌→腰方肌→腰大肌。该区由第 2、3 腰神经后支分布。

第三节　椎管和椎管内容

一、椎管

　　椎管(vertebral canal)由贯通各椎骨的椎孔和骶骨的骶管连成,上接枕骨大孔与颅腔相通,下达骶管裂孔而终。其内容物有脊髓、脊髓被膜、脊神经根、血管和少量结缔组织。椎管是一骨纤维管道,其前壁由椎体后面、椎间盘后缘和后纵韧带构成,后壁为椎弓板、黄韧带和关节突关节,两侧壁为椎弓根和椎间孔。椎管骶段称**骶管**(sacral canal),为骨性管道。在颈椎部,第 3~7 颈椎椎体上面的外侧缘有向上突起的**椎体钩**(uncus of vertebral body),上位椎体下面外侧缘的相应部位有斜坡样唇缘,两者共同构成钩椎关节(Luschka 关节)。构成椎管壁的任何结构发生病变,均可能使椎管变形或狭窄,压迫内容物引起一系列症状。

二、脊髓被膜和脊膜腔

脊髓(spinal cord)上端平枕骨大孔连于脑干的延髓,成人下端平第1腰椎下缘,向下以终丝附于尾骨背面。脊髓表面包被三层被膜,各层被膜间及硬脊膜与椎管骨膜间均存在腔隙(图7-8)。

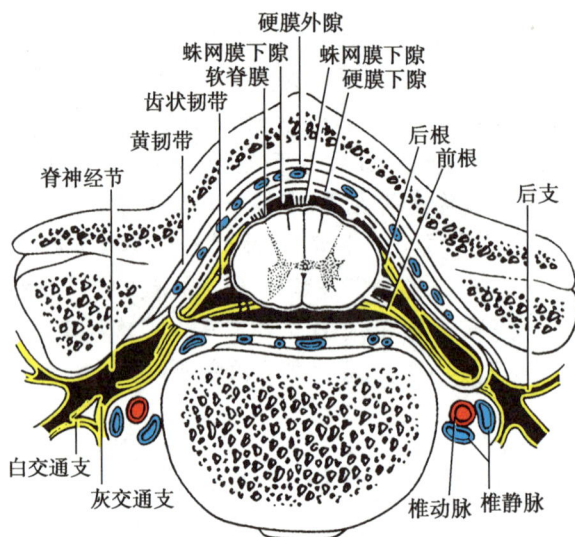

图7-8　脊髓被膜及脊膜腔隙(水平切面)

1. 被膜　由外向内依次为硬脊膜、脊髓蛛网膜和软脊膜。

(1)**硬脊膜**(spinal dura mater):是致密结缔组织构成的一长筒状的硬脊膜囊。上方附于枕骨大孔边缘,与硬脑膜相续,向下平第2骶椎高度形成一盲端,并借终丝附于尾骨。硬脊膜囊内有脊髓、马尾和31对脊神经根,每对脊神经根穿硬脊膜囊时,被其包被并延续形成神经外膜,与椎间孔周围结缔组织紧密相连,起固定作用。

(2)**脊髓蛛网膜**(spinal arachnoid mater):是半透明的薄膜,向上与脑蛛网膜相续,向下在第2骶椎高度成一盲端。此膜发出许多结缔组织小梁与软脊膜相连。

(3)**软脊膜**(spinal pia mater):薄而柔软,膜内血管丰富,与脊髓表面相贴,并深入脊髓的沟内。在脊髓两侧,软脊膜增厚向外突出,在额状位,形成三角形,介于前、后根之间的**齿状韧带**(denticulate ligament),其外侧缘三角形齿尖穿过蛛网膜与硬脊膜相连。每侧约有15~22个,起固定脊髓的作用(图7-8)。

2. 脊膜腔　由外向内分别为硬膜外隙、硬膜下隙和蛛网膜下隙。

(1)**硬膜外隙**(epidural space):也称硬膜外腔,位于椎管骨膜与硬脊膜之间的间隙,其内有椎内静脉丛、淋巴管和脊神经根及其伴行的血管通过,并填充有脂肪,呈负压。此间隙上起枕骨大孔,下达骶管裂孔。由于硬脊膜附于枕骨大孔边缘,故此腔与颅内不相通。临床硬膜外麻醉即将药物注入此间隙,以阻滞脊神经根(图7-8)。

(2)**硬膜下隙**(subdural space):位于硬脊膜与脊髓蛛网膜之间的潜在腔隙,与脊神经周围的淋巴隙相通,内有少量液体。

(3)**蛛网膜下隙**(subarachnoid space):也称蛛网膜下腔,位于脊髓蛛网膜与软脊膜之间,隙内充满脑脊液,向上经枕骨大孔与颅内蛛网膜下隙相通,向下达第2骶椎高度(图7-8)。

此隙在第 1 腰椎至第 2 骶椎之间扩大,称**终池**(terminal cistern),池内有腰、骶、尾神经根构成的马尾和终丝。由于成人脊髓下端平第 1 腰椎下缘,而马尾浸泡在终池的脑脊液中,故在第 3~4 或 4~5 腰椎间进行腰椎穿刺,不会损伤脊髓。腰穿时穿经的层次依次是皮肤、浅筋膜、深筋膜、棘上韧带、棘间韧带、黄韧带、硬膜外隙、硬脊膜、硬膜下隙和脊髓蛛网膜,最后达终池。

📖 知识链接

腰麻与硬脊膜外麻醉

蛛网膜下隙麻醉,简称腰麻,指将麻药经腰椎间隙注入蛛网膜下隙内,以阻滞该处的神经根达到麻醉作用。由于此腔隙与脑室相通,麻醉平面过度上升将会导致延髓生命中枢麻痹,造成心跳呼吸骤停,由于交感神经也被阻滞,常伴有血压下降(由于静脉和小静脉失去神经支配后显著扩张所致,可预先应用麻黄碱预防)和麻醉后头痛等不良反应。硬脊膜外麻醉是将药液注入硬脊膜外隙,扩散的麻药将此隙内穿出椎间孔的神经根麻醉。此麻醉用药量比腰麻要大,起效也较慢,但对硬脊膜无损伤,不引起麻醉后头痛反应。因硬脊膜外隙不与颅腔相通,注药水平可高达颈椎,也不会麻痹延髓生命中枢。

ER-7-3
知识拓展
腰麻与硬脊膜外麻醉

三、脊神经根

脊神经根分为前根和后根,前根附着于脊髓前外侧沟,为躯体、内脏运动传出纤维;后根附着于脊髓后外侧沟,为躯体、内脏感觉传入纤维。二者均行走于脊髓蛛网膜下隙到达相应椎间孔附近,在穿过蛛网膜囊和硬脊膜囊的部位或稍外侧汇合形成脊神经。脊神经根可分两段,行走在硬脊膜内面的一段称蛛网膜下隙段,穿过硬脊膜后的一段称硬膜外段。脊神经根的硬膜外段较短,穿经椎间孔处最易受压。这是因为椎间孔的上、下壁为相邻椎弓根的椎下、上切迹;前壁为椎间盘和椎体;后壁是关节突关节和黄韧带。故椎间盘向后外侧脱出、黄韧带肥厚和椎体边缘及关节突骨质增生都可压迫脊神经根(图 7-9)。

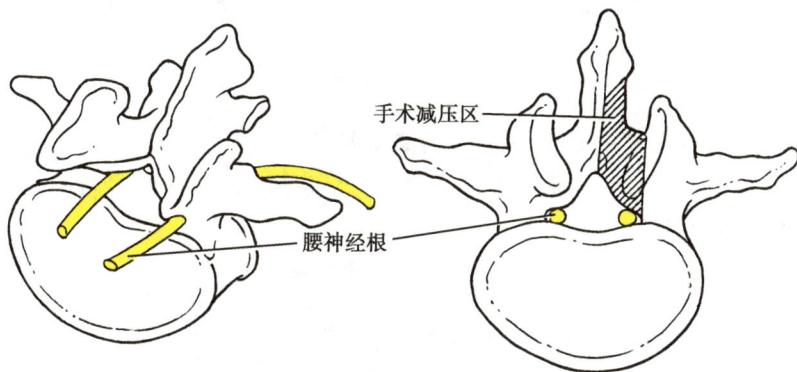

图 7-9　椎管狭窄使神经根受压

四、脊髓的血管和窦椎神经

1. 脊髓的血管　包括脊髓的动脉和脊髓的静脉。
(1)动脉:脊髓的动脉来源于脊髓前、后动脉和节段性动脉的根动脉。**脊髓前动脉**

(anterior spinal artery)起自椎动脉颅内段,左、右脊髓前动脉向内下行一小段距离即合为一干,沿前正中裂下行至脊髓下端,沿途发出分支营养脊髓灰质和前、侧索深部,途中有节段性动脉分支加强。**脊髓后动脉**(posterior spinal artery)左、右各一,起自椎动脉颅内段,斜向后下,沿后外侧沟下行,沿途分支吻合成网,营养脊髓后角后部和后索,途中有节段性动脉分支加强。

根动脉(root artery)起自节段性动脉脊支,颈段主要来自椎动脉和颈深动脉;胸段来自肋间后动脉和肋下动脉;腰段来自腰动脉;骶尾段来自骶外侧动脉。根动脉穿椎间孔入椎管后分为前、后根动脉和脊膜支。前根动脉沿脊神经前根至脊髓,发出分支与脊髓前动脉吻合,并分出升、降支连接相邻的前根动脉。后根动脉沿脊神经后根至脊髓,与脊髓后动脉吻合,分支营养脊髓侧索后部。在脊髓表面有连接脊髓前动脉,前、后根动脉和两脊髓后动脉的血管,呈环状围绕脊髓称**动脉冠**(vasocorona)(图 7-10),分支营养脊髓周边部。在 T_4 和 L_1 脊髓节段附近,因相邻两个来源的节段间动脉吻合不良,血供不够充分,容易受到缺血性损害,故称为脊髓的乏血区或危险区。

(2)静脉:脊髓表面有 6 条纵行静脉,分别行于前正中裂、后正中沟和前、后外侧沟。纵行静脉有许多交通支相互吻合,并有穿支穿硬脊膜与椎内静脉丛相通连。

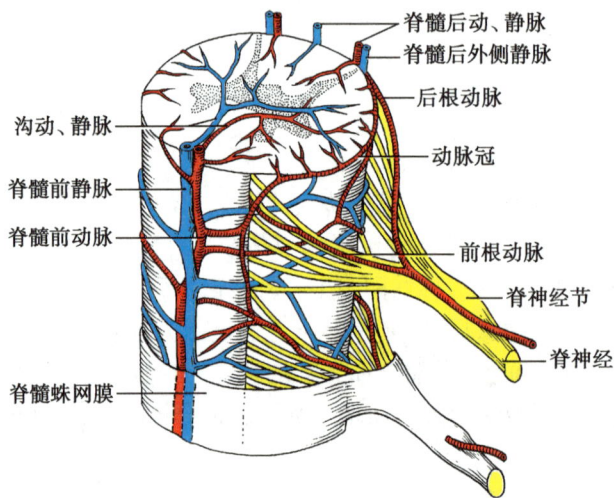

图 7-10 脊髓的血管

2. 窦椎神经 脊神经的脊膜支被称为**窦椎神经**(sinuvertebral nerve),也称为 Luschka 神经。其自脊神经干发出后,与来自椎旁神经节的交感神经纤维一起经椎间孔返回椎管内,分布于硬脊膜及周围组织。

第四节 脊柱区解剖操作

一、皮肤切口

将人体标本放置于俯卧位,颈部垫高,自枕外隆凸沿后正中线切至尾骨尖。上界自枕外隆凸向两侧沿上项线切至耳后,向下到达乳突。下界自尾骨尖沿骶骨外侧缘、髂后上棘、髂嵴切至腋中线。从内向外整张翻剥。注意观察皮肤的薄厚、质地及移动性。

二、解剖程序

1. 浅筋膜　沿后正中线切开浅筋膜,向外侧翻剥,在项部寻找枕动脉和枕大神经。在上胸部距后正中线约 2cm 处,注意寻找从深部穿出的脊神经后支的内侧皮支及伴行的浅血管,平对肩胛冈处的第 2 胸神经后支的皮支最长。下胸部的皮支穿出部位逐渐远离后正中线。在竖脊肌的外侧和髂嵴上方有臀上皮神经穿出,跨越髂嵴至臀区上份的皮肤。

2. 深筋膜　深筋膜浅层包被斜方肌和背阔肌。修洁骨骼肌时要使肌纤维紧张,沿肌纤维方向清除深筋膜。在颈部清理斜方肌的外侧缘时不要向外侧过多剥离,以免损伤副神经和颈丛的分支。在胸背区和腰区修洁背阔肌时,注意保留其起始部的胸腰筋膜。

3. 肌层

(1)观察斜方肌和背阔肌的起止点,查看斜方肌、背阔肌与肩胛骨脊柱缘之间的肩胛旁三角即听诊三角(triangle of auscultation),内上界为斜方肌外下缘;外侧界为肩胛骨脊柱缘;下界是背阔肌上缘,此处是背部听诊呼吸音最清楚的部位。查看背阔肌前下缘、髂嵴与腹外斜肌后缘之间的腰下三角(inferior lumbar triangle)及其深面的腹内斜肌。

(2)在棘突外侧 1cm 处切断斜方肌的起点,将其翻向外侧。注意要钝性分离,将其架空,以免损伤紧贴于其深面的菱形肌。分离架空背阔肌后,沿其肌性部与腱膜的移行线外侧 1cm 处纵行切断背阔肌并翻向外侧,注意保护其深面的下后锯肌和进入背阔肌的胸背神经、血管。

(3)观察肩胛提肌、菱形肌和下后锯肌的位置和形态:沿后正中线外侧 1cm 处切断菱形肌,翻向外侧暴露出其深面的上后锯肌,注意寻找菱形肌深面的肩胛背神经、血管。查看 12 肋、竖脊肌与腹内斜肌之间的腰上三角(superior lumbar triangle)位于背阔肌深面,第 12 肋的下方。内侧界为竖脊肌外侧缘,外下界为腹内斜肌后缘,上界为第 12 肋,有时下后锯肌参与则形成四边形,其深面有腹横肌腱膜及肋下神经、髂腹下神经、髂腹股沟神经斜行。

(4)切断上后锯肌起点并翻向外侧,再切开胸腰筋膜浅层,暴露出竖脊肌,可见由内侧向外侧的棘肌、最长肌和髂肋肌。

(5)观察胸腰筋膜(thoracolumbar fascia):将已切开的胸腰筋膜复回原位,观察其浅层的形态及其延续关系。提起竖脊肌拉向内侧,观察其深面的胸腰筋膜中层,查看竖脊肌鞘的形成。

(6)在项韧带两侧切开从内下斜向外上的夹肌起点,翻起后观察其深面纵列于棘突两侧的头半棘肌。

(7)暴露枕下三角(suboccipital trigone):切断头半棘肌上端并向外下翻起,深面的枕下三角的界限为内侧缘头后大直肌、外上界头上斜肌和外下界的头下斜肌围成。枕下三角内有枕下神经和椎动脉通过。枕大神经从头下斜肌下方穿出,向上行于头半棘肌和夹肌的深面。

第五节　椎管解剖操作

一、解剖椎管

将椎管和骶骨背面的骨骼肌清除,保留部分脊神经后支。在各椎骨的关节突内侧和骶中间嵴内侧纵行锯开椎弓板,再从椎管上、下端横行凿断椎管后壁,掀起椎管后壁,观察黄韧带的位置及形态。

二、椎管的内容物

小心去除椎管壁与硬脊膜之间的硬膜外隙内的脂肪组织和椎内静脉丛,观察有无纤维隔存在。沿中线纵行剪开硬脊膜,观察硬脊膜与其深面菲薄透明的蛛网膜之间的潜在性硬膜下隙。用镊子提起蛛网膜并将其剪开,观察深面的蛛网膜下隙及其下端的终池。查看脊髓圆锥、终丝、马尾和脊髓节段以及对应的椎骨序数。剥离紧贴于脊髓表面的软脊膜,观察其性状及其在脊髓两侧形成的齿状韧带。

学习小结

```
                  体表标志、浅层神经

                         胸腰筋膜
                  深层     听诊三角
                         枕下三角、腰上三角、腰下三角构成和内容
         脊柱区
                  神经     骨纤维孔
                         骨纤维管

                  钩椎关节
                                  脊髓三层被膜
                  椎管     硬膜外隙            穿刺到两隙
                                              进针的层次
                         蛛网膜下隙、终池
                  脊髓的血管
```

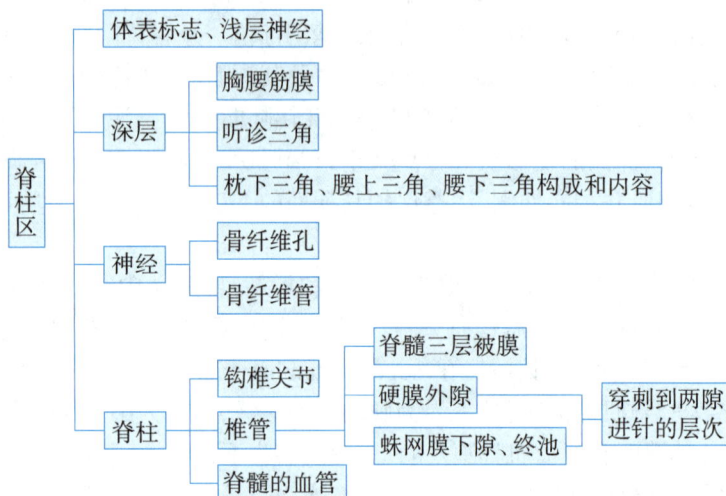

(武煜明　司银楚　颜贵明)

复习思考题

1. 简述腰上三角的构成和内容。
2. 试述施行肾手术时经过腰部斜切口的层次结构。
3. 试述成人常用的腰椎穿刺部位、定位方法及经过的层次结构。
4. 简述胸腰筋膜的分层、形成结构及意义。

第八章

盆部与会阴

📖 学习目标

　　盆膈、尿生殖膈的位置及构成;耻骨后隙、直肠后隙的境界及其临床意义;会阴浅隙和深隙的构成及内容;男性、女性盆腔腹膜的配布及其形成的结构;直肠、膀胱、前列腺、子宫的位置及毗邻;坐骨直肠窝的境界、内容。通过本章的学习,有助于为临床肛肠外科及妇产科医生手术奠定理论基础。

第一节　概　　述

一、境界与分区

　　盆部(pelvis)由骨盆、盆壁、盆底和盆腔脏器组成。上前接腹部,下后连臀部和股部。**会阴**(perineum)是指封闭骨盆下口的全部软组织,亦称广义的会阴。狭义的会阴是指外生殖器与肛门之间的软组织。

　　盆部的前界:以耻骨联合上缘、耻骨结节、腹股沟韧带和髂嵴前份的连线与腹部分界;后界:以髂嵴后份和髂后上棘至尾骨尖的连线与腰区及骶尾区分界。会阴的外侧与股部相连,以两侧坐骨结节之间的假想连线可分为前方的尿生殖三角(尿生殖区)和后方的肛门三角(肛区)(图 8-1)。

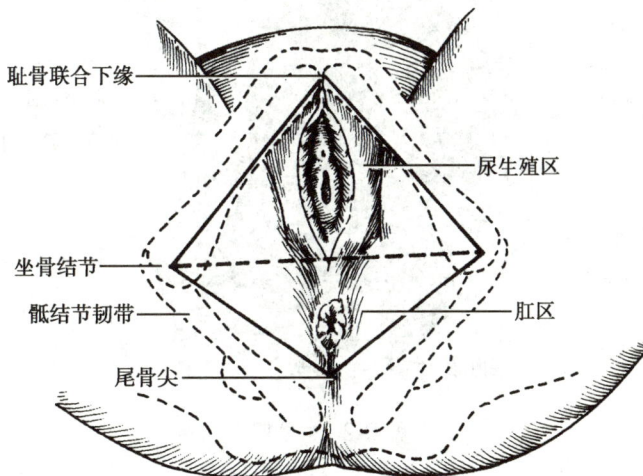

耻骨联合下缘

尿生殖区

坐骨结节

骶结节韧带

肛区

尾骨尖

图 8-1　女性会阴分区

二、体表标志

在腹部外下方可触及髂嵴全长,其前端为髂前上棘,后端为髂后上棘。腹前正中线下端为耻骨联合上缘,两侧的锐嵴为耻骨嵴,外侧为耻骨结节。会阴部的坐骨结节、耻骨弓和尾骨尖等也可触及。

第二节 盆 部

一、骨盆的整体观

骨盆由两侧的髋骨、骶骨和尾骨借骨连结围成。骶骨岬、弓状线、耻骨梳、耻骨结节和耻骨联合上缘共同连成一环状的**界线**(terminal line),将骨盆分为大骨盆(large pelvis)和小骨盆(small pelvis)。大骨盆又称假骨盆,属腹部。小骨盆又称真骨盆,骨盆上口即界线,骨盆下口由耻骨联合下缘、耻骨支、坐骨支、坐骨结节、骶结节韧带和尾骨尖围成。骨盆上、下口之间为骨盆腔,小骨盆腔四壁完整,前壁为耻骨和耻骨联合;后壁为骶骨和尾骨的前面;两侧壁为髂骨、坐骨、骶结节韧带和骶棘韧带。

骨盆有明显的性别差异,女性骨盆宽短,上口近似圆形,下口宽大,骨盆腔呈桶状;而男性骨盆窄长,上口为心形,下口窄小,骨盆腔呈漏斗状。

二、盆壁肌

骨盆壁内面的肌有闭孔内肌和梨状肌,闭孔内肌肌腱穿坐骨小孔至臀部;梨状肌向外穿坐骨大孔至臀部,将坐骨大孔分为梨状肌上孔和梨状肌下孔,有血管、神经进出盆腔(图8-2)。

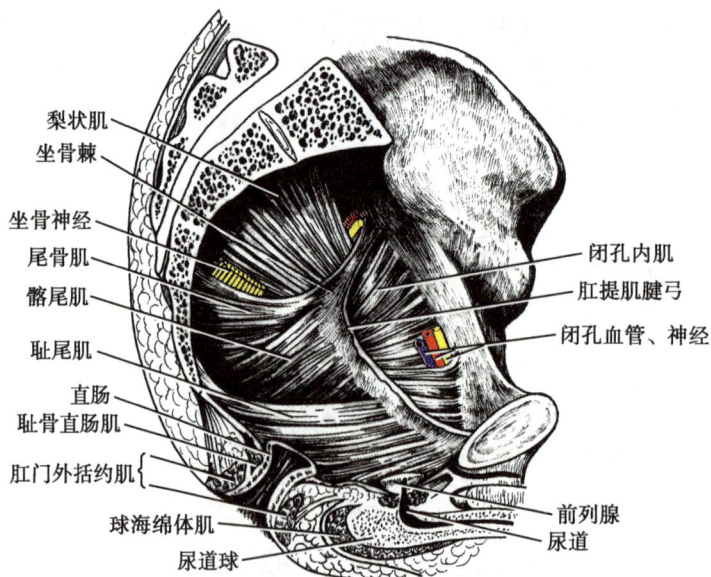

图 8-2 盆壁肌

三、盆底肌与盆膈

盆底肌包括肛提肌和尾骨肌，它们与覆盖在其上、下面的筋膜一起构成**盆膈**（pelvic diaphragm）。肌上面的筋膜称盆膈上筋膜（superior fascia of pelvic diaphragm），下面的筋膜称盆膈下筋膜（inferior fascia of pelvic diaphragm 图 8-3）。盆膈封闭骨盆下口的大部分，仅在其前方两侧肛提肌前内侧缘之间留有一狭窄间隙，称盆膈裂孔，由下方的尿生殖膈封闭。盆膈具有承托盆内器官的作用，并与排便、分娩等有关。

（一）肛提肌

肛提肌（levator ani）是一对四边形的薄扁肌，起于耻骨后面与坐骨棘之间的肛提肌腱弓（tendinous arch of levator ani），肌纤维行向内下，止于会阴中心腱、直肠壁、尾骨和肛尾韧带，左右联合成漏斗状。按肌纤维的起止及排列不同可将该肌分为 4 部分（图 8-3）：①前列腺提肌（男）；耻骨阴道肌（女）；②耻骨直肠肌；③耻尾肌；④髂尾肌。

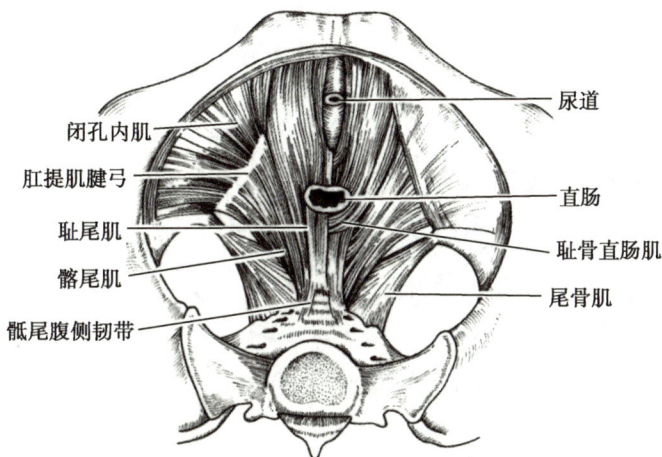

图 8-3　盆底肌（上面观）

（二）尾骨肌

尾骨肌位于肛提肌后方，紧贴骶棘韧带上面，起于坐骨棘，止于尾骨和骶骨下部的侧缘。

四、盆筋膜

盆筋膜（pelvic fascia）可分为盆壁筋膜和盆脏筋膜两部分。

（一）盆壁筋膜

盆壁筋膜也称盆筋膜壁层，向上与腹内筋膜相延续，覆盖盆壁的内表面。

（二）盆脏筋膜

盆脏筋膜也称盆筋膜脏层，在盆腔脏器穿过盆膈或尿生殖膈时，由盆壁筋膜向上反折，呈鞘状包裹脏器形成。包裹前列腺的部分称为前列腺鞘，前列腺鞘向上延续包裹膀胱，形成膀胱筋膜。包裹直肠的筋膜为直肠筋膜。

在男性介于直肠与膀胱、前列腺、精囊及输精管壶腹之间（女性在直肠与阴道之间），有一冠状位的结缔组织隔，称为直肠膀胱隔（女性为直肠阴道隔）。上起自直肠膀胱陷凹（女性为直肠子宫陷凹），下伸达盆底，两侧附着于盆侧壁。女性子宫颈和阴道上部的前方与膀胱底之间，还有膀胱阴道隔（图 8-4，图 8-5）。

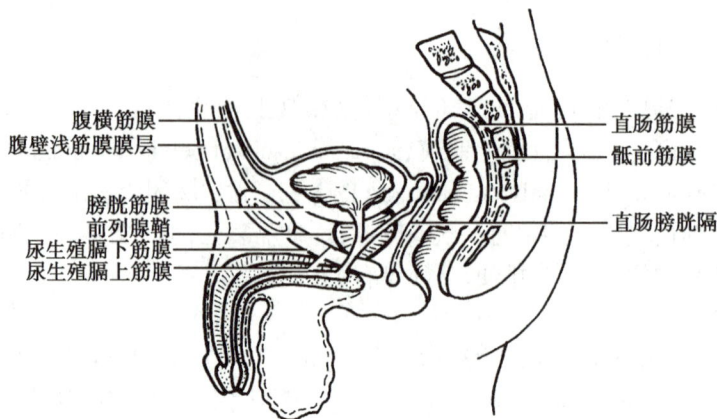

图 8-4 男性盆部筋膜（正中矢状面）

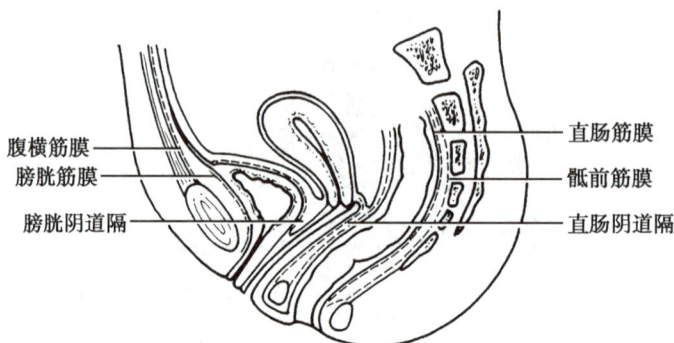

图 8-5 女性盆部筋膜（正中矢状面）

五、盆筋膜间隙

盆壁筋膜、盆脏筋膜与覆盖盆腔的腹膜之间有疏松结缔组织，这就构成了潜在的筋膜间隙。这些间隙有利于手术时分离脏器，但渗出液等也易在间隙内聚集。

（一）耻骨后隙

耻骨后隙也称膀胱前隙，位于耻骨联合与膀胱之间。外科手术的耻骨上切口可经此间隙到达膀胱，从而避免损伤腹膜。

（二）直肠周隙

直肠周隙位于直肠周围，被直肠侧韧带分为前外侧部和后部。前外侧部位于直肠壶腹下部的两侧，宽大并充满脂肪组织；后部常称为直肠后隙（retrorectal space）或称为骶前间隙，由疏松结缔组织填充，其下方由盆膈封闭，上方与腹膜后隙相延续。腹膜后隙充气造影术即经尾骨旁进针，空气注入直肠后隙后可上升至腹膜后隙。

六、盆部的血管、淋巴结和神经

（一）动脉

1. 髂总动脉　左、右各一，平第 4 腰椎下缘自腹主动脉发出，沿腰大肌内侧向外下斜行，至骶髂关节上缘发出髂内、外动脉（图 8-6）。

2. 髂外动脉　沿腰大肌内侧继续向外下斜行，经血管腔隙入股三角。髂外动脉起始部前方有输尿管跨过，女性还有卵巢血管越过。髂外动脉末段前方，男性有输精管、女性有子宫圆韧带越过。在腹股沟韧带上方,髂外动脉向前上发出腹壁下动脉、向外上发出旋髂深动脉(图 8-6)。

3. 髂内动脉　为盆部的主干动脉,分支有壁支和脏支(图 8-6)。

(1)壁支:①臀上动脉穿梨状肌上孔至臀部,营养臀肌和髋关节;②臀下动脉穿梨状肌下孔至臀部,营养臀部结构;③闭孔动脉沿盆腔侧壁前行,穿闭膜管至股内侧,营养大腿内侧群肌和髋关节;④髂腰动脉向外上方斜行至腰大肌内侧缘,主要营养髂腰肌等;⑤骶外侧动脉沿骶前孔内侧缘下行,营养梨状肌和尾骨肌等。

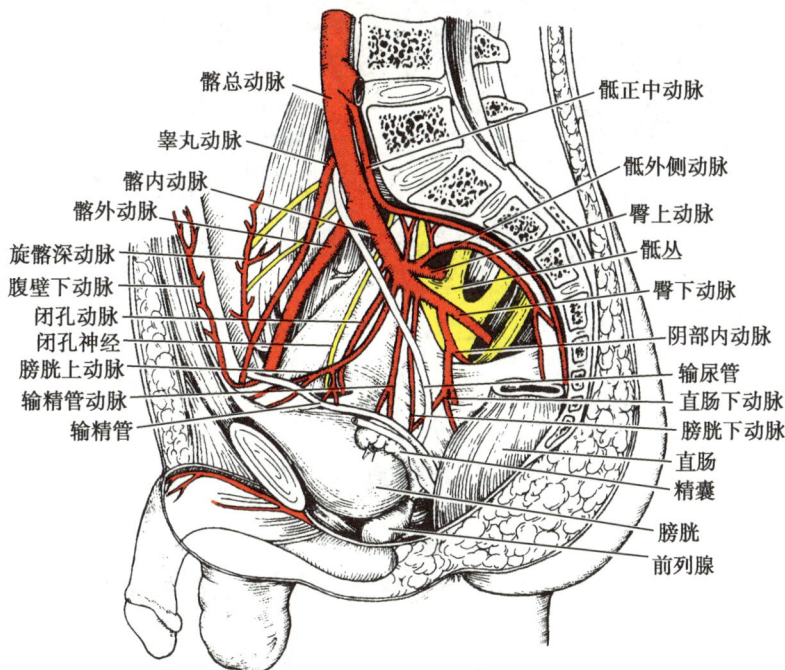

图 8-6　盆腔内的动脉

(2)脏支:有脐动脉、膀胱下动脉、子宫动脉、直肠下动脉及阴部内动脉等。

(二)静脉

髂内静脉的属支有壁支和脏支。壁支与同名动脉伴行,收纳同名动脉分布范围内的静脉血。脏支起自盆内脏器周围的静脉丛,如直肠静脉丛、膀胱静脉丛、前列腺静脉丛、子宫静脉丛等。其中直肠静脉丛向上经直肠上静脉与肠系膜下静脉相续,注入肝门静脉;向下经直肠下静脉和肛静脉,最终注入髂内静脉。直肠静脉丛之间有广泛的吻合,是肝门静脉系与下腔静脉系之间的侧支循环途径之一。

(三)淋巴结

盆腔内主要有以下淋巴结群(图 8-7):

1. 髂外淋巴结　沿髂外动脉排列,除直接收纳经腹股沟浅、深淋巴结的淋巴外,还接受膀胱、前列腺和子宫的淋巴。

2. 髂内淋巴结　沿髂内动脉及其分支排列,主要收纳盆腔内脏器、会阴深部、臀部和股后部的淋巴。

3. 骶淋巴结　沿骶正中动脉和骶外侧动脉排列,收纳盆后壁、直肠、前列腺和子宫颈的淋巴。

上述 3 组淋巴结的输出管注入沿髂总动脉排列的髂总淋巴结,它的输出管注入左、右腰淋巴结。

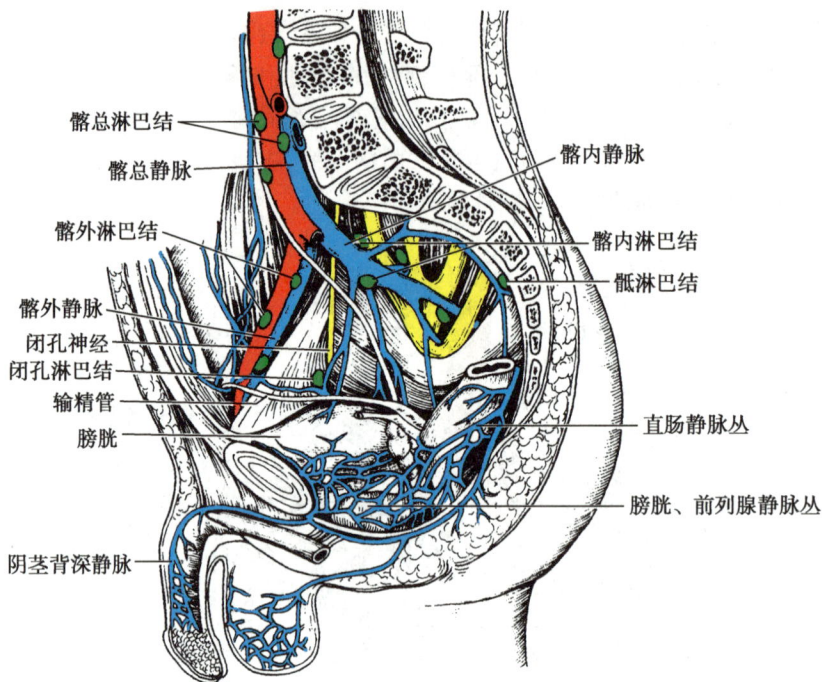

图 8-7　盆部的静脉与淋巴结

(四) 神经

盆部的神经有骶丛及其分支、内脏神经和来自腰丛的分支(图 8-8,图 8-9)。

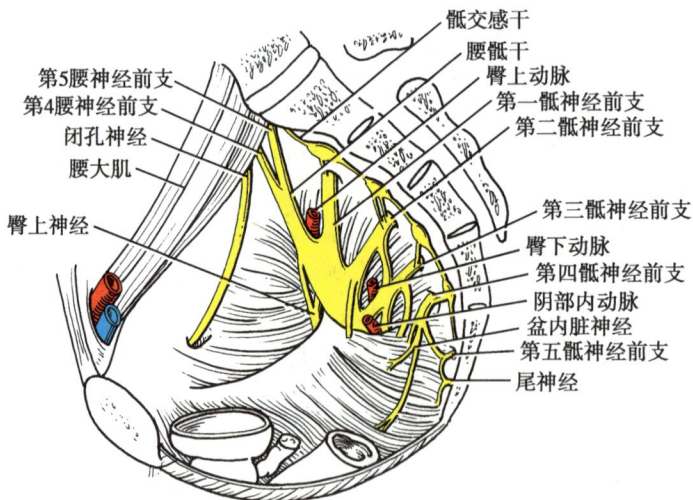

图 8-8　骶丛

1. **骶丛**(sacral plexus)　位于梨状肌前方,其分支主要有穿梨状肌上孔出盆腔的臀上神经;穿梨状肌下孔出盆腔的臀下神经、坐骨神经、阴部神经等。

2. 骶交感干　由腰交感干延伸而来,沿骶前孔内侧下降,最后在尾骨前方共同连接一单独的**奇神经节**(ganglion impar)(尾神经节)。

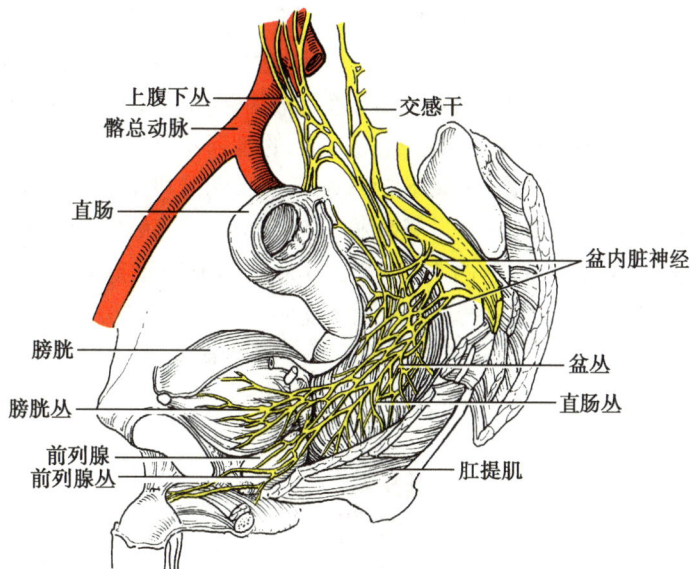

图 8-9　盆部的内脏神经

3. 上腹下丛和下腹下丛　上腹下丛又称骶前神经,是腹主动脉丛向下的延续,经第 5 腰椎体前面下降,向下发出左、右腹下神经,行至第 3 骶椎高度与同侧的盆内脏神经和骶交感节的节后纤维共同组成左、右下腹下丛,又称**盆丛**(pelvic plexus)。该丛位于直肠、精囊和前列腺(女性为子宫颈和阴道穹)的两侧,膀胱的后方。其纤维随髂内动脉的分支走行后,分别形成膀胱丛、前列腺丛、子宫阴道丛和直肠丛等,分布于盆内脏器。

4. 盆内脏神经　又称盆神经,较细小,共 3 支,由第 2~4 骶神经前支中的副交感神经节前纤维组成。此神经加入盆丛与交感神经纤维一起走行至盆内脏器,节后纤维分布于结肠左曲以下的消化管、盆内脏器及外阴等。

七、盆腔

(一)盆腔腹膜的配布

1. 男性　壁腹膜自腹腔前壁下降进入盆腔,覆盖膀胱上面至膀胱底上份、精囊和输精管,然后在直肠中下 1/3 交界处转向上,覆盖直肠中 1/3 段的前面。上升至直肠上 1/3 段时,腹膜还覆盖直肠的两侧。腹膜在膀胱与直肠之间形成直肠膀胱陷凹。陷凹的两侧壁各有一隆起的近矢状位的腹膜皱襞,绕直肠两侧到达骶骨前面,称为直肠膀胱襞。膀胱上面的腹膜向两侧延伸,移行于盆侧壁的腹膜,在膀胱两侧形成膀胱旁窝,窝的外侧界有一隆起的腹膜皱襞,内有输精管。

2. 女性　覆盖膀胱上面的腹膜在膀胱上面后缘处反折至子宫,先后覆盖子宫体前面、子宫底和子宫体的后面,达膀胱子宫陷凹,再转向后上到直肠中 1/3 段的前面。在膀胱与子宫之间有膀胱子宫陷凹,直肠与子宫之间有直肠子宫陷凹。覆盖子宫体前、后面的腹膜在子宫体两侧汇集成子宫阔韧带,包裹输卵管和子宫圆韧带等结构,并向两侧延伸,与盆壁的壁腹膜相移行。直肠子宫陷凹两侧的腹膜皱襞称为直肠子宫襞,相当于男性的直肠膀胱襞。

(二)盆腔器官

1. 直肠　**直肠**(rectum)位于盆腔后部。

(1)毗邻:直肠后面与骶、尾骨和梨状肌相邻,其间有骶正中血管、骶外侧血管、骶静脉丛和骶、尾神经前支、骶交感干、奇神经节等结构。

177

男性、女性直肠前面的毗邻不同。在男性，直肠上部隔直肠膀胱陷凹与膀胱底、精囊相邻（图 8-4）；直肠下部借直肠膀胱隔与膀胱底、精囊、输精管壶腹、前列腺等相邻（图 8-6）。在女性，直肠上部借直肠子宫陷凹与子宫颈和阴道后穹相邻；直肠下部借直肠阴道隔与阴道后壁相邻（图 8-5）。临床直肠指检时，可触及直肠前面的毗邻器官。

（2）血管：直肠由直肠上动脉、直肠下动脉及骶正中动脉供应，彼此间有吻合（图 8-10）。**直肠上动脉**（superior rectal artery）来自肠系膜下动脉，行于乙状结肠系膜根内，经骶骨岬左前方降至第 3 骶椎高度分为左、右两支，分布于直肠。**直肠下动脉**（inferior rectal artery）来自髂内动脉，供血直肠下部。骶正中动脉沿骶骨前面下行，行程中分支至直肠后壁。

直肠的静脉先在直肠肌层和黏膜下层内形成直肠静脉丛，再由直肠静脉丛发出直肠上静脉、直肠下静脉和肛静脉与同名动脉伴行。

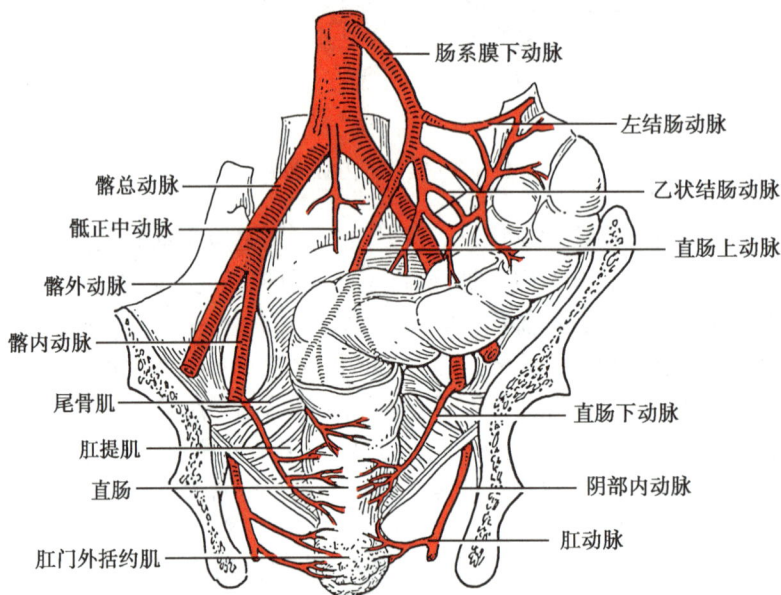

图 8-10　直肠和肛管的动脉

（3）淋巴：直肠壁外有**直肠旁淋巴结**（pararectal lymph node）。该群淋巴结上份的输出管沿直肠上血管注入直肠上淋巴结和肠系膜下淋巴结；下份的输出管沿直肠下血管注入髂内淋巴结和骶淋巴结；还有部分输出管穿肛提肌至坐骨直肠窝，沿肛血管和阴部内血管注入髂内淋巴结。直肠和肛管的淋巴管吻合丰富，是直肠癌转移的重要途径，手术时要求彻底清除收纳直肠淋巴的淋巴结。

（4）神经：支配直肠的交感神经来自肠系膜下丛和盆丛，副交感神经来自盆内脏神经。

2. 膀胱　膀胱（urinary bladder）位于盆腔前部。

（1）毗邻：空虚时位于盆腔内，膀胱尖不超出耻骨联合上缘，充盈时升至耻骨联合上缘以上，此时腹膜反折处随之上移。临床常用这种解剖关系，在耻骨联合上缘行膀胱穿刺或做手术切口而不伤及腹膜（图 8-11）。在男性，膀胱底上部借直肠膀胱陷凹与直肠相邻，下部相邻精囊和输精管壶腹（图 8-4）；在女性，膀胱底与子宫和阴道相贴。膀胱颈在男性与前列腺相邻，在女性直接贴尿生殖膈（图 8-5）。

（2）血管：**膀胱上动脉**（superior vesical artery）起自髂内动脉的脐动脉，分布于膀胱上、中部。**膀胱下动脉**（inferior vesical artery）起自髂内动脉前干，分布于膀胱下部、精囊、前列腺及输尿管盆部等（图 8-6）。

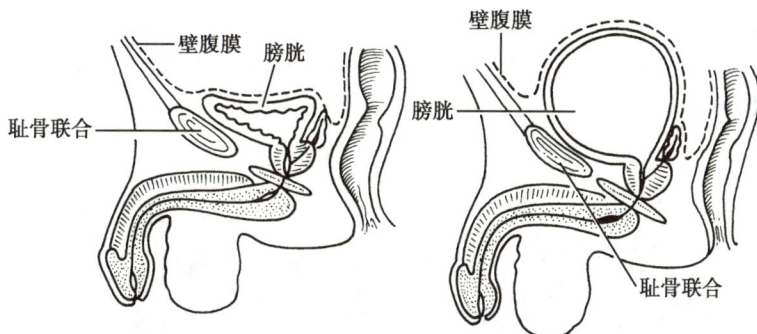

图 8-11 膀胱的形态与位置变化

膀胱的静脉在膀胱下部周围形成膀胱静脉丛,最后汇集成与动脉同名的静脉,再汇入髂内静脉(图 8-7)。

(3)淋巴:膀胱的淋巴管多注入髂外淋巴结,亦有少数膀胱的淋巴管注入髂内淋巴结和髂总淋巴结(图 8-7)。

(4)神经:膀胱的交感神经来自脊髓 $T_{11、12}$ 和 $L_{1、2}$ 节段,经盆丛随血管至膀胱,使逼尿肌松弛、尿道内括约肌收缩而储尿。副交感神经来自脊髓 S_{2-4} 节段,通过盆内脏神经、盆丛和膀胱丛至膀胱,使逼尿肌收缩、尿道内括约肌松弛而排尿。

3. 前列腺　前列腺(prostate)位于膀胱颈与尿生殖膈之间。前列腺底接膀胱颈,尖的两侧有前列腺提肌绕过。前列腺体的前面有耻骨前列腺韧带,连接前列腺鞘与耻骨盆面,后面借直肠膀胱隔与直肠壶腹相邻(图 8-12)。

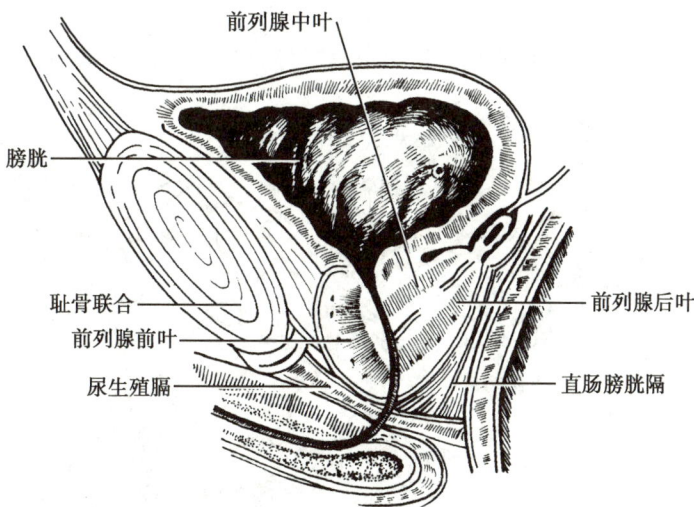

图 8-12 前列腺的位置

4. 子宫　子宫(uterus)位于小骨盆腔中央,正常时呈前倾、前屈位,子宫颈不低于坐骨棘水平。

(1)毗邻:子宫前面借膀胱子宫陷凹与膀胱相邻;子宫颈阴道上部的前方借膀胱阴道隔与膀胱底部相邻;子宫后面借直肠子宫陷凹及直肠阴道隔与直肠相邻(图 8-5)。

(2)韧带:子宫的位置和体位态除有赖于盆底肌和盆腔脏器的承托外,还有赖于韧带的作用:①**子宫阔韧带**(broad ligament of uterus)位于子宫两侧,可限制子宫向两侧移动;

笔记栏

②**子宫圆韧带**（round ligament of uterus）维持子宫前倾位；③**子宫主韧带**（cardinal ligament of uterus）防止子宫脱垂；④**子宫骶韧带**（sacrouterine ligament）向后上方牵引子宫颈,维持子宫前屈位（图 8-13）。

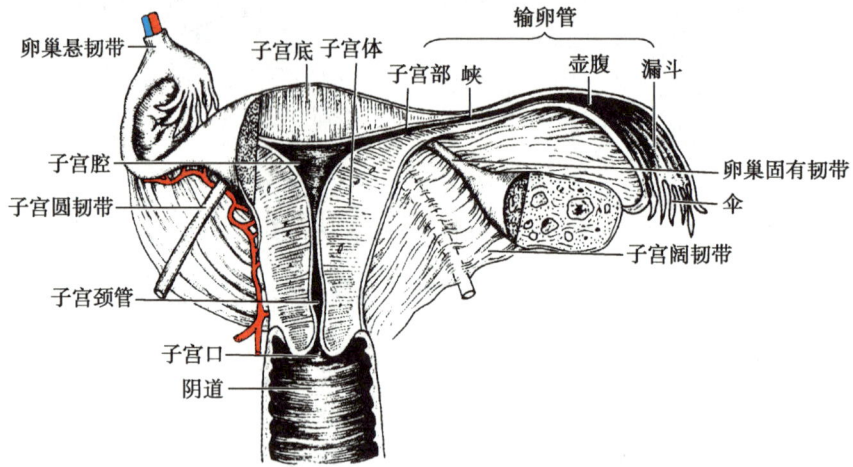

图 8-13　子宫的韧带

（3）血管：**子宫动脉**（uterine artery）起自髂内动脉的前干,沿盆腔侧壁向前内下方走行,进入子宫阔韧带下部,在距子宫颈外侧约 2cm 处,横向越过输尿管盆部的前上方至子宫颈外侧分上下两支,上支至子宫角处即分为输卵管支和卵巢支,下支分布于阴道上部（图 8-14）。外科手术结扎子宫动脉时,要特别注意子宫动脉和输尿管的交叉,不要损伤输尿管。

子宫静脉丛位于子宫两侧,该丛汇集成子宫静脉,最后汇入髂内静脉。

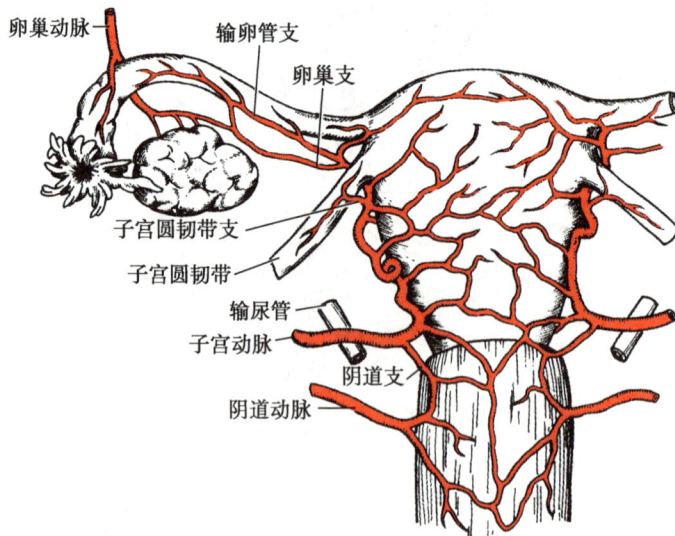

图 8-14　女性内生殖器的动脉

（4）淋巴：子宫底和子宫体上部的淋巴管沿卵巢血管上行,注入髂总淋巴结和腰淋巴结；子宫底两侧的部分淋巴管,沿子宫圆韧带注入腹股沟浅淋巴结；子宫体下部及子宫颈的淋巴管,沿子宫血管注入髂内淋巴结或髂外淋巴结,一部分淋巴管向后沿子宫骶韧带注入骶淋巴结(图 8-15)。盆腔脏器的淋巴管之间均有交通,因此,患子宫癌时,常有盆腔内广泛转移。

(5)神经:子宫阴道丛来自盆内脏神经丛,随子宫的血管分布于子宫和阴道。

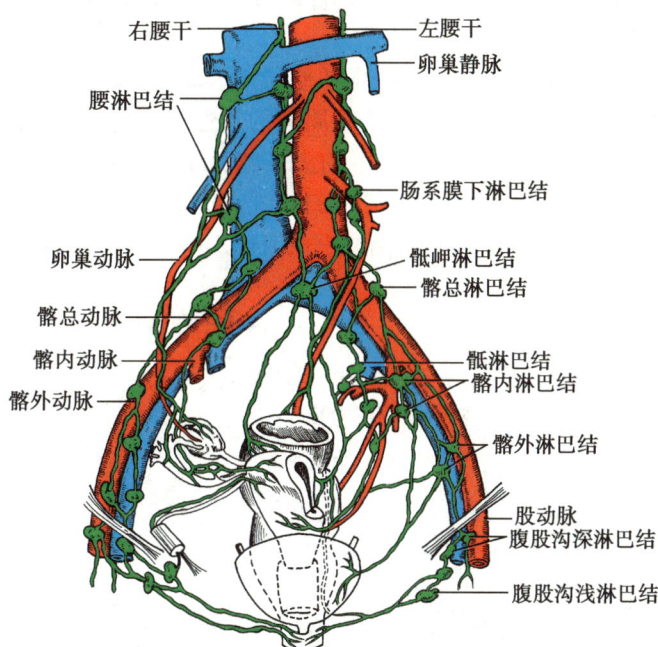

图 8-15　女性生殖器的淋巴引流

5. 卵巢　卵巢(ovary)位于髂内、外动脉分叉处的卵巢窝内,左、右各一,属腹膜内位器官(图 8-13)。卵巢的前缘有血管、神经出入,并借卵巢系膜连于子宫阔韧带的后面,下端借卵巢固有韧带连于子宫底两侧,上端有卵巢悬韧带(骨盆漏斗韧带)连于盆侧壁,韧带内有卵巢血管、淋巴管和神经丛等。

6. 输卵管　输卵管(uterine tube)位于子宫阔韧带的上缘内,长 8~12cm(图 8-13)。输卵管峡是输卵管结扎术的理想部位。输卵管外侧端呈漏斗状膨大的输卵管漏斗,有输卵管腹腔口通向腹膜腔。因此,女性腹膜腔借生殖管道间接与外界相通,发生感染的可能性比男性大。

输卵管子宫部和峡部由子宫动脉的输卵管支供血,壶腹部与漏斗部则由卵巢动脉的分支供应,彼此间有广泛的吻合。静脉血的回流,一部分汇入卵巢静脉,一部分汇入子宫静脉。

7. 阴道　阴道(vagina)上端环绕子宫颈,下端开口于阴道前庭。阴道前壁短,上部与膀胱阴道隔、膀胱底、膀胱颈相邻;下部与尿道阴道隔、尿道相邻。后壁较长,上部与直肠子宫陷凹相邻;中部与直肠阴道隔、直肠壶腹相邻;下部与肛管之间有会阴中心腱(图 8-5)。如腹膜腔内有脓液积存时,手术指征允许时,可切开或穿刺阴道后穹窿引流。

第三节　会　　阴

一、肛区

肛区又称肛门三角,该区内有肛管和坐骨直肠窝。

（一）肛管

肛管（anal canal）上续直肠，向后下绕尾骨尖终于肛门，长约 3~4cm。肛门（anus）为肛管末段的开口，其周围皮肤形成辐射状皱褶。有括约肌位于肛管周围，包括肛门内括约肌和肛门外括约肌（图 8-16）。

1. 肛门内括约肌　为肛管壁内环行平滑肌肌层增厚而成，具有协助排便的作用。

2. 肛门外括约肌　为环绕肛门内括约肌周围的骨骼肌，是控制排便的功能肌，按其肌纤维所在位置可分为：①位于肛管下端皮下的**皮下部**（subcutaneous part）；②在皮下部深面稍上方的**浅部**（superficial part）；③肌束呈厚的环行带，围绕肛门内括约肌上部的**深部**（deep part）。肛管手术时不要伤及外括约肌浅部和深部，否则会导致大便失禁。

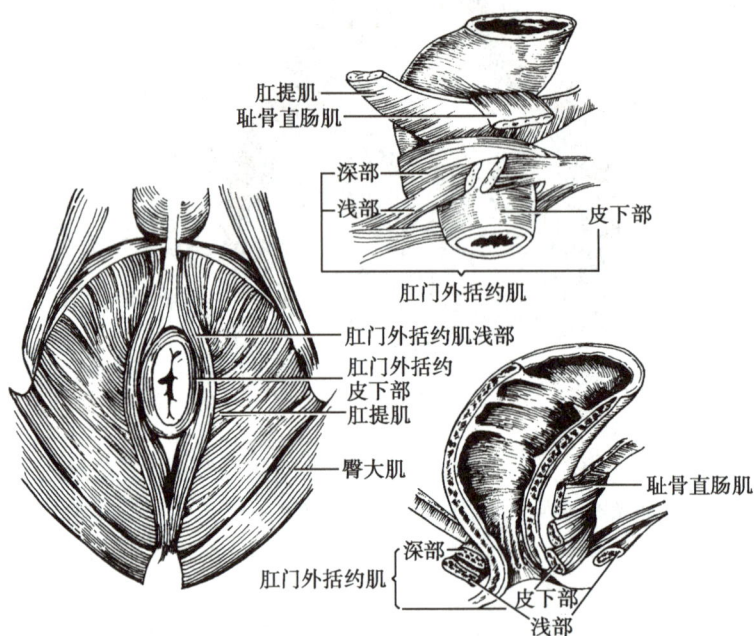

图 8-16　肛门括约肌

（二）坐骨直肠窝

1. 境界　**坐骨直肠窝**（ischiorectal fossa）又称**坐骨肛门窝**（ischioanl fossa），位于肛管的两侧。呈尖朝上、底朝下的锥形间隙（图 8-17）。坐骨直肠窝内侧壁的下部为肛门外括约肌，上部为肛提肌、尾骨肌以及覆盖它们的盆膈下筋膜；外侧壁的下部为坐骨结节内侧面，上部为闭孔内肌和筋膜；前壁为尿生殖膈；后壁为臀大肌下份及其筋膜和深部的骶结节韧带。窝尖由盆膈下筋膜与闭孔筋膜汇合而成；底为肛门三角区的浅筋膜及皮肤。坐骨直肠窝向前延伸到肛提肌与尿生殖膈会合处。窝内有大量的脂肪组织，起着弹簧垫的作用，排便时肛管得以扩张。窝内脂肪组织多，血供较差，感染时容易形成脓肿或瘘管。

2. 血管　阴部内动脉起自髂内动脉前干，经梨状肌下孔出骨盆，绕过坐骨棘后，穿坐骨小孔至坐骨直肠窝。主干沿此窝外侧壁上的阴部管（pudendal canal）（阴部内血管和阴部神经穿经闭孔筋膜的裂隙，又称 Alcock 管）前行。在管内阴部内动脉发出 2~3 条肛动脉，分布于肛门周围的肌和皮肤。到达阴部管前端时，阴部内动脉分为会阴动脉和阴茎动脉（女性为阴蒂动脉）进入尿生殖区。阴部内静脉及其属支均与同名动脉伴行，最后汇入髂内静脉。

3. 神经　**阴部神经**（pudendal nerve）由骶丛发出，其行程、分支和分布皆与阴部内血管相同，主要分支有：肛神经、会阴神经和阴茎（阴蒂）背神经（图 8-18）。由于阴部神经在行程中绕坐骨棘,故会阴手术时,常由坐骨结节与肛门连线的中点,经皮刺向坐骨棘下方,注入麻药进行阴部神经阻滞。

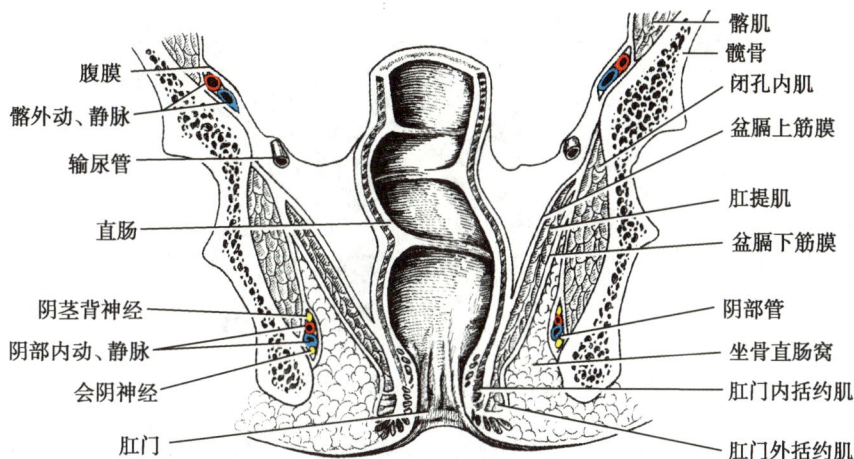

图 8-17　坐骨直肠窝

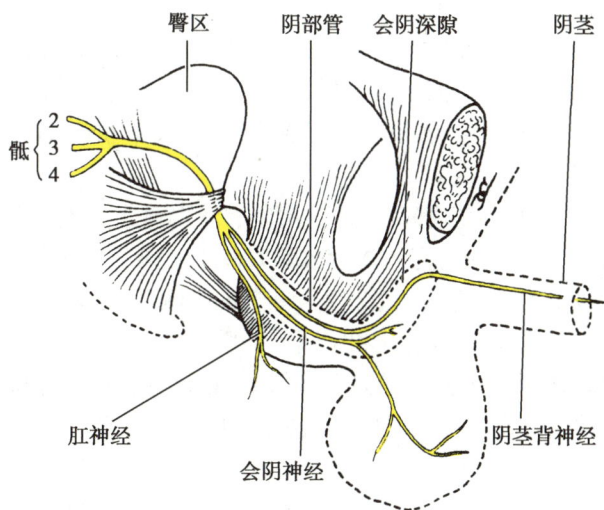

图 8-18　阴部神经的行程和分支

4. 淋巴　肛门外括约肌、肛门周围皮下的淋巴汇入腹股沟浅淋巴结后再汇入髂外淋巴结。也有部分坐骨直肠窝的淋巴汇入髂内淋巴结。

二、男性尿生殖三角

尿生殖三角又称为尿生殖区,分为男性尿生殖三角和女性尿生殖三角。

(一) 层次结构

1. 浅层结构　皮肤被以阴毛,富有汗腺和皮脂腺。此区浅筋膜脂肪少,呈膜状,又称**会阴浅筋膜**(superficial fascia of perineum)或 Colles 筋膜(Colles' fascia)。会阴浅筋膜前接阴囊肉膜、阴茎浅筋膜及腹前壁的浅筋膜深层(Scarpa 筋膜),两侧附于耻骨弓和坐骨结节。此筋膜终止于两侧坐骨结节的连线,与尿生殖膈下、上筋膜相互愈着,正中线上与会阴中心腱相愈着(图 8-19)。

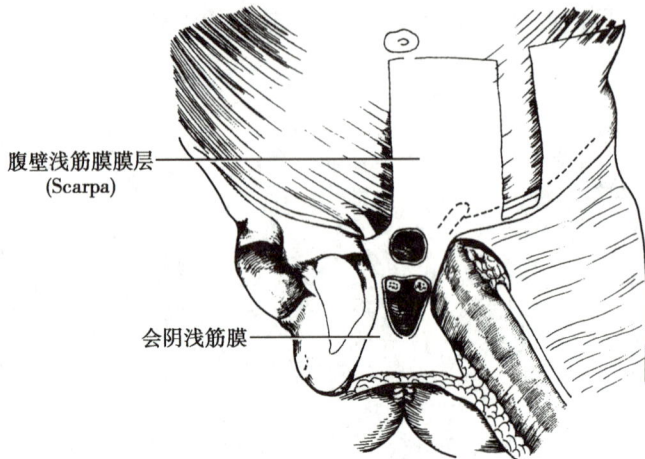

图 8-19　男性会阴浅筋膜

2. 深层结构　该区的深筋膜可分为浅层的尿生殖膈下筋膜和深层的尿生殖膈上筋膜。两层筋膜呈三角形,几乎呈水平位展开,两侧附着于耻骨弓。它们的后缘终于两侧坐骨结节连线上,并与会阴浅筋膜相互愈合;前缘在耻骨联合下缘合并增厚,形成会阴横韧带,该韧带与耻骨弓状韧带之间的裂缝有阴茎(阴蒂)背深静脉穿过。

会阴浅筋膜与尿生殖膈下筋膜之间称**会阴浅隙**(superficial perineal space)。由于会阴浅筋膜与阴囊肉膜、阴茎浅筋膜、腹前壁浅筋膜深层相延续,会阴浅隙向前上方开放,与阴囊、阴茎和腹壁相通。尿生殖膈上、下筋膜之间称**会阴深隙**(deep perineal space),因两层筋膜在前后端都愈合,故会阴深隙为一密闭的间隙。

(1)会阴浅隙:在浅隙内,阴茎海绵体左、右脚附着在两侧坐骨支和耻骨下支的边缘,脚的表面覆盖一对坐骨海绵体肌。尿道海绵体后端膨大称尿道球,尿道球的表面有球海绵体肌覆盖。一对会阴浅横肌位于浅隙的后份,起自坐骨结节的内侧,横行向内止于会阴中心腱。

在此隙内会阴动脉分出会阴横动脉和阴囊后动脉。

会阴神经伴会阴动脉进入浅隙。它的肌支除支配浅隙内的会阴浅横肌、球海绵体肌和坐骨海绵体肌之外,还支配深隙内的会阴深横肌、尿道括约肌、肛门外括约肌及肛提肌等(图 8-20)。

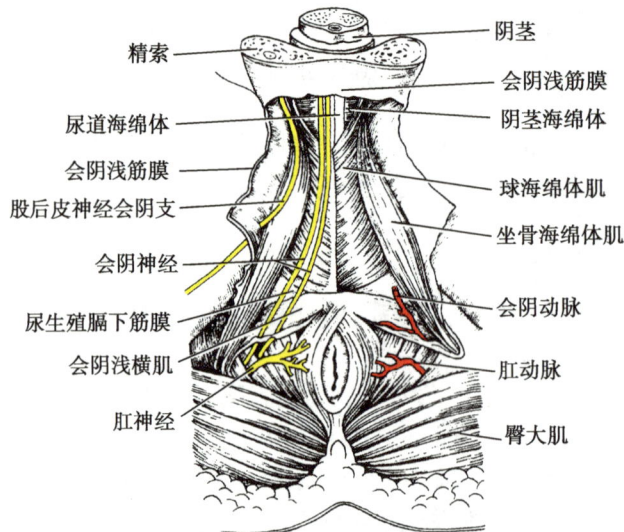

图 8-20　男性会阴浅隙的结构

（2）会阴深隙：隙内主要结构为张于耻骨弓的扁肌。该肌前部分围绕尿道膜部,称**尿道括约肌**(urethral sphincter);后部纤维起自坐骨支内侧面,向内附着于会阴中心腱,称**会阴深横肌**(deep transverse muscle of perineum)。尿道括约肌和会阴深横肌与覆盖在它们上、下的尿生殖膈上、下筋膜共同构成**尿生殖膈**(urogenital diaphragm)。

会阴深隙内的**尿道球腺**(bulbourethral gland)位于尿道膜部后外侧,埋在会阴深横肌内。

阴茎动脉进入会阴深隙后,发出尿道球动脉和尿道动脉,穿尿生殖膈下筋膜,进入尿道海绵体。其主干分为阴茎背动脉和阴茎深动脉,从深隙进入浅隙,分别行至阴茎的背面和穿入阴茎海绵体(图 8-21)。阴茎静脉和阴茎背神经与阴茎动脉伴行。

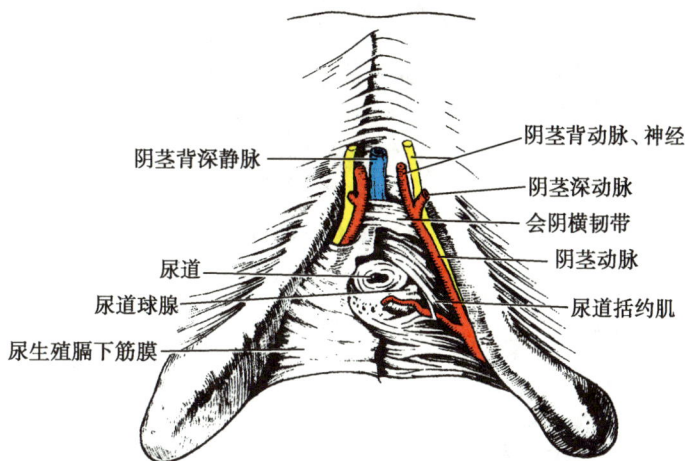

图 8-21　男性会阴深隙的结构

(二) 阴囊与精索睾丸部

阴囊(scrotum)悬于耻骨联合前下方的囊袋,容纳睾丸、附睾和精索下部。精索(spermatic cord)由输精管、睾丸动脉、蔓状静脉丛、淋巴管和神经组成,起于睾丸上端,终于腹股沟管深环。

阴囊皮肤薄,有少量阴毛。浅筋膜称为**肉膜**(dartos coat),内缺脂肪,含平滑肌,与皮肤共同组成阴囊壁。在正中线上发出阴囊中隔,将阴囊分成左、右两部。阴囊深面有包裹睾丸、附睾和精索下部的被膜,被膜由外向内依次为:精索外筋膜、提睾肌、精索内筋膜和睾丸鞘膜。睾丸鞘膜被覆着睾丸,可分脏层和壁层,两层之间为鞘膜腔(图 8-22)。

(三) 阴茎

阴茎(penis)的根部固定在会阴浅隙内,阴茎体和头游离,悬挂在耻骨联合前下方。阴茎体上面称阴茎背,下面称尿道面。尿道面正中有阴茎缝。

1. 层次结构　皮肤薄而有伸缩性。**阴茎浅筋膜**(superficial fascia of penis)疏松无脂肪,内有阴茎背浅血管及淋巴管。阴茎深筋膜(deep fascia of penis)包裹三条海绵体,其后端至阴茎根部上续腹白线,在耻骨联合前面有弹性纤维参与形成阴茎悬韧带。阴茎深筋膜与白膜之间有阴茎背深静脉,静脉两侧向外依次为阴茎背动脉和阴茎背神经。故做阴茎手术时,可在阴茎背面施行阴茎背神经阻滞麻醉。**白膜**(albuginea)分别包裹三条海绵体,并在左、右阴茎海绵体之间形成阴茎中隔(图 8-23)。

包皮系带

阴茎颈

阴茎深筋膜

尿道海绵体

阴茎海绵体

睾丸动脉

输精管

提睾肌

睾丸鞘膜脏层

睾丸鞘膜壁层

精索内筋膜

提睾肌

精索外筋膜

肉膜

阴囊中隔

皮肤

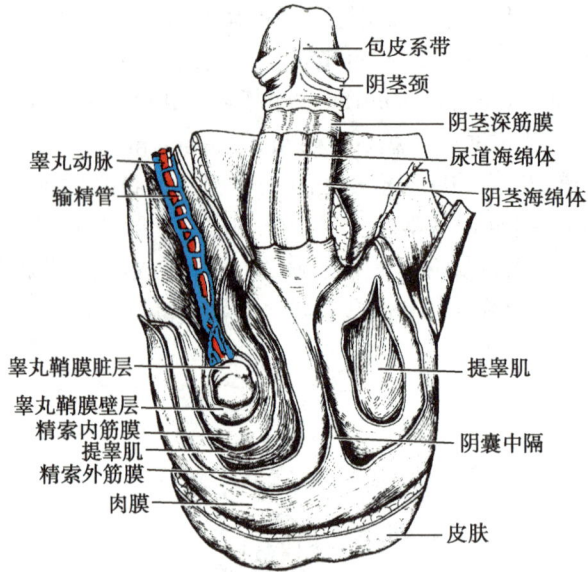

图 8-22　阴囊的层次结构

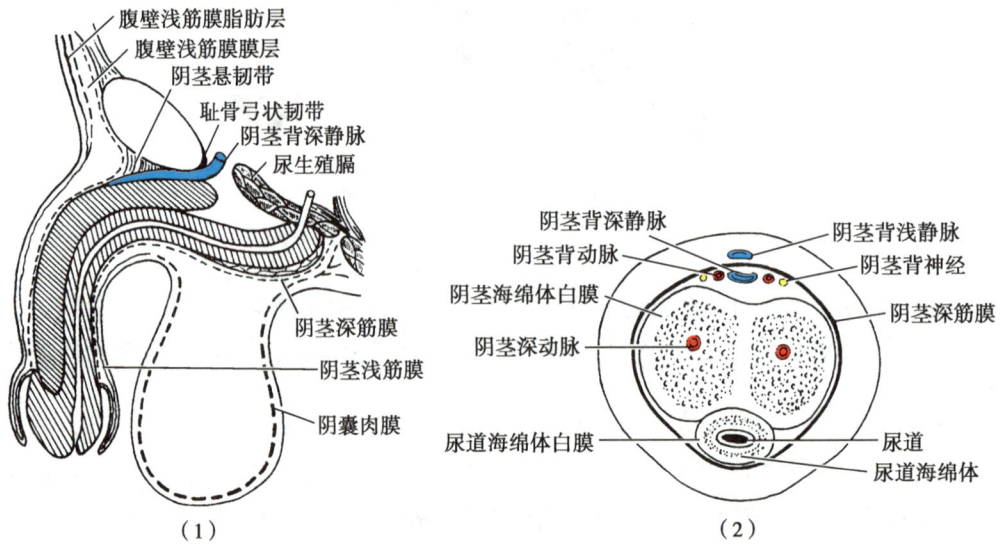

腹壁浅筋膜脂肪层

腹壁浅筋膜膜层

阴茎悬韧带

耻骨弓状韧带

阴茎背深静脉

尿生殖膈

阴茎深筋膜

阴茎浅筋膜

阴囊肉膜

阴茎背深静脉

阴茎背浅静脉

阴茎背动脉

阴茎背神经

阴茎海绵体白膜

阴茎深筋膜

阴茎深动脉

尿道海绵体白膜

尿道

尿道海绵体

（1）　　　　　　　　　　　　　（2）

图 8-23　阴茎的层次

2. 血管、神经和淋巴　阴茎的血供主要来自阴茎背动脉和阴茎深动脉。阴茎的静脉有阴茎背浅静脉和阴茎背深静脉,前者收集阴茎包皮及皮下的小静脉,经阴部外静脉汇入大隐静脉;后者收集阴茎海绵体和阴茎头的静脉血,向后穿过耻骨弓状韧带与会阴横韧带之间进入盆腔,分左、右支汇入前列腺静脉丛(图 8-24)。

阴茎的感觉神经主要为阴茎背神经,在阴茎背动脉的外侧伴其行向阴茎头。阴茎的内脏神经成分来自第 2~4 骶神经的盆内神经,为副交感神经,是阴茎勃起的主要神经,也称勃起神经。

阴茎皮肤的淋巴管注入两侧的腹股沟浅淋巴结;深层的淋巴管注入腹股沟深淋巴结或直接注入髂内、外淋巴结。

（四）男性尿道

男性尿道（male urethra） 成人尿道全长 16~20cm，分为前列腺部、膜部和海绵体部。临床上将海绵体部称前尿道，膜部和前列腺部称后尿道。

尿道损伤因破裂的部位不同，尿外渗的范围也不同。如仅在尿道海绵体部破裂，阴茎深筋膜完好，渗出尿液可被局限在阴茎范围；如阴茎深筋膜也破裂，尿液则可随阴茎浅筋膜蔓延到阴囊和腹前壁；若尿生殖膈下筋膜与尿道球连接的薄弱处破裂（骑跨伤引起的尿道破裂），尿液可渗入会阴浅隙，再向前上进入阴囊、阴茎并越过耻骨联合扩散到腹前壁。如尿道破裂在尿生殖膈以上，尿液将渗于盆腔的腹膜外间隙内（图 8-25）。

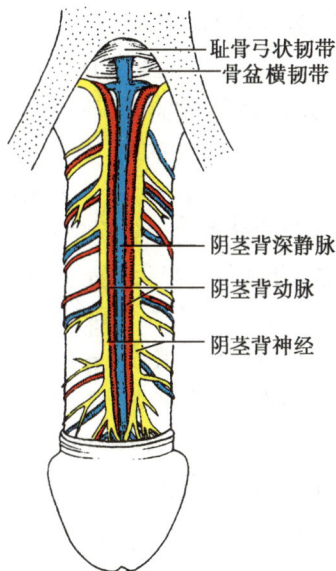

耻骨弓状韧带
骨盆横韧带

阴茎背深静脉
阴茎背动脉
阴茎背神经

图 8-24 阴茎背血管和神经

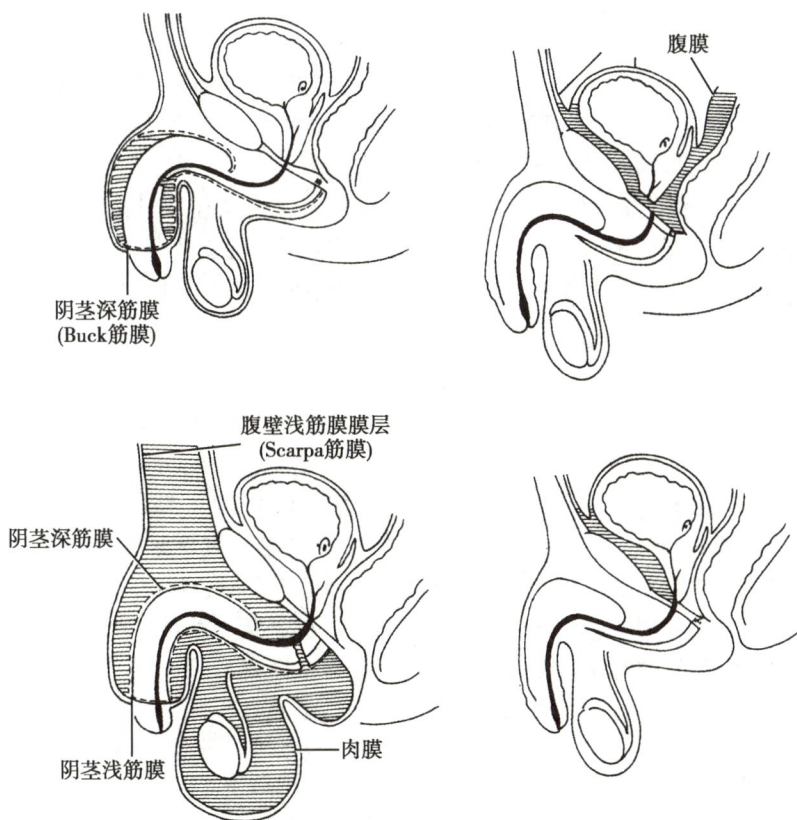

阴茎深筋膜
(Buck筋膜)

腹膜

腹壁浅筋膜膜层
(Scarpa筋膜)

阴茎深筋膜

阴茎浅筋膜

肉膜

图 8-25 男性尿道损伤与尿外渗

三、女性尿生殖三角

女性尿生殖三角的层次结构与男性的基本相似，但女性的会阴浅隙（superficial perineal space）、**会阴深隙**（deep perineal space）因有尿道和阴道通过，被不完全分隔开，故没有男性尿外渗那样的临床意义。

女性尿生殖三角的血管、神经来源、行程和分布,淋巴回流也基本与男性的一致。男性的阴茎和阴囊血管、神经变为女性的阴蒂和阴唇血管、神经。

(一)女性尿道

女性尿道短直,长 3~5cm,向前下方穿过尿生殖膈,开口于阴道前庭。尿道后面为阴道,两者的壁紧贴。分娩时若胎头在阴道内滞留过长,胎头压在耻骨联合下,软产道组织可发生缺血性坏死,产后坏死组织脱落形成尿道阴道瘘,尿液自阴道流出。

(二)会阴中心腱

会阴中心腱(perineal central tendon)又称**会阴体**(perineal body),位于肛门与阴道前庭后端之间(男性位于肛门与阴茎根之间),在矢状位上,呈尖朝上、底朝下的楔形结构。起止在这里的肌有:肛门外括约肌、球海绵体肌、会阴浅横肌、会阴深横肌、尿道阴道括约肌(男性为尿道括约肌)、肛提肌。会阴中心腱具有加固盆底、承托盆内脏器的作用,在女性分娩时此处受到很大的张力,易于撕裂,所以在分娩时要注意保护会阴。

知识链接

产科会阴的保护

肛门和阴道前庭后端之间的会阴中心腱(会阴体)临床上习惯称为会阴或产科会阴。它是骨盆底的一部分,也是骨盆底的重要支持组织。分娩时,会阴部承受的压力很大,若不注意保护,常发生不同程度的撕裂伤。轻者只限于大阴唇后方的会阴浅横肌纤维;中度撕裂可达肛门外括约肌;严重时可从阴道撕裂至肛门,甚至直肠阴道隔也被撕裂。因此接产时,必须注意保护会阴,防止撕裂发生,会阴保护的方法通常包括:托肛法和按肛法。一旦发生撕裂,应分层缝合修补,以免发生变形。

常用腧穴解剖

1. 长强　定位:在尾骨尖与肛门连线的中点。进针层次:皮肤→皮下组织→肛尾韧带或骶结节韧带→尾骨肌或肛提肌。此区有尾神经和肛神经分布。

2. 会阴　定位:男性,阴囊根部与肛门连线的中点;女性,大阴唇后连合与肛门连线的中点。进针层次:皮肤→皮下组织→会阴中心腱。浅层布有股后皮神经会阴支、阴部神经的会阴神经分支;深层有阴部神经的分支和阴部内动、静脉的分支或属支。

第四节　盆部解剖操作

一、皮肤切口

具体切口见:第六章腹部。

二、解剖程序

（一）盆腔腹膜的观察

首先透过腹膜辨认盆腔脏器位置排列,然后观察盆腔内的腹膜与盆腔脏器的位置关系。辨认男、女盆腔内腹膜在脏器之间返折所形成的陷凹以及腹膜形成的皱襞和系膜。观察完后,小心撕去盆侧壁的腹膜,暂时保留脏器表面的腹膜和子宫阔韧带的两层腹膜。

（二）追查输尿管、输精管或子宫圆韧带

1. 剖查输尿管　在左髂总动脉下段和右髂外动脉起始部的前方找到左、右输尿管,向下追踪至膀胱底。在男性标本,观察它与输精管盆部的位置关系。在女性标本,追踪至子宫颈外侧时注意勿损伤其前方跨过的子宫动脉。

2. 剖查输精管或子宫圆韧带　在腹股沟管深环处找到输精管(男性)或子宫圆韧带(女性),向后追踪输精管至膀胱底,追踪子宫圆韧带至子宫角。

（三）探查盆筋膜间隙

1. 直肠后隙　又称骶前间隙,用手指伸入直肠与骶前筋膜之间,钝性向前分离直肠,查证两者之间有脂肪、骶丛、奇神经节、直肠上血管及骶淋巴结等。

2. 耻骨后隙　又称膀胱前隙,将膀胱尖提起并拉向后,手指插入膀胱与耻骨联合之间,体会两者之间有大量的脂肪组织,这就是潜在的耻骨后隙。

（四）解剖盆部血管、神经和淋巴结

1. 解剖髂总和髂外血管　从腹主动脉分叉处起,向下沿血管走行修洁髂总和髂外血管至腹股沟管深环内侧,保留跨越髂外血管前面的输尿管、输精管、子宫圆韧带和卵巢血管。找到沿髂总和髂外血管排列的淋巴结后可除去。

2. 解剖生殖腺血管　在髂外血管外侧找到睾丸血管,修洁它们直至到腹股沟管深环。在女性标本卵巢悬韧带的深面剖露出卵巢血管,向下追踪至卵巢和输卵管,再向上查看卵巢血管的起点和汇入点。

3. 解剖直肠上血管　在残余的乙状结肠系膜内修洁出直肠上血管,向下追踪到第3骶椎前方,证实它分为两支,行向直肠两侧壁。

4. 解剖骶正中血管　在骶骨前面正中线上寻找并修洁细小的骶正中动脉及沿血管排列的骶淋巴结。

5. 解剖髂内血管　自髂总动脉分为髂外和髂内动脉处向下清理髂内动脉至坐骨大孔上缘,再修洁其壁支和脏支。壁支有闭孔动脉、臀上动脉、臀下动脉、髂腰动脉和骶外侧动脉。脏支有脐动脉、膀胱上动脉、膀胱下动脉、直肠下动脉和阴部内动脉,女性还有子宫动脉。壁支清理至已剖出的远段接续,脏支清理至入脏器处。注意女性标本子宫动脉与输尿管的交叉关系。

髂内动脉分支常有变异,应细心辨认。各动脉的伴行静脉、脏器周围的静脉丛和髂内淋巴结观察后可结扎清除,注意保留神经丛。

6. 解剖盆腔内神经　在腰大肌内侧缘与第5腰椎、骶岬之间的深面寻找腰骶干。沿腰骶干向下清理出位于髂内动脉深面、梨状肌前面的骶丛,追踪参与此丛的骶神经前支至骶前孔。在腰大肌下部的内侧缘和外侧缘找出闭孔神经和股神经,前者追至闭膜管,后者追至肌腔隙。

在第5腰椎前方、中线两侧用尖镊分离出自腹主动脉丛(肠系膜间丛)向下延续的上腹下丛,向下追踪至直肠两侧的盆丛(下腹下丛)。提起盆丛,清理观察第2~4骶神经前支各发出一条细小的盆内脏神经加入盆丛。在骶前孔内侧清理骶交感干和位于尾骨前方的奇神经节。

第五节　会阴解剖操作

一、肛门三角

(一) 皮肤切口

绕肛门作弧形切口,切开周围皮肤,从坐骨结节向内横行切开皮肤,剥离两侧坐骨结节连线后方的残余皮肤。

(二) 解剖程序

1. 剖查坐骨肛门窝的血管和神经　钝性清除肛门外、坐骨结节内侧的脂肪组织,显露坐骨直肠(肛门)窝。分离出横过此窝的肛血管和肛神经,追踪至肛门。在坐骨结节内侧面上方约 3cm 处,前后方向切开闭孔筋膜上的阴部管,分离出在管内走行的阴部内血管和阴部神经。向后追踪至坐骨小孔,向前分离至它们发出会阴和阴茎(阴蒂)支。

2. 清理坐骨直肠(肛门)窝的境界　保留已解剖出的血管和神经,进一步清理窝内的脂肪,显露窝的各壁、尖和前后隐窝。观察肛提肌、尾骨肌下面的盆膈下筋膜。

3. 解剖肛门外括约肌　清除肛门外括约肌表面的筋膜,辨认其皮下部、浅部和深部。

二、尿生殖三角

(一) 皮肤切口

绕阴囊(女性阴裂)作弧形切口,并清除会阴区残留皮肤和皮下脂肪,暴露会阴浅筋膜。

(二) 解剖程序

1. 解剖会阴浅筋膜　男性标本从阴囊前外侧皮肤和肉膜切口处用手指或刀柄深入切口的深面移出睾丸、附睾、精索和被膜。女性标本可将小指或刀柄从正中矢状面伸入会阴浅筋膜深面。向外侧、前、后方探查会阴浅筋膜的附着和延续。

2. 解剖会阴浅隙　在尿生殖区后缘横行切开会阴浅筋膜,将会阴浅筋膜翻向外侧,在坐骨结节内侧分离出阴部内血管和阴部神经发出的会阴血管和神经,追踪它们的分支至阴囊(阴唇)。清除浅隙内的结缔组织,显露两侧的坐骨海绵体肌、正中线上的球海绵体肌和后方的会阴浅横肌。剥离坐骨海绵体肌和球海绵体肌,暴露阴茎(阴蒂)脚和尿道球(前庭球和前庭大腺)。在尿生殖三角的后缘中点清理会阴中心腱,观察附着于此处的肌。

3. 显露尿生殖膈下筋膜　将尿道球(前庭球和前庭大腺)自附着处清除,将两阴茎(阴蒂)脚附着处切断。翻起时注意观察阴茎(阴蒂)深血管从深面进入阴茎(阴蒂)海绵体。清除会阴浅横肌后,显露深面的尿生殖膈下筋膜。

4. 解剖会阴深隙　沿尿生殖膈下筋膜的后缘及后缘中点向前切开筋膜,将筋膜翻向外。清理后份的会阴深横肌和前份的尿道括约肌(尿道阴道括约肌),在坐骨支附近寻找阴茎(阴蒂)背血管,在会阴深横肌浅面寻找尿道球腺。

5. 显露尿生殖膈上筋膜　清除部分尿道括约肌(尿道阴道括约肌)纤维,显露深面的尿生殖膈上筋膜。

学习小结

```
                          体表标志、分区

                                    盆隔的概念

                          盆部      盆筋膜的概念          耻骨后隙

                                    盆筋膜间隙
   盆
   部                                                  直肠周隙
   与
   会
   阴               盆腔     直肠、膀胱、前列腺、子宫、卵巢、       器官
                    器官     输卵管位置毗邻;血管              周围
                                                        韧带


                          肛区      坐骨直肠窝构成、内容

                   会阴     尿生殖三角      层次结构      会阴浅隙、会阴深隙

                          男性尿道损伤尿液外渗

                          会阴中心腱
```

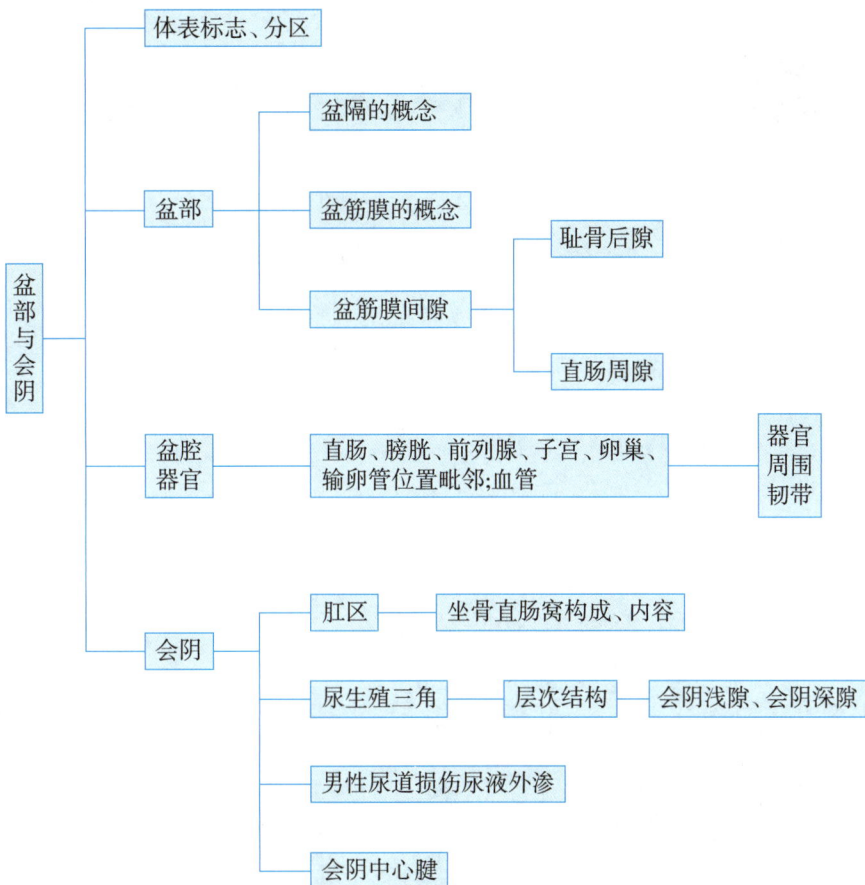

（王媛媛 李 敏 颜贵明）

复习思考题

1. 简述耻骨后隙、直肠周隙的构成和意义。
2. 男性尿道损伤破裂后,尿液可能外渗的部位有哪些?
3. 试述坐骨直肠窝的构成和内容。
4. 简述直肠的毗邻关系。

主要参考书目

［1］崔慧先, 李瑞锡. 局部解剖学 [M]. 9 版. 北京 : 人民卫生出版社, 2018.

［2］刘树伟, 李瑞锡. 局部解剖学 [M]. 8 版. 北京 : 人民卫生出版社, 2013.

［3］彭裕文. 局部解剖学 [M]. 7 版. 北京 : 人民卫生出版社, 2011.

［4］张跃明, 武煜明. 局部解剖学 [M]. 2 版. 北京 : 人民卫生出版社, 2018.

［5］武煜明. 系统解剖学 [M]. 北京 : 中国中医药出版社, 2023.

［6］武煜明, 游言文. 人体形态学 [M]. 北京 : 中国中医药出版社, 2021.

［7］韩卉, 牛朝诗. 临床解剖学丛书 : 头颈部分册 [M]. 北京 : 人民卫生出版社, 2014.

［8］刘正津, 陈尔瑜. 临床解剖学丛书 : 胸部和脊柱分册 [M]. 北京 : 人民卫生出版社, 1989.

［9］王启华, 孙博. 临床解剖学丛书 : 四肢分册 [M]. 北京 : 人民卫生出版社, 1991.

［10］韩永坚, 刘牧之. 临床解剖学丛书 : 腹、盆部分册 [M]. 北京 : 人民卫生出版社, 1992.

［11］郭光文, 王序. 人体解剖彩色图谱 [M]. 北京 : 人民卫生出版社, 2008.

［12］Susan Standring. Gray's Anatomy [M]. 42th ed. Amsterdam: Elsevier, 2020.

［13］AGUR A M R, LEE M J, GRANT J C. Grant's atlas of anatomy [M]. 11th ed. Philadelphia: Lippincott Williams and Wilkins, 2005.

［14］MOORE K L, DALLEY A F. Clinically oriented anatomy [M]. 5th ed. Philadelphia: Lippincott Williams and Wilkins, 2006.

［15］朱治远, 韩子玉. 局部解剖学操作 [M]. 北京 : 人民卫生出版社, 1996.

◇◇◇ 中英文名词对照索引 ◇◇◇

复习思考题
及答案要点

模拟试卷